医療・福祉介護者も知っておきたい

食と薬の相互作用

[改訂第2版]

山本勝彦
白井直洋
山中克己
著

幸書房

発刊にあたって

　高齢化社会になり慢性疾患が増加している．65歳以上の高齢者の約60％が医療を受けており，そのほとんどの人が薬の投与を受けている．高齢者医療における薬剤の種類や投薬方法は，急性疾患に対するような短期間投薬ではなく一生投薬を受けることが多い．ある調査では，老人保健施設の入所者の80％が投薬されており，そのほとんどが複数種の投薬を受けていた．食に関わる介護関係者は，薬の副作用によって起こる身体的な異常な症状を知っておく必要がある．また，同調査では口渇を副作用にもつ薬の投与を受けている者は30％以上にもなり，他の消化器系の臓器に影響を及ぼす薬も多かった．さらに，薬の作用が食事の時期および食品の成分によって著しく増減することが近年臨床的に明らかにされ，病人にはただ"栄養価の高い乳製品がよい"という旧来の考え方の見直しが必要になってきた．このような状況のなか，薬物治療に栄養管理者，食事関係の介護従事者の協力が加われば総合的な薬物治療の有効性がより高められる．

　名古屋学芸大学・管理栄養学部では，この点を踏まえ，管理栄養士教育に薬理学の講義を導入してきた．しかし，教材となる刊行書は，医師・薬剤師・看護師教育用のものが主であり，食べ物と薬の関係を明記した箇所はほんの数行しか見当たらないものが多い．最近，医薬品と食物の相互作用に関する書物が出版されるようになったが，これらは，その内容が食と薬の相互作用に絞られているので，薬に関する知識の少ない読者には難解な面がある．したがって，今回，薬の基礎知識として，その法制度，汎用される医薬品の薬理作用の概要，サプリメントと薬物の相違，抗肥満薬の現状および薬物が食欲や消化活動に与える不利な症状などを解説することにより，食と薬の相互作用をより幅広く理解しやすいような参考書および教科書としての様式化を図った．

　なお，現に使用されている医療用の医薬品は18,000にも及び，それぞれに複数のメーカーが固有の商品名をつけて発売している．したがって，400余りの医薬品名が本書には繰り返し記載されるが，このことにはじめて薬を学ぶ初心者は当惑と敬遠感を抱くかもしれない．しかし，食品と医薬品の相互作用の関係においては，そんなに多くの医薬品が重要視されるわけではないので敬遠しないでいただきたい．また，商業用の医薬品名は，同一の薬効を有する薬物の製剤であっても，その名称がメーカーごとに異なるので，混乱を避けるために本書の解説では基本的には医薬品名または日本薬局方の名称を使用し，医薬品名索引に医薬品名と商品名を併記し，複数の商品名から1つを選択する際には，引用文献及び参考文献に汎用されている商品名を優先して選んだ．また，理解しやすいように各医薬品名にその薬理学的用途をカッコ内及び表に併記した．

以上のような食と薬の相互作用ばかりでなく，薬理学の基礎的な知識を含めた幅広い面から解説した書物の出版は少なく，医師，薬剤師，看護師，管理栄養士，介護福祉士，医薬品販売に従事する人など，医療関係者の教育・研修などの一助となれば幸いです．なお，初版のことで不備な点も多いかと思いますが，ご意見をお寄せ頂ければ幸いです．

著者 記

【本書の利用に当たってのおことわり】

本書では，特に薬を表現する呼称について原則的に以下のように統一した．

医薬品，薬物，薬，薬剤の区別

　医薬品：医薬品は薬事法第2条に次のように規定されている．

　　　　　① 日本薬局方に収載されている医薬品類．
　　　　　② 人または動物の疾病の診断，治療または予防に使用する目的のものであって，器具器械でないもの．
　　　　　③ 人または動物の身体の構造または機能に影響を及ぼすことが目的のものであって，器具器械でないもので，医薬部外品及び化粧品を除く．

　　　　　医薬品の中には薬効を現す有効成分と薬物が有効に作用するように加工する際に使用される種々の添加物（白糖，デンプン，大豆油など）なども含まれる．しかし，一般社会では，医薬品としての認識は，主作用（その医薬品の用途）を治療目的とする錠剤や注射剤のような即時的に使用できる最終製品を以って医薬品という感覚が強いように思われる．したがって，未だ人体に投与される前の流通上の呼称や，薬事法上の取り扱いに関する表現には医薬品の呼称を使用し，章や節の見出しにおいても医薬品の呼称を用いた．

　薬　物：薬物は，本来，人や動物の身体に何らかの作用を及ぼす物質を指すが，そのうち疾病の治療や診断などに用いられるものは医薬品の原料として使用されている．また，覚せい剤や麻薬のように医療用の目的以外，すなわち，遊興・娯楽的使用の場合は，社会的通念上「薬物」の名称が使用されているのでそれに従う．

　　　　　本書では，混乱を避けるため一般の薬理学の参考書，教科書などに倣って，医薬品の有効成分に着目し，体内に取り入れられた有効成分を薬物と呼ぶこととした．また，既に薬物の呼称が熟語的な慣習となっている場合（薬物代謝，薬物依存，薬物効果など）は，薬物の呼称を使用した．

　薬　　：上記，医薬品，薬物などを含めて，日常の会話的，世俗的な薬の総称として使用した．感覚的には，薬物という固い表現でなく，例えば，「父母」と言うより「お父さん，お母さん」といったほうがソフトで身近であるような意味で使用した．

　薬　剤：薬剤はむしろ医薬品に近い意味を有すると考えられるが，薬事法上の表現ではなく，薬の剤（総合的な原料）を意味する．実際に，サルファ剤，下剤，覚せい剤な

どは伝統的に使用されてきたある用途に限定された疾病治療に対応した医薬品の呼称であり，サルファ薬，下薬，覚せい薬という呼称は使用されない．本書では，この慣習上の呼称を除いて，抗がん薬とか抗感染症薬などに「薬」の表現を使用した．

謝　辞

このたびの本書の刊行に際し，以下の著書からの転載許諾をいただきましたことに謝意を表します．

① 江戸清人，金谷節子 監訳：Horst Wunderer 著，Arzneimittel richtig einnehmen Wechselwirkungen zwischen Medikamenten und Nahrung，医薬品と飲食物の相互作用―正しい医薬品の服用法―，2002年（じほう）

　①の監訳者 帝京大学薬学部医療薬学Ⅱ講座・医薬情報学教室 教授 江戸清人氏，浜松大学健康プロデュース学部 準教授 金谷節子氏，原著者のヴュルツブルグ大学薬学部 教授 Horst Wunderer 氏に本書への転載許諾を頂きましたことに感謝し，また，①の発刊企画編集を担当され，かつ，Horst Wunderer 教授に本書への転載許諾の仲介の労をとって頂きましたアポプラスステーション株式会社・代表取締役 日比野恒子氏に深謝いたします．

② 古泉秀夫，荒 義昭 編，飲食物・嗜好品と医薬品の相互作用研究班編：飲食物・嗜好品と医薬品の相互作用，改訂3版，2002年（じほう）

　②の編集者 古泉秀夫氏に深謝申し上げると共に，上記①及び②の存在を知らなければ，著者は本書発刊の動機を得られなかったことをここに書き添えさせていただきます．

③ 城西大学薬学部 医療栄養学科 訳：食品－医薬品相互作用ハンドブック，Joseph I. Boullata, Vincent T. Armenti 編，Handbook of Drug-Nutrient Interactions，2005年（丸善書店）

　③の翻訳責任者 城西大学薬学部・医療栄養学科 津田整氏はじめグループの関係諸氏に深謝申し上げます．また，本書発刊の動機において，著者は疾病の薬物療法の際に，食物が薬物効果を過度に増加や減少させることのないような情報を提供することが必要と考えていた．一方で，多くの薬物が，口渇，味覚異常，胃腸障害（嘔吐，下痢，腹痛）などを引き起こすこと，また，ビタミンやミネラルの吸収抑制及び血中濃度低下を起こすことを，著者は③の著書によってより深く認識することができた．したがって，本書の後半部には，食物摂取に関わる消化器症状などについての解説を試みた．しかし，現時点では医薬品の主たる開発目的が，薬物による疾病治療効果の追求にあり，有害作用や副作用（栄養学的な負の影響）を発症させる薬理学的な研究報告は少ない．本書の表題で食と薬の相互作用を謳いながら，食物摂取上の不利益な症状を薬理学的な面で解説不足になったことを著者は残念に思い，今後その方面の研究にも注目したい．

④ 米島隆一 著：メタボリックシンドローム（Ⅰ），薬苑，第 527 号，p.28-39（2005 年）及び，メタボリックシンドローム（Ⅱ），薬苑，第 528 号，p.27-35（2005 年）

　　④の著者 愛知県薬剤師会 米島隆一氏に深謝申し上げます．

⑤ 森本雍憲 他著：新しい図解薬剤学，改訂第 3 版，p.365，2003 年（南山堂）

　　⑤の分担執筆者 長崎大学大学院医歯薬学総合研究科 教授 西田孝洋氏，摂南大学薬学部薬剤学 教授 山下伸二氏に深謝申し上げます．

また，その他，巻末の引用文献，参考文献などから有益な情報を頂きましたことに感謝申し上げます．

⑥ 林　昌洋，佐藤孝道，北川浩明　編集：実践 妊娠と薬，第 2 版，p36, 39, 40, 2010 年（じほう）に記載の薬剤催奇形性危険度評価の引用掲載を快く許諾いただいた編集者 国家公務員共済組合連合会 虎ノ門病院薬剤部 部長 林　昌洋氏，有益なご助言をいただいた虎ノ門病院 薬剤部医薬情報科 田中真砂氏ならびに本著記載を許諾いただいた"株式会社じほう"に感謝申し上げます．

　　　　　　　　　　　　　　　　　　　　　　　　　　　　　　　　　著者 記

改訂にあたって

　初版の発刊以来早くも5年が経過しましたが，多くの大学で教科書として使用していただき心より感謝申し上げます．その間，傷病率の高い，高血圧薬，循環器薬（抗血栓薬），抗がん薬，抗感染症薬，糖尿病薬などにおいて新薬の開発が次々と行われました．その特徴は，純化学薬より遺伝子組み換え技術などを導入した生物学的製剤の登場にあります．抗がん薬では，特異的標的細胞の成長・増殖に作動する受容体阻害薬の登場があり，また，多種の疾病治療薬で副作用が少なくて効果の高い第3世代，第4世代の改善薬に求められるようになりました．また，ある読者から身内の方の疾病治療薬が1つも記載されていないなどのご意見もいただきました．

　一方，薬事行政的には経済の活性化が叫ばれるなか，一般用医薬品（OTC医薬品）の流通・販売を円滑にする必要から，本書初版の発刊時（2009年5月）にはまだ審議中で先行きが流動的であり記述を控えましたが，薬剤師以外に一般用医薬品を販売できる登録販売者制度の導入問題がありました（2009年7月）．毎年の講義ごとに揺れ動く制度を説明しなければなりませんでした．販売できる医薬品の安全性レベルの区分について，なるべく多くの薬種が販売できるような改定が繰り返されて一応の定着を見つつあります．同様なことがインターネット通販で問題になっており，厚生労働省が執ったインターネット通販規制に対して，最高裁が「違憲である」と判断したことから，厚生労働省は，店舗を構えて医薬品を販売している既設の業体に劣らない水準の施設，医薬品管理および消費者への正しい情報提供ができるネット販売制度の構築を検討しています．

　これらの情勢から，医薬品販売制度の改革について第2章に盛り込み，特に第3章では新薬についての解説を増やし，また，全章を通しての薬物の一般名（日本薬局方名が主）については末尾の索引欄に，該当する医薬品の商品名（販売額の比較的多い医薬品）を記載しました．また，医薬品の名称は，聞きなれないカタカナで命名されていることから，医薬品名の記載のある表中には当該薬物の用途名を付記し，なるべく理解しやすくしました．

　iPS細胞の臨床への実現化も促されるように，医薬の技術革新は超速の進歩を遂げつつあり，教科書としても時代に遅れぬように対処しなければなりません．しかし，新薬と食物との相互作用には，意図しない隠れた作用が臨床上の使用事例を重ねるうちに具現化する性質のもので，今後徐々に明らかにされていくものと思われます．現時点での少ない知見を添え書きする程度にとどめました．ただ，新技術の説明が専門家でないと難しいところもあって十分とは言えない面が在るかもしれません．お気づきの点がありましたらご一報いただけるとたいへん有りがたく存じます．

2014年8月吉日　　著者 記

改訂第2版刊行にあたって

　初版の発刊以来早くも9年目を迎えました．これまで，多くの皆様から本書への御助言など頂き心より感謝申し上げます．

　初版では，長寿社会を迎えて，高齢の薬の服用者が増加しつつあるなか，食生活で薬の使用（主に服用）が健全な栄養摂取を阻害する事例のあること，また，逆に食物が患者の使用する薬の効果を増減する事例のあることが明らかにされ，管理栄養士をはじめ食生活を介助する関係者がある程度，飲食物の摂取と薬の服用について適切な関係を知る必要があることを認識しました．また，わが国の経済活動の中核をなす働き盛りの中高年にメタボリックシンドローム（MS）の予備群が国民の20～30%も見られるということから，MS対策の一助としての抗肥満薬使用の現状について特集章を設けました．これらを踏まえて，多くの研究者の出版書を引用し，かつ，まとめる形で発刊しました．

　改訂版は，近年，経済活動が停滞したことから経済活動の活性化をはかるため医薬品の販売規制緩和による流通の改善が図られ，一般用医薬品の登録販売者制度の導入やネット通販の促進が図られ，刻々と医薬品の販売体制が改革されました．他方では，生命科学の飛躍的発展に伴い，創薬分野においても技術革命が進み，抗癌薬はじめ多くの新薬の登場を見るに至りました．しかし，当時は，薬事制度の改革の最中であって，これらの薬事制度及び新薬の状況を必ずしも十分に記載することはできませんでした．

　今回改訂第2版では，薬事制度の改革が一段落し安定期に入ったことに連動して，著者を2人から3人に増やし，新薬の記載，並びに使用しなくなった医薬品の削除なども試み，30品目に及ぶ新薬を加えて教科書としての内容の更なる充実を図りました．

　これまで同様に一層のご愛顧を賜りますようお願い申し上げるとともに，お気づきの点がありましたらご一報いただけると幸いに存じます．

2018年8月　　　著者 記

目　　次

第1章　序　　論 …… 1

- 1.1　健康に影響する食物と薬 …… 1
  - 1.1.1　疾病構造の変化 …… 1
  - 1.1.2　現代の疾病の状況 …… 1
  - 1.1.3　飢餓・低栄養から栄養過多へ …… 3
  - 1.1.4　人口の高齢化 …… 3
- 1.2　食物から薬を求めて …… 4
  - 1.2.1　医薬品の誕生 …… 4
  - 1.2.2　食物と医薬品の同時摂取の影響 …… 5
- 1.3　体内の薬物の挙動と薬物代謝酵素 …… 6
  - 1.3.1　血漿アルブミン量の薬物への影響 …… 6
  - 1.3.2　食物が薬物の代謝酵素に与える影響 …… 6
- 1.4　薬の使用による味覚障害，食欲抑制と消化器障害 …… 6
- 1.5　医薬品と食物の区別 …… 7
- 1.6　薬の多様化と流通 …… 7

第2章　薬の基礎知識 …… 9

- 2.1　薬理学（Pharmacology）で何を学ぶか …… 9
  - 2.1.1　薬力学（Pharmacodynamics） …… 9
  - 2.1.2　臨床薬理学（Clinical Pharmacology） …… 9
  - 2.1.3　薬物動態学（Pharmacokinetics） …… 9
  - 2.1.4　毒性学（Toxicology） …… 9
- 2.2　どのような医薬品があるか …… 10
  - 2.2.1　天然由来医薬品 …… 10
  - 2.2.2　化学的製剤 …… 10
  - 2.2.3　微生物や動物の生産物 …… 10
- 2.3　医薬品と法令 …… 10

- 2.3.1 医薬品医療機器等法関連規定など……………………………………10
- 2.3.2 一般用医薬品の販売制度…………………………………………14
- 2.3.3 麻薬・覚せい剤など………………………………………………16
- 2.4 医薬品の作用……………………………………………………………17
  - 2.4.1 薬物治療の種類……………………………………………………17
  - 2.4.2 医薬品の効き方とその種類………………………………………17
  - 2.4.3 医薬品の作用部位…………………………………………………18
  - 2.4.4 薬の効果に影響するもの…………………………………………23
  - 2.4.5 医薬品の投与方法…………………………………………………27
  - 2.4.6 医薬品の剤形………………………………………………………30
- 2.5 薬物の体内動態…………………………………………………………32
  - 2.5.1 吸　　　収…………………………………………………………32
  - 2.5.2 薬物の分布…………………………………………………………35
  - 2.5.3 薬 物 代 謝…………………………………………………………36
- 2.6 医薬品の有害作用………………………………………………………38
  - 2.6.1 胎児に対する有害作用……………………………………………38
  - 2.6.2 臓器特異性の障害を起こす薬物…………………………………44
  - 2.6.3 医薬品副作用被害救済制動………………………………………45

第3章　主な治療薬の概要……………………………………………47

- 3.1 高血圧症および心疾患治療薬…………………………………………47
  - 3.1.1 高血圧患者概要……………………………………………………47
  - 3.1.2 抗高血圧薬（降圧薬）……………………………………………48
  - 3.1.3 心疾患治療薬………………………………………………………50
  - 3.1.4 抗血液凝固薬（抗血栓薬）………………………………………52
- 3.2 抗　癌　薬………………………………………………………………55
  - 3.2.1 発 癌 機 構…………………………………………………………55
  - 3.2.2 抗癌薬はどうして効くか…………………………………………55
  - 3.2.3 抗　癌　薬…………………………………………………………56
- 3.3 抗感染症薬（抗菌薬）…………………………………………………60
  - 3.3.1 抗生物質と合成抗菌剤……………………………………………60
  - 3.3.2 抗感染症薬に関連する用語………………………………………61
  - 3.3.3 細菌に対する抗感染症薬と作用の仕組み………………………61
  - 3.3.4 抗菌薬の薬物動態に関する用語（MIC, MPC, MSW, PAE）………64

- 3.3.5 PK/PD 理論 ……………………………………………………………………… 65
- 3.3.6 薬剤耐性と院内感染 …………………………………………………………… 66

3.4 抗真菌薬 ………………………………………………………………………………… 66

3.5 抗ウイルス薬 …………………………………………………………………………… 67
- 3.5.1 抗ヒト免疫不全ウイルス感染症薬（抗 HIV 感染症薬）…………………… 68
- 3.5.2 抗単純ヘルペスウイルスおよび水痘・帯状疱疹ウイルス感染症薬 ……… 68
- 3.5.3 抗インフルエンザウイルス感染症薬 ………………………………………… 69
- 3.5.4 抗 B 型，C 型肝炎ウイルス感染症薬 ………………………………………… 70

3.6 消化器に作用する医薬品 ……………………………………………………………… 71
- 3.6.1 治療方針 ………………………………………………………………………… 72
- 3.6.2 胃酸分泌のしくみ ……………………………………………………………… 72
- 3.6.3 消化性潰瘍治療薬 ……………………………………………………………… 72
- 3.6.4 健胃・消化薬と消化管運動改善薬 …………………………………………… 74
- 3.6.5 制吐薬 …………………………………………………………………………… 75
- 3.6.6 催吐薬 …………………………………………………………………………… 75

3.7 催眠薬・抗不安薬 ……………………………………………………………………… 76
- 3.7.1 催眠薬 …………………………………………………………………………… 76
- 3.7.2 抗不安薬 ………………………………………………………………………… 77

3.8 精神神経用薬 …………………………………………………………………………… 77
- 3.8.1 抗精神病薬 ……………………………………………………………………… 78
- 3.8.2 抗うつ病 ………………………………………………………………………… 78

3.9 抗パーキンソン病薬 …………………………………………………………………… 79
- 3.9.1 ドパミン作用薬 ………………………………………………………………… 80
- 3.9.2 ノルアドレナリン供給薬 ……………………………………………………… 81

3.10 抗てんかん薬 …………………………………………………………………………… 81

3.11 麻薬性鎮痛薬（オピオイド Opioid）………………………………………………… 81

3.12 脂質異常症治療薬 ……………………………………………………………………… 83
- 3.12.1 脂質異常症 ……………………………………………………………………… 83
- 3.12.2 脂質異常症治療薬 ……………………………………………………………… 84

3.13 抗アレルギー薬 ………………………………………………………………………… 86
- 3.13.1 免疫とアレルギー ……………………………………………………………… 86
- 3.13.2 抗ヒスタミン薬 ………………………………………………………………… 88

3.14 消炎鎮痛薬 ……………………………………………………………………………… 89
- 3.14.1 炎症 ……………………………………………………………………………… 89
- 3.14.2 消炎鎮痛作用の仕組み ………………………………………………………… 89

3.14.3　プロスタグランジン類の臨床症状 ………………………………………… 90
　　3.14.4　プロスタグランジン類の生理作用 ……………………………………………… 91
　　3.14.5　非ステロイド性抗炎症薬　NSAIDs（エヌセイズ）……………………………… 91
　　3.14.6　ステロイド性抗炎症薬 …………………………………………………………… 93
　3.15　関節リウマチ治療薬 …………………………………………………………………… 96
　　3.15.1　関節リウマチの概要 ……………………………………………………………… 96
　　3.15.2　関節リウマチの薬物療法 ………………………………………………………… 97
　3.16　高尿酸血症・痛風治療薬 ……………………………………………………………… 98
　　3.16.1　高尿酸血症と痛風 ………………………………………………………………… 98
　　3.16.2　薬物治療 …………………………………………………………………………… 99
　3.17　糖尿病治療薬 …………………………………………………………………………… 99
　　3.17.1　病　　態 …………………………………………………………………………… 99
　　3.17.2　糖尿病の型 ……………………………………………………………………… 100
　　3.17.3　インスリンの補給 ……………………………………………………………… 100
　　3.17.4　経口糖尿病薬 …………………………………………………………………… 100
　3.18　骨粗鬆症薬 …………………………………………………………………………… 102
　　3.18.1　骨の維持機能 …………………………………………………………………… 102
　　3.18.2　骨粗鬆症の薬物治療 …………………………………………………………… 103

第4章　薬の消化器官からの吸収 …………………………………………………… 105

　4.1　薬物の吸収・代謝・排泄に関与する器官 …………………………………………… 105
　4.2　薬物の消化器からの吸収の仕組み …………………………………………………… 106
　　4.2.1　薬物吸収の概略 …………………………………………………………………… 106
　　4.2.2　細胞膜通過の重要な機序 ………………………………………………………… 106
　　4.2.3　経口投与による薬物の吸収とその部位 ………………………………………… 108
　4.3　薬物代謝酵素による薬物の変化 ……………………………………………………… 111

第5章　食事と薬の正しい飲み方 …………………………………………………… 113

　5.1　内服の方法 ……………………………………………………………………………… 113
　　5.1.1　服用水について …………………………………………………………………… 113
　　5.1.2　服用時間について ………………………………………………………………… 114
　5.2　消化管内に食物が存在した場合の医薬品の吸収遅延 ……………………………… 115
　　5.2.1　食物による吸収遅延 ……………………………………………………………… 115

5.2.2　胃排出遅延および呼吸遅延を避けるべき医薬品……………………… 115
   5.2.3　その他の吸収遅延を起こす医薬品………………………………… 118
 5.3　消化管内に食物が存在した場合の医薬品の吸収低下 ………………… 118
   5.3.1　抗感染症薬の薬効の低下…………………………………………… 118
   5.3.2　抗感染症薬を除く医薬品の薬効の低下…………………………… 120

第6章　高脂肪食および高タンパク質食が薬効を変化させる ……………… 123

 6.1　高脂肪食の影響 ………………………………………………………… 123
   6.1.1　高脂肪食が薬の生物学的利用率を上げる………………………… 123
 6.2　高タンパク質食の影響 ………………………………………………… 125
   6.2.1　高タンパク質摂取と薬……………………………………………… 125
 6.3　食物消化と薬物動態 …………………………………………………… 127

第7章　食品中の特定成分が薬効を変化させる ……………………………… 133

 7.1　飲料の薬物効果に及ぼす影響 ………………………………………… 133
   7.1.1　お茶と鉄剤…………………………………………………………… 133
   7.1.2　グレープフルーツジュースと医薬品……………………………… 136
   7.1.3　カルシウム含有飲料と医薬品……………………………………… 139
   7.1.4　ジュース類（グレープフルーツジュースを除く）と医薬品 …… 141
   7.1.5　アルコールと医薬品………………………………………………… 142
 7.2　その他の食物の薬物効果に及ぼす影響 ……………………………… 146
   7.2.1　チラミン含有食物と医薬品………………………………………… 146
   7.2.2　食物繊維と医薬品…………………………………………………… 148
   7.2.3　キャベツと医薬品…………………………………………………… 150

第8章　ビタミン含有食品と医薬品 …………………………………………… 153

 8.1　ビタミンKを含有または産生する食品と医薬品 …………………… 153
   8.1.1　血栓防止と納豆……………………………………………………… 153
   8.1.2　ビタミンK含有食品とワルファリン……………………………… 154
 8.2　その他の食品中ビタミンと医薬品 …………………………………… 155
   8.2.1　ビタミンA…………………………………………………………… 155
   8.2.2　ビタミンB_6（ピリドキシン）………………………………………… 156

目次

- 8.2.3 ビタミン B_{12}（シアノコバラミン） ... 156
- 8.2.4 ビタミンC（アスコルビン酸） ... 157
- 8.2.5 ビタミンD（カルシフェロール） ... 157
- 8.2.6 ビタミンE（トコフェロール） ... 157
- 8.2.7 葉　　酸 ... 157

第9章　健康食品と医薬品 ... 159

- 9.1 食品と医薬品 ... 159
- 9.2 保健機能食品の制度化とその概要 ... 160
  - 9.2.1 保健機能食品誕生の経緯 ... 160
  - 9.2.2 保健機能食品制度 ... 162
  - 9.2.3 特別用途食品と保健機能食品 ... 163
  - 9.2.4 いわゆる健康食品 ... 167
- 9.3 健康食品と医薬品の相互作用 ... 168
  - 9.3.1 セント・ジョーンズ・ワート ... 168
  - 9.3.2 ニンニク ... 170
  - 9.3.3 チョウセンニンジン ... 170
  - 9.3.4 イチョウ葉 ... 171
  - 9.3.5 クロレラ食品との相互作用 ... 171

第10章　食欲調節機構と抗肥満薬 ... 173

- 10.1 中枢における摂食調節機構 ... 173
  - 10.1.1 摂食亢進系活性物質 ... 173
  - 10.1.2 摂食抑制系活性物質 ... 174
- 10.2 末梢性摂食調節機構 ... 175
  - 10.2.1 摂食亢進系活性要因 ... 175
  - 10.2.2 摂食抑制系要因 ... 175
- 10.3 抗肥満薬 ... 176
  - 10.3.1 メタボリックシンドローム概念の基準化と関連疾患の判断治療の整備 ... 176
  - 10.3.2 肥満症の治療 ... 177
  - 10.3.3 肥満とダイエット ... 177
  - 10.3.4 抗肥満薬 ... 178
  - 10.3.5 サプリメントから検出された抗肥満薬 ... 182

10.3.6　ま　と　め …………………………………………………………………… 183

■**食生活に関わる体調を変化させる医薬品一覧表** ……………………………………… 185
　事項索引……………………………………………………………………………………… 207
　欧文事項索引………………………………………………………………………………… 215
　医薬品名索引………………………………………………………………………………… 217

第1章 序　　論

1.1　健康に影響する食物と薬

1.1.1　疾病構造の変化

　人類は地球上に現れた早い頃から飢餓と疾病に悩まされ，これらに対し生存をかけた戦いをしてきたと考えられる．いわゆる古典的な伝染病のペスト，痘瘡(とうそう)，ハンセン病などは有史以来猛威を振るってきた．14世紀のペストの流行では，全ヨーロッパの人口の約4分の1に当たる2,500万人の死亡者が出た．これらの流行は劣悪な環境状態にもよるが，当時の人たちの栄養状態の低さにも関係している．産業革命期に入ると，コレラの侵入に続き，呼吸器系伝染病である結核が猛威を振るった．そして今日，2019年12月に中国武漢に発生した新型コロナウイルスは，瞬く間に世界へ広がり2021年9月世界全体で感染者は2億1千万人を超え，死者は480万人に及んでいる．わが国でも160万人が感染し，死者は1万7千人近くとなり，その終息には予防，検査，ワクチン，治療薬が必須であることを身をもって経験している．

　また，わが国では，明治の初め（1880年）頃，コレラ，赤痢，腸チフスなどの消化器系伝染病が流行し，死因の上位を占めていた．また，昭和に入り，1940年頃は死因の第1位は結核であった．治療法としては，抗結核薬が発見されるまでは大気安静，栄養が主なものであった．1950年代になると，わが国も栄養不足の時代から，栄養の質も考えなければならない時代に入る．この頃の三大死因は癌，心臓疾患，脳血管疾患であり，それが現在まで続くことになる．同時に，新興・再興感染症への備えを医療体制はもちろんのこと，免疫力の維持向上へも日ごろからの配慮が求められる時代となった．

1.1.2　現代の疾病の状況

　疾病の状況を死因統計からみると，2020年の総死亡者数は137万人であり，疾病別にみると，悪性新生物37.8万人，心疾患20.5万人，脳血管疾患10万人であり（図1-1），そのうち75歳以上が7割超であった．死因別にみた死亡率の年次推移をみると，悪性新生物の増加が顕著である．また，高齢社会に伴う老衰による死亡が伸びてきているのに注目すべきである（図1-2）．

　他方，有病状態を推測するための，2017年厚生労働省「患者調査」では，入院患者を傷病分類別にみると多い順に「精神及び行動の障害」252.0千人，「循環器系の疾患」228.6千人，「新生物」142.2千人となっている．外来患者では，多い順に「消化器系の疾患」1,293.2千人，「循環器系の疾患」888.9千人，「筋骨格系及び結合組織の疾患」877.2千人となっている．入院患者

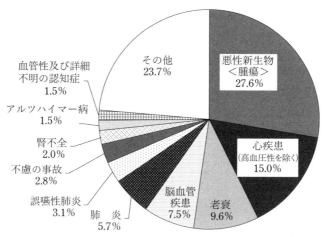

出典:2020年人口動態統計月報年計(概数)(厚生労働省)

図 1-1 主な死因別死亡数の割合(2020年)

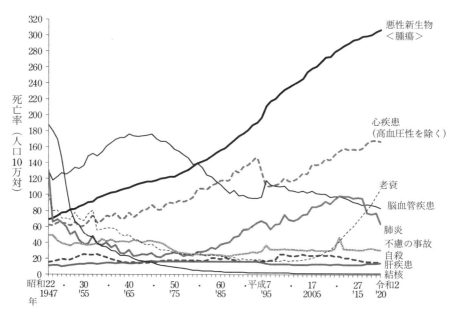

出典:2020年人口動態統計月報年計(概数)(厚生労働省)

図 1-2 主な死因別に見た死亡率(人口10万対)の年次推移

数でトップである「精神及び行動の障害」は,死因とは直接関係がない疾患であり,完治が難しく,外来患者数より入院患者数が多いことが特徴である.一方,外来患者では「消化器系の疾患」がトップであるが,入院患者数はそれほど多くないのが特徴である.医療技術や医薬品の発展で寿命が飛躍的に伸びたことで,いままで潜在的であった死因が顕在化してきているのではないだろうか.また,同じ「患者調査」の継続的に医療を受けている総患者数をみると,高血圧性疾患9,937千人,歯肉炎歯周疾患3,983千人,糖尿病3,289千人,脂質異常症2,205千人,う蝕(虫歯)1,907千人,悪性新生物1,782千人,心疾患1,732千人の順になっている.食事が関与して

いると思われる疾病が上位に来ているのが特徴的である．

　2020年の国民栄養調査によると，20歳以上の成人について，「糖尿病が強く疑われる人」は男19.7％，女10.8％であった．まさに国民病である．最近，内臓脂肪の増加を基盤に，高血糖，脂質異常症，高血圧症が加わり，生活習慣病の引き金になることを指して，メタボリックシンドロームという考え方が出てきた．「死の四重奏」といわれているように，いろいろな疾病を個々に考えるのではなく，総合的に考えることの重要性が指摘されている．

1.1.3　飢餓・低栄養から栄養過多へ

　以上のような疾病構造の変化は，主に食生活の変化によると考えることができる．人類は口から食物を食べて，エネルギーや体構成成分を獲得している．人類が農耕生活に入るまでは，食物も十分摂取できず低栄養状態であり，免疫力も落ちており，そのため伝染病にも罹りやすかった．脚気などの栄養素の不足による疾病も多かった．昭和に入り，栄養状態はやや改善されたが，糖質に偏重する時代が続く．1970年頃になると，脂肪やタンパク質の摂取量が増加に転じ，その摂取量は，ここ数十年の間に倍増した．とくに脂肪摂取量の増加は心臓疾患，癌の有病率を高めることにつながる．

1.1.4　人口の高齢化

　さらに人口の高齢化が疾病構造を変える．2005年には65歳以上人口の老年人口の総人口に占める割合は20.2％であったが，2020年には28.7％になり，2025年には30.5％，2040年には35.0％に達するといわれている（図1-3）．高齢者の疾病の特徴は，①多くの疾患を持ち合わせて

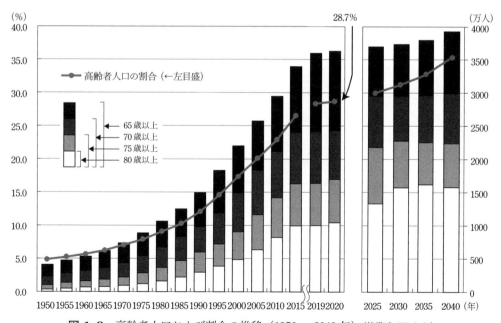

図1-3　高齢者人口および割合の推移（1950〜2040年）（総務省HPから）

いる，②慢性の疾患が多い，③疾患の過程が非定型である，④経過が長びいたり，再発したりする，⑤疾患に対する局所・全身の反応が著明でない，⑥退行性疾患が多い，⑦個人差が大きい，⑧薬に対する反応が異なる，といわれている．

　これらの人口の高齢化や慢性疾患の増加は，薬剤の種類や投薬方法にも影響を及ぼす．例えば，糖尿病や高血圧疾患は完治する疾病ではないので，一生投薬を受けることになる．急性疾患に対するように投薬期間が数週間というわけにはいかない．65歳以上の高齢者の約60％が医療を受けており，そのほとんどの人が薬物の投与を受けている．私たちの調査では，老人保健施設の入所者の80％が投薬されており，そのほとんどが2種類以上であった．長期間にわたり常用しているので，当然，薬の副作用の発現を常に頭に入れておかなければならない．例えば，私たちの調査では，口渇を副作用にもつ薬剤の投与を受けている者は30％以上にもなる．また，他の消化器系の臓器に影響を及ぼす薬剤も多い．さらに，投与を受けている薬物と，摂取した食物がお互いに影響し合う場合もある．

1.2　食物から薬を求めて

　人類はとくに食生活を観察し，食生活の延長線上に疾病の治療に役立つ薬の起源を求めてきた．古代中国では食物をもって疾病を治す食医がいた．また，「薬食同源」「医食同源」という言葉もあり，どちらも薬と食，医と食の源は同じだという思想である．

　これら薬として使用されたものは，すべて食物由来のものとは限らないが，かなりの部分が食生活と関わりのあるものとして，書物などに記載されている．現代においても漢方薬（生薬）や民間薬の分野では，これらの動植物体の多くが薬用に用いられている．

1.2.1　医薬品の誕生

　西欧においては，紀元前4000年頃，チグリス川，ユーフラティス川流域に栄えたメソポタミア文明で，植物性の医薬品として，カミツレ（発汗・かぜ薬），桂皮（芳香性健胃薬：俗称ニッキ，肉桂より変化），センナ葉（緩下薬および茎は食用）などの使用記録が残されている〔文献1〕．紀元前3000年頃のナイル川流域の古代エジプトでは，800種の薬物処方および700種の薬がパピルス文書に記録されている．下剤としての蓖麻子油，麻酔薬としての阿片，曼荼羅華（華岡青洲が妻の外科手術に麻酔薬として使ったことで有名である）などがある．

　紀元前460〜450年の古代ギリシャ時代になると，疾病における体内物質の排泄促進薬として薬剤300種が記録されており，乳汁，乳清が整腸薬として使用されている．利尿剤として葱も使用されている〔文献2〕．

　科学技術の発達とともに，西洋医学ではこれら植物などの薬効成分を対象に研究が進められ，近代的な薬学の発展につながった．一例を挙げれば，白柳〔セイヨウシロヤナギ：*Salix alba*〕の根は古代ギリシャにおいて，痛風，リウマチ，神経痛，歯痛の治療に用いられた．19世紀に至り有

効成分のサリシンが発見され，現在でも汎用されるアスピリン系（サリチル酸系）の合成解熱・鎮痛薬の基となった．

中国においても，西欧からの文化の流入とともに，薬について独自の発展をみた．まず，紀元前11～8世紀の中国の歌謡を集めた『詩経』からは，この時代に漢方薬の基礎が築かれたことがわかり，紀元前3世紀前半に編纂された『神農本草経』には364種の薬が記載されている．

唐の時代（618～907年）では経済繁栄とともに『唐本草』が編纂され，850種に上る薬が記載されている．明の時代（1368～1644年）には『本草綱目』〔文献3〕が編纂され，1,892種類の薬が記載され，中国漢方薬の集大成に貢献し，中国独自の漢方医学の発展をみた．その中でも『本草綱目』中の薬用植物は，古代の西洋諸国と一致しているものが多い．

わが国でも，日本書記（720年），古事記（712年）などに薬物の記載がある．例えば，蒲（ガマ）が外傷・吐血・血便・子宮出血・痔出血の薬として使われ，野蒜（ノビル）は健胃整腸として使われている．また，滋養・栄養補給として鶏，鴨，雀，馬，鹿，兎，猪，熊，蜂が記載されている．

1.2.2　食物と医薬品の同時摂取の影響

「ダイコンのビタミンCをニンジンのアスコルビナーゼが破壊する」とか，「タンニンの多い渋茶を飲みすぎると鉄の腸からの吸収が悪くなる」，また「リン酸を過剰に摂取するとカルシウムの尿中への排泄が多くなる」といった，食品成分どうしの栄養学的な問題がある．そこで，食物の摂取と薬の使用（内服，注射など）が同時に行われた場合，それぞれの成分が相互に影響し合って，栄養素の損失や薬効にどう影響するかということについて研究され始めた．例えば，薬物への影響は下記のようである．

1) 薬物の吸収遅延

　　食生活においては栄養素の吸収が優先され，消化活動中は薬物の吸収が遅延する．とくに軽い食事と重い食事（高タンパク質食，高脂肪食）とでは，薬物吸収に違いが現れる．（解熱・鎮痛薬は食後服用で作用が遅延する．）

2) 薬物の吸収促進

　　物理・化学的性質が食品の成分と親和性を有する薬物は，かえって空腹時より吸収が早まる場合もある．（例：高脂肪食はアルベンダゾール（抗包虫薬）の作用を増強させる）

3) 食品の特殊な成分が薬物と結合して薬物の吸収を抑制する．（例：乳製品中のカルシウムはテトラサイクリン（抗生物質）と結合し吸収を抑制する）

4) 医薬品の成分が食品の成分と結合して栄養素の吸収が妨げられる．（例：コレスチラミン（コレステロール吸収抑制剤）は脂肪，脂溶性ビタミン類の吸収を抑制する）

以上のことから，薬の使用については，その目的により食事時間と服用時間の調整が必要である．

1.3 体内の薬物の挙動と薬物代謝酵素

1.3.1 血漿アルブミン量の薬物への影響

血漿アルブミンは薬物の吸収や薬物の血中濃度に影響を与える．血漿アルブミンは，血液のpH緩衝性，浸透圧の維持および体内のタンパク質貯蔵庫としての機能を有しているが，また各種ミネラルや生体外からの物質に対して結合する能力を有する．とくに，薬物では血漿アルブミンと結合するものが多く，アルブミン結合型の薬物は効果が発揮されず，遊離型になってはじめて作用点と結合でき効果が発揮される．またアルブミン結合型の薬物は，薬物代謝酵素作用の影響を受けない．すなわち，アルブミンは一部の薬物の貯蔵庫としても機能する．新生児，肝機能疾患者，腎疾患者や高齢者では血漿アルブミンの濃度が成人より低く，薬物作用が過剰になりやすい．

1.3.2 食物が薬物の代謝酵素に与える影響

人類は自然界から多種多様の食物を摂取するが，それらのすべてが人体に必要な成分ばかりを含有しているわけではなく，時には有毒成分を含有することもある．

我々の身体には，これらの有害物質を排除し体外に排泄する解毒機構がある．その機構の主役は薬物代謝酵素と呼ばれ，数百種が発見されている．それらは，主として肝臓，腎臓，小腸粘膜組織に存在する．

これらの薬物代謝酵素は，薬物などの化学物質の体内侵入で誘導され，その活性が増大することもあれば，逆に減少することもある．また，薬物代謝酵素作用は，特定の食品成分によって強められたり弱められたりして薬効の発現に影響する．

1.4 薬の使用による味覚障害，食欲抑制と消化器障害

その他の問題としては，胃腸障害，味覚の変質による食欲低下に伴う栄養摂取障害，および体内栄養素への悪影響があげられる．

1) 抗癌剤は激しい嘔吐作用を起こす場合がある．また，抗炎症薬，ある種の抗生物質は胃腸障害を起こし食欲減退につながる．
2) 味覚障害や食欲低下を来す薬物の使用では，亜鉛の吸収を抑制するキレート剤の使用およびその他多数の薬物が味覚障害を引き起こすといわれる．また，中枢興奮薬は食欲中枢を抑制する．
3) 高齢者では複数の疾病を薬物治療していることがあり，病態栄養学とも深いつながりがある．食事内容についても注意すべき点が多い．

1.5 医薬品と食物の区別

医薬品と食物は同源としての要素が強いことを述べたが，あえて，医薬品を食物と区別すると次のようになる．

① 専ら薬として使用されるようになったもの．
② 同一の食物素材であってもある部位は薬として，また別の部位は食物としての機能を共有するもの．
③ とくに最近になって開発された，法的には専ら食品としてのカテゴリーに区分されながら，なお栄養の補給など医薬品的機能を期待し，有効成分の濃縮などの加工技術を施した保健機能食品がある．

最近では，医薬品と食物の中間に位置し，法的に示されている保健機能食品（整腸作用，コレステロールの改善，高血圧予防をうたった特定保健用食品，ビタミンやミネラルなどの補給を目的とする栄養機能食品）などの「サプリメント」の消費も多くなってきた．

さらに，これらの保健機能食品のほかに，植物や動物の生理活性成分を抽出・濃縮したような，法的に拘束されていない「いわゆる健康食品」の販売量が増加し，これらの「いわゆる健康食品」中への薬物の混入の有無，これらの効能や副作用などを知る必要も生じてきた．例えば，ビタミンの摂取量は，食品中の量に加え，サプリメントなどからの摂取量を常に考慮すべきである．ビタミンには，不足とともに過剰の弊害も存在する．

1.6 薬の多様化と流通

細胞分子生物学および生理学の発展による最近の生命科学技術は，傷病率の高い，高血圧薬，循環器薬（抗血栓薬），抗癌薬，抗感染症薬，糖尿病薬などの開発へと応用されるようになった．その特徴は，純化学薬より遺伝子組み換え技術などを導入した生物学的製剤（インターフェロン，ホルモン，受容体抗体など）の登場にある．なかでも抗癌薬の創薬では，免疫学的技術を用いて，癌細胞の成長・増殖を作動する癌細胞膜上の受容体を阻害することによって，健全な細胞への負担を与えないで癌細胞のみを増殖抑制するという薬の実用化が進められ，今後ますますの発展が期待される．

一方，欧米諸国にならって，すでに医薬分業は定着したが，更なる医療の高度化に伴い，医薬品の流通の合理化を促進し，経済の活性化を期待する施策が実施されている．すなわち，①医療用医薬品（病院や医療機関で施薬される）と，②一般用医薬品（通称 OTC 薬ともいわれ，医師の処方箋がなくても購入できる医薬品：かぜ薬，解熱薬，腹痛薬など）とに区分して販売を管理する行政施策である．①の医療用医薬品は薬剤師が管理販売し，②の一般用医薬品は，薬剤師または登録販売者（薬剤師ではないが，一般用医薬品の販売資格者）が販売できる制度である．

2016 年現在，医療用医薬品の流通品目は 20,018 余り，また，一般用医薬品の流通品目は

13,000余りといわれる．本書では①と②の品目の中から，汎用され，かつ食品と医薬品の相互作用がある品目を重点的に解説する．

また，医薬品の効果的な流通改善策の一環として，大部分の一般用医薬品のインターネット通販が許可された（第2章 2.3.2 (3) 参照）．

以上，薬の歴史と，食生活と薬の使用に関して起こりうる問題の概要を述べたが，本書の目指すところは，薬の問題が単に医師や薬剤師の問題ばかりでなく，医療の場で働く看護師，管理栄養士などの医療従事者，また，福祉施設で働く介護職員など多くの方々に，薬物治療と栄養供給の関係を総合的に理解してもらうことにある．また，医薬品や関連する食品についての情報を提供することを目的としている．

文　献

1) 天野　宏：薬の歴史, p.4-10, 薬事日報社（2000）
2) 石坂哲夫：やさしいくすりの歴史, p.89, 南山堂（1994）
3) 鈴木眞海訳：李時珍著, 註頭　国譚　本草綱目, 春陽堂（1904）

第 2 章　薬の基礎知識

2.1　薬理学（Pharmacology）で何を学ぶか

薬理学は，薬物と生体の相互作用を研究する学問で，主として ① 薬の効き方，② 臨床での応用性，③ 副作用および中毒作用にどのように対処するかの，3項目からなる．

2.1.1　薬力学（Pharmacodynamics）

「薬力学」とは聞き慣れない表現であるが，薬物が生体（動物および人体）に対して何をなすかを調べる学問である．主として，生理機能である神経系，内分泌系，免疫防御系（感染性微生物防御），また，体内の物質代謝系に与える変化と，疾病の治療や罹患防御効果などに関する関係を研究する学問分野である．

2.1.2　臨床薬理学（Clinical Pharmacology）

薬力学を基礎として，人に対して実践的な薬の使用方法を取り扱う．人体における医薬品の効果に関して，特に臨床応用面について，① 有効性と安全性の評価，② 薬物動態（体内分布，代謝，排泄），③ 薬物効果における食生活との関わりなどを学ぶ分野である．とくに③は，本教科の主要なテーマでもある．

2.1.3　薬物動態学（Pharmacokinetics）

薬物動態とは，動物および人体において薬が処理される過程（吸収，分布，代謝，排泄）を意味し，臨床薬理学から独立して薬物動態学となった．薬学で主に研究されており，医薬品と食事の相互作用を理解するには重要な分野である．最近では，薬物動態学（PK）と薬力学（PD）の組み合わせにより薬物の作用を解析することによって，医薬品の有効かつ安全な投与方法が設計されるようになってきた（PK/PD 理論）．

2.1.4　毒性学（Toxicology）

中毒学ともいう．広い意味では医薬品以外の有害性物質をも含めて学ぶ分野であるが，ここでは医薬品に限定し，医薬品の有害性，副作用，また，それらの対処について学ぶ．

2.2 どのような医薬品があるか

2.2.1 天然由来医薬品
1) 生薬(しょうやく)：動物，植物の部分または分泌物に簡単な操作（乾燥，粉砕など）を加えたもの．
   ① 植物由来例：アヘン（ケシの未熟な果実に加えられた傷の部分から流出した乳液を固化したもの（鎮痛薬）），センブリ，大黄（苦味胃腸薬）
   ② 動物由来例：熊胆(ユウタン)（ヒグマの胆嚢(たんのう)の乾燥物（苦味健胃薬））
2) 鉱物：水酸化アルミニウム（制酸剤），炭酸リチウム（抗躁うつ薬）

2.2.2 化学的製剤
1) 天然由来物質から化学的に抽出・精製したもの：モルヒネ（アヘン抽出物：鎮痛薬），コカイン（コカ抽出物：鎮痛薬），インスリン（動物の膵臓抽出物：抗糖尿病薬），ヘパリン（動物の肝臓抽出物：抗血液凝固薬）
2) 有効成分に化学的修飾を加えたもの（半合成品）：ホマトロピン（瞳孔散大薬：眼底検査用），デキサメタゾン（ステロイド剤：抗炎症薬，免疫抑制薬）
3) 化学合成品：アスピリン（抗炎症・解熱・鎮痛薬），バルビツール酸（催眠薬）

2.2.3 微生物や動物の生産物
1) 生物学的製剤：ワクチン，抗毒素，インターフェロン（免疫増強薬）
2) 抗生物質：ペニシリン，クラリスロマイシン（抗感染症薬）
3) バイオテクノロジー製剤：インスリン，インターフェロン（遺伝子組み換え細菌培養で製造）

2.3 医薬品と法令

　医薬品は疾病の回復と健康維持に役立つが，一方，使い方によっては有害な面を有する「両刃(もろは)の剣(つるぎ)」ともいえる．そのため，「生命を救う毒」ともいわれる．したがって，安全性の面から品質の保持，使用方法，販売などについて法的に厳しく規制されている．

2.3.1 医薬品医療機器等法関連規定など
（1）医薬品医療機器等法（旧薬事法）の要旨

　この法律は，正式には「医薬品，医療機器等の品質，有効性及び安全性の確保等に関する法律」というが，長いため略して「医薬品医療機器等法」といわれることが多い．以前は，「薬事法」といわれたが，2014年11月25日に名称変更された．本法は，医薬品，医薬部外品，化粧品，医療用具などの製造，輸入・販売ならびに品質，有効性，安全性の確保を目的とした法律で，毒薬，劇薬の指定，日本薬局方の制定を盛り込んでいる．

1) 一般にいう「薬物」の呼称

薬物とは，生体に何らかの影響を与える化学物質で，一般的に広義の薬品をいう．

薬物のうち，医療に使われるものを医薬品という．この中には医薬部外品も含まれる．また，アヘン（麻薬）や覚せい剤などが医療目的以外に使用される場合は，とくに薬物と呼んでいる．

2) 医薬品とは

医薬品医療機器等法によって定められたもの

① 日本薬局方に収められているもの

② 配合されている有効成分の効果が認められており，人または動物の病気の治療，診断，予防に使われるものを指す（機械，器具などでないもの）

③ 人または動物の身体の構造または機能に影響を及ぼすことが目的とされているもの（機械，器具などでないもの）

3) 医薬品の名前は3種類ある．

① 化学名：構造式からつけられる．学術論文で使用され，処方箋には使用しない．

② 一般名：国際一般名 INN（International Nonproprietary Name）と日本医薬品一般名 JAN（Japanese Accepted Name）がある．処方箋に記載される名称で，INN と JAN 共に存在する場合は，INN を優先して使用する．

③ 商品名：製薬会社がつける名前で，成分が同じなのに多数の名前がある．処方箋に記載される名称で，医師は商品名で処方箋に記載することが多い．

(2) 日本薬局方

多くの医薬品の中から主要なものを選んで，その性状，品質純度，貯蔵法，同定法などが記載されている品質規格書である．薬局方は，国または地域ごとに制定されており，多くは公定書である（アメリカでは民間団体が作成）．日本では厚生労働大臣が公示する．

5年ごとに改訂され，現在，第18改訂のものが使用されている（2021年6月7日改訂）．汎用される原体および製剤1,706品目，および生薬327品目について規定されている．

〔日本薬局方に収載されていない医薬品〕

① 新　薬：日本薬局方に収載されていないが，医薬品医療機器等法に基づき，厚生労働大臣に承認された医薬品．

② 生物学的製剤：ワクチン，ホルモン製剤，免疫増強剤などが医薬品医療機器等法に規定されている．

③ 治験薬：新薬の効果を評価するために国家が承認して試験的に使用を許可して，わが国のヒトに対して臨床的有効性および有害性などを検討する医薬品をいい，厚生労働省の認定病院で実施する．その際，対象となる医薬品には，わが国独自に開発されたもの，および外国で開発されすでに使用されているものがあるが，後者についても人種によって有効性や副作用の現れ方に違いのあることから，わが国独自に臨床的な効果を検討し，安全な

医薬品の使用法を決定するため治験（治療の臨床試験）を実施する．

　④　個人的使用の輸入薬品：日本薬局方に収載されていない輸入医薬品は，国内での授受販売は違法行為であり，全く個人的な責任で使用されている．

(3) 毒薬・劇薬

医薬品のうち毒性や有害性（劇性）の強いもので，厚生労働大臣が指定した医薬品をいう．

①　保　管：毒薬・劇薬は普通薬とは別に管理する（保管場所，保管庫，施錠，台帳記入など）．
②　ラベルの表示　　毒薬：黒地に白枠，白字で「毒」の文字を表示する．
　　　　　　　　　　劇薬：白地に赤枠，赤字で「劇」の文字を表示する．

表2-1には，毒薬および劇薬の区分について，マウスによる急性毒性試験（経口，皮下注射および静脈注射）の結果から得られるLD_{50}値によるおおよその区分を示した．

表2-1　マウスの急性毒性からみた毒薬，劇薬の毒性（LD_{50}）

	経口投与 (mg/kg)	皮下注射 (mg/kg)	静脈注射 (mg/kg)
毒　薬	< 30	< 20	< 10
劇　薬	< 300	< 200	< 100

なお，医薬品以外の工業用の有害性物質の輸入，製造，販売，取り扱い等は「毒物及び劇物取締法」により規定され，毒薬，劇薬とは別に「毒物及び劇物」に指定され，行政上は医薬品医療機器等法の管理下におかれている．表2-2には，毒薬，劇薬および普通薬の例を示した．

表2-2　毒薬，劇薬，普通薬の例

薬の種類	医薬品名（用途）
毒　薬	臭化ベクロニウム（筋弛緩薬），アムホテリシンB（抗真菌薬），マイトマイシンC（抗悪性腫瘍薬）
劇　薬	ジゴキシン（強心薬），トルブタミド（経口糖尿病薬），硫酸ゲンタマイシン（抗生物質），インドメタシン（抗炎症・解熱・鎮痛薬），ノルアドレナリン（昇圧薬），カフェイン（中枢興奮薬），フルオロウラシル（抗悪性腫瘍薬）
普通薬	アスピリン（解熱薬），ブドウ糖（血糖調節，栄養補給薬），エタノール（消毒薬），フロセミド（利尿薬），イソニアジド（抗結核薬），アスコルビン酸（ビタミンC）

(4) 処方箋医薬品 （旧：要指示薬品，2005年に改称）

医療用医薬品で，厚生労働大臣が指定する．薬局では医師の処方箋がないと購入できない．

処方箋医薬品の例：抗生物質，血糖降下薬，抗癌薬，向精神薬（興奮薬，催眠薬）など．

(5) 一般用医薬品 （旧：普通薬）

作用の緩和な薬で，医師の処方箋がなくても薬局や薬店で購入できる．大衆薬，家庭用医薬品，市販薬，OTC医薬品ともいわれる．直接薬局などで購入でき，自分の判断と責任で，保健衛生や日常的な軽度の疾病の症状改善に使用する医薬品である．

　　　一般用医薬品の例：かぜ薬，頭痛薬，胃腸薬，咳止め，便秘薬，皮膚病薬，点眼薬，ビタミン剤など

(6) OTC（Over the counter）医薬品

アメリカや西欧諸国で発売されている一般用医薬品の呼び方で，最近ではわが国でもこの呼び方が普及してきた．

(7) スイッチ OTC 医薬品

従来は医師の処方箋がないと購入できなかった医療用医薬品であったが，作用が緩徐で毒性が低いことから，薬局などで購入できる一般用医薬品に変更されたものである．

(8) ダイレクト OTC 医薬品

国内において医療用医薬品としての使用実績がない医薬品を，そのまま一般用医薬品として販売したもの．現在，3品目がある．（例　発毛剤：ミノキシジル（商品名：リアップ））

(9) 希少病治療薬（Orphan drug）

希少な疾病のため医薬品の生産コストが高く，非常に高価になるため，国家予算で製薬会社に財政的援助を行い，患者の負担を軽減する医薬品（厚生労働大臣の指定したもの）．

指定条件：国内で5万人以下の患者に使用する疾病薬であること．

2015年5月現在361品目（エイズ治療薬など）

(10) 医薬部外品

効果・効能が認められた成分は配合されているが，積極的に病気やケガなどを治すものではなく，予防に重点が置かれたもの．

1) 医薬部外品の特徴
   - 医薬品ではないが，「医薬品に準じるもの」と定義されている
   - 作用が緩和で，生体に危険性が少ないと判断したもの
   - 製造には承認と許可が必要である
   - 販売については規制なし（スーパー，雑貨店でも購入可）
   - 具体例：ベビーパウダー，入浴剤，健康飲料，殺虫剤など

2) 指定医薬部外品

   医薬品から医薬部外品となったものを指す．新指定医薬部外品や新範囲医薬部外品を総称してよぶ．

   a. 新指定医薬部外品（1999年指定）

   医薬品医療機器等法第2条第2項1に準ずるもので厚生労働大臣が指定するものである．
   - のど清涼剤
   - 健胃清涼剤
   - ビタミン剤，カルシウム剤
   - ビタミン含有保健剤

   b. 新範囲医薬部外品（2004年指定）

   2004年に371の商品群が，医薬品から医薬部外品へ移行された．

(11) 化粧品

化粧品は別の規制で管理され，医薬品や医薬部外品の範疇に入れられていない．化粧品に使用される原材料などは，化粧品品質基準および化粧品原料基準を医薬品医療機器等法の管理下に定めて品質の維持が行われている．

(12) 医薬分業と処方箋

① 医薬分業

医薬品の処方と調剤・投与の役割分担をすることをいう．医師または歯科医師は，患者を診察し，治療方針をたて，薬剤の処方箋を作成する．医師・歯科医師の処方箋に基づいて薬剤の調剤・投与を薬剤師が行う．

② 処方箋

診療所や病院といった医療機関を受診した結果，医師，歯科医師が作成（処方）する，治療に必要な医薬品とその服用量・投与方法を記載した，薬剤師に対する文書である．処方箋の有効期限は発行日を含めて4日である．薬剤師法第28条により，処方箋は調剤を完了してから3年間保存することが義務づけられている．

2.3.2 一般用医薬品の販売制度

医療の高度化に伴い，薬剤師は主として医療用医薬品の調剤と，適切な医薬品の情報を患者へ提供する義務を負っている．一方，一般用医薬品の販売および情報の提供に人材不足が生じてきた．これを解消する目的で，医薬品使用におけるリスクの程度によって，薬剤師と，これを補佐する医薬品販売者が業務を分担する制度が発足した．2009年6月から，薬事法（現，医薬品医療機器等法）の改訂で，リスクの高い高度医療の患者への施薬には薬剤師が，また，リスクの低い一般用医薬品には薬剤師または登録販売者が担当する制度となった．

(1) 一般用医薬品の類別リスク区分と販売担当者の医薬品取り扱い範囲

一般用医薬品の効能効果ではなく，健康被害を起こすリスクによって4種に分類されている．

① 要指導医薬品：スイッチ直後品目＋販売直後のダイレクトOTC＋劇薬指定品目

スイッチOTCのうち，安全性評価を終えていないものをスイッチ直後品目という．安全性評価期間は3年間である．

ダイレクトOTCの安全性評価期間は，新有効成分は8年間，新効能・新用量は4年間，新投与経路は6年間である．

薬剤師による対面販売で，書面による情報提供，指導の義務がある．

販売記録を2年間保存する．インターネット販売は不可である．

② 第1類医薬品：一般用医薬品として使用経験が少なく，一般用医薬品としての安全性評価が確立していない成分（新規医薬品），または一般用医薬品としてリスクがとくに高いと考えられる成分を含むもの．

その副作用等により日常生活に支障を来す程度の健康被害（入院相当以上の健康被害が生じる

可能性）が生ずるおそれがある．

薬剤師が文書で購入者に説明する義務があり，説明後に販売する．登録販売者は販売できない．

例　ガスター 10（商品名，第一三共ヘルスケア）：胃酸過多治療薬のファモチジン（局方名）の配合量が 10 mg の製剤

ロキソニン S（商品名，第一三共ヘルスケア）：消炎・解熱・鎮痛薬

リアップ（商品名，大正製薬）：発毛剤，ミノキシジル 1%含有の外用薬

③　第 2 類医薬品：まれに入院相当以上の健康被害が生じる可能性がある成分を含むもの．

この中でとくに注意を要するものを「指定第 2 類医薬品」とし，商品パッケージの表示の「2」に丸や四角の枠で囲って表示している（かぜ薬・解熱鎮痛薬・水虫薬・痔疾用薬など）．薬剤師または登録販売者が販売できる．

漢方製剤：安中散（アンチュウサン）（消化器虚弱体質の改善）はじめ 294 品目（商品名別として認定）

　　　　　葛根湯（カッコントウ）：かぜ薬

無機薬品および有機薬品：アクリノール（消毒薬）はじめ 178 品目

例　アセトアミノフェン（解熱鎮痛薬）

イブプロフェン（消炎解熱鎮痛薬）

ジフェンヒドラミン（抗ヒスタミン薬；蕁麻疹および睡眠改善薬としても販売）

ジメンヒドリナート（乗り物酔い薬，鎮暈薬）

アスピリン（消炎解熱鎮痛薬）

④　第 3 類医薬品：日常生活に支障を来す程度ではないが，身体の変調・不調が起こるおそれがある成分を含む．薬剤師または登録販売者が販売できる．

(2)　登録販売者の資格

医薬品の店舗販売業者等において，医薬品リスク区分の第 2 類および第 3 類一般用医薬品を販売する際の資格である（2009 年より施行）．都道府県の実施する登録販売者試験（受験資格制限はない）に合格し，販売従事登録申請を従事する都道府県に行う．合格後，有資格者の指導の下，2 年間の実務経験を必要とする．

(3)　一般用医薬品のインターネット販売について

厚生労働省は，一般用医薬品のインターネット通販規制緩和を実施した．その概要は，一般用医薬品販売における店舗設置義務および医薬品の管理体制，ならびに消費者に対する医薬品の情報提供システム（薬剤師あるいは登録販売者の常駐）が店舗販売と同等の水準を維持できることを条件に，一般用医薬品中第 1 類，第 2 類および第 3 類の医薬品は全面的にインターネット販売が認められた．本制度は 2014 年 6 月 12 日に施行された．

2.3.3 麻薬・覚せい剤など

(1) 麻　薬

　麻薬は，強力な鎮痛作用など医薬品としての有用性のほかに，いわゆる「幻覚作用」があり，精神的開放感を得られるということで遊興に流用されることがある．非合法の組織などによる地下資金の財源ともなり，また依存性による人間性の破壊につながることから社会を退廃させる．そのため「麻薬及び向精神薬取締法」で使用が制限されている．

　　　例：塩酸モルヒネ（鎮痛薬），リン酸コデイン（鎮咳薬）などがあり，例外として，濃度が1%以下のリン酸コデイン製剤は処方箋なしに薬局で購入できる．

- 容器に「麻」の文字を表示する．
- 頑丈な金庫に保管し，使用量を記録する．
- 麻薬取り扱いの許可された医師または薬剤師が管理し，医師，歯科医師，獣医師で，麻薬取扱者の免許を都道府県知事から取得した者だけがその事業所で使用できる．

ヘロインについて：

- ジアセチルモルヒネのことで，モルヒネの2倍の鎮痛作用がある．医療用としては用いない．精神的依存，身体的依存が最も高い薬物といわれる．
- アヘンを精製し，ジアセチル化により容易に合成できるため，非合法な地下資金の獲得の手段となっている．

(2) 向精神薬

- 保管は鍵のかかる場所（部屋）とし，ラベル表示には「向」の文字を入れる．
- 麻薬同様に使用量を記録する．「麻薬及び向精神薬取締法」で使用が制限されている．

　　　例：催眠薬のバルビツール酸，ベンゾジアゼピン系抗不安薬，非麻薬性鎮痛薬のペンタゾシンなどがある．

(3) 覚せい剤

「覚せい剤取締法」により規定されている．

使用許可覚せい剤：わが国ではメタンフェタミンのみであり，ナルコレプシャーからの覚醒に使用される（麻薬の昏睡からの回復，麻酔からの回復）．

- メタンフェタミン：「ヒロポン」と称し，覚せい剤取締法の中心的薬物となっている（戦時中は国家が軍隊に使用させた．暴力団などの地下資金調達の手段に利用されている）．

(4) 大　麻

「大麻取締法」の対象となっており，所持，栽培が禁止されている．

　芸能人などが海外で入手し，ひそかに国内に持ち込み逮捕されるという事件が起きている．外国では，国家，あるいはその州により法律上の扱いが異なり，トラブルの原因となっている．

2.4 医薬品の作用

2.4.1 薬物療法の種類

① 原因療法

病気の原因を取り除く（抗生物質，抗菌薬）．根本治療である．

② 対症療法

原因は取り除けないが，不快な症状を取り除く．薬を中断すれば症状が再発する（かぜ薬，解熱・鎮痛薬）．

③ 補充療法

体内に不足した生理作用物質の補充により治療効果を上げる（ビタミン剤，ホルモン剤，鉄剤）．

④ 疾病予防

ワクチンの接種．

2.4.2 医薬品の効き方とその種類

1) 作用部位からみた相違

全身作用：医薬品が吸収され，血液を介して全身に及ぶ（吸収作用）

局所作用：医薬品が適用された部位のみに作用する（局所麻酔薬，散瞳薬）

2) 機能からみた相違

興奮作用：生理機能の上昇（促進，増強）……アドレナリンの心臓への作用（血圧上昇）

抑制作用：生理機能の低下（抑制，阻止）……プロプラノロールの心臓の活動抑制（血圧の低下）

3) 作用の重点性からみた相違

選択作用：医薬品が特定の器官，病原微生物，腫瘍細胞に対して作用する……ジギトキシン（心臓），ペニシリン（グラム陽性菌：抗生物質），メトトレキサート（急性リンパ性白血病）

非選択作用：生体の細胞全体に作用する……消毒薬，全身麻酔薬

4) 治療面からみた相違

モルヒネを例にして

主作用：目的とする作用……鎮痛作用

副作用：治療上不必要な作用……呼吸抑制作用

有害作用：副作用のうち，とくに益なくして害のある作用……幻覚作用

5) 作用発現の順序

① 作用目的の違い

直接（一次）作用：生体に対する直接作用……ジギタリス（強心作用）

間接（二次）作用：直接作用の結果として付随する作用……ジギタリス（循環血増量による利尿作用）

② 作用発現時間差の違い

速効性作用：投与後直ちに作用が現れる……ニトログリセリン（狭心症薬），麻酔薬注射および吸入，アドレナリン注射（昇圧作用）

遅効性作用：作用発現に時間を要する……レセルピン（抗精神病薬），ジゴキシン（強心薬）

③ 作用時間の違い

一過性作用：作用時間が短い……インターフェロン（免疫増強薬）

持続性作用：作用時間が長い……ペグインターフェロン（インターフェロンにポリエチレングリコールを結合させて徐放性・持続型に加工した免疫増強薬）

2.4.3 医薬品の作用部位

(1) 受容体

多くの医薬品は生体内の受容体，すなわち薬物受容体に結合して薬理作用を発揮する．一般に，ヒトが生来有する神経伝達物質や，ホルモンの受容体に作用する薬物が疾病治療に応用される．

① 作用薬（アゴニスト）：特定の受容体に結合して固有の生理作用を引き起こす．作動薬ともいい，不足した生理作用を補う目的で使用される．

② 拮抗薬（アンタゴニスト）：特定の受容体に結合するが受容体の有する生理反応を引き起こさないで，本来の生理的作用物質の受容体への結合を阻害する．これを遮断薬ともいい，過剰の生理反応を抑制する目的で使用する．

① および ② ついては，とくに交感神経系におけるアドレナリン受容体（α, β 受容体）および副交感神経系におけるアセチルコリン受容体（M，N 受容体），その他，ヒスタミン受容体（H_1，H_2 受容体）などの作用増強（アゴニスト）あるいは作用抑制（アンタゴニスト）に関して受容体調節薬がよく用いられる．

(2) 神経伝達物質受容体およびホルモン受容体への応用

人体の神経系は中枢神経系（脳と脊髄）と末梢神経系に大別される（図2-1）．末梢神経系は，体

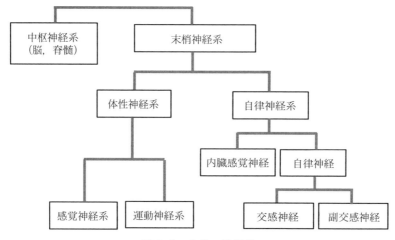

図2-1 人体の神経系

性神経系と自律神経系に分けられる．体性神経系は，運動神経（遠心性）と感覚神経（求心性）に分けられ，動物性機能に関係する．自律神経系は，呼吸，循環，消化など生命を維持する機能を調節しており，意志とは無関係に働く．内臓感覚神経（求心性）と自律神経（遠心性）から成り立っている．この自律神経には，さらに交感神経と副交感神経がある．求心性とは，情報が中枢神経へ向かうことをいい，遠心性とは，情報が中枢神経から発せられることを意味する．

神経系は，神経細胞の複雑な相互作用からなっており，神経と神経の接合部（神経節，シナプス）では，情報伝達に化学物質が関与している．この物質を神経伝達物質あるいは神経分泌物質といい，アセチルコリン，アドレナリン（エピネフリン），ノルアドレナリン（ノルエピネフリン），セロトニン，ドパミン，ヒスタミンが知られている．これらの神経伝達物質が結合する部位を神経伝達物質受容体という．この受容体は，1つの伝達物質に対して複数の型があり，様々な生理作用と関係する．

ホルモンは体内において特定の器官で合成・分泌され，血液など体液を通して体内を循環し，別の決まった細胞でその効果を発揮する生理活性物質を指す．体内情報伝達方法としては，原始的な方法である．ホルモンが特異的に結合するタンパク質を，ホルモン受容体という．ヒトのホルモンは約50種が知られており，ホルモン放出は脳の視床下部が支配している．

薬物効果に応用されるアドレナリン受容体（交感神経系），アセチルコリン（ACh）受容体（副交感神経系），ホルモン受容体（インスリン，ステロイドホルモン）などの作用様式を図2-2に示した．

1) アドレナリン受容体（交感神経系；図2-2a）

アドレナリン受容体には，以下の数種類とその生理作用（作動時）が知られている．

α_1受容体（血圧上昇），α_2受容体（中枢性血圧下降），β_1受容体（心拍出量増加），β_2受容体（気管支拡張）およびβ_3受容体（脂肪燃焼による熱産生）で，これらのうち医薬品への応用の一例を示す．

作用薬：ノルアドレナリン（α_1受容体：末梢血管収縮による血圧上昇）

拮抗薬：プラゾシン（α_1受容体：末梢血管弛緩による血圧低下）

アドレナリンα_1受容体にノルアドレナリンが結合すると細胞内部のGタンパク質によりホスホリパーゼCが活性化され，セカンドメッセンジャーのイノシトール三リン酸（IP_3）が産生されて，筋小胞体のカルシウムを放出させ末梢血管筋収縮が起こる．この受容体の作用薬は末梢血管を収縮させて血圧上昇作用を示し，拮抗薬（または遮断薬）であるプラゾシンは血圧を低下させる．なお，アドレナリン受容体と同様の受容体システムを有するものには，セカンドメッセンジャーの種類は異なるが，血圧を上昇させるドパミン，セロトニンおよびアンギオテンシンなどの受容体があり，血圧を低下させるものにはヒスタミン受容体などがある．また，アセチルコリンM受容体（ムスカリン受容体：消化管の収縮および腺分泌促進作用）もこれと類似した機構を有する．

2) アセチルコリン受容体（ニコチン受容体：イオンチャンネル内蔵型）（図2-2b）

アセチルコリン受容体にはN（ニコチン）受容体とM（ムスカリン）受容体がある．

N受容体：骨格筋の神経・筋接合部（骨格筋肉の収縮作用），交感神経および副交感神経の節

a) アドレナリン α_1 受容体

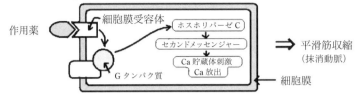

b) アセチルコリン受容体

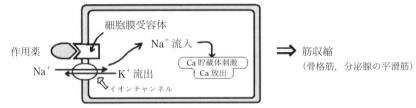

c) インスリン受容体

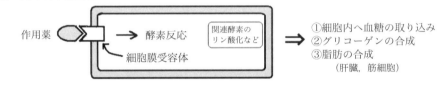

d) ステロイドホルモン受容体

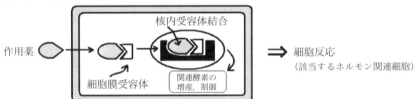

図 2-2　薬の受容体の 4 つのタイプと反応のしくみ

前および節後線維の節（神経刺激の伝達）

M 受容体（3 種類が知られている）：M_1 受容体（縮瞳，眼圧低下），M_2 受容体（心臓活動の抑制），M_3 受容体（消化管活動，腺分泌促進），なお例外的に汗腺からの汗の分泌は交感神経の作用による（運動時の汗の分泌は交感神経興奮により起こる）

これらのうち医薬品への応用の一例を示す．

　作用薬：アセチルコリン（M_3 受容体：胃腸管運動促進）

　拮抗薬：臭化ブチルスコポラミン（M_3 受容体：胃腸管，泌尿生殖器官の異常興奮・痙攣解消）

アセチルコリン作用薬が M_3 受容体に作用すると，消化管の運動・分泌活動，泌尿・生殖器系の平滑筋の収縮が起こり，これらの器官の平滑筋の鎮静には，M_3 受容体拮抗薬（遮断薬）の臭化ブチルスコポラミンが用いられる．

骨格筋と運動神経末端接合部に存在するアセチルコリン N 受容体は，ナトリウムイオン（Na^+）やカリウムイオン（K^+）を通過させるイオンチャンネルを内蔵している．受容体にアセチルコリンが結合すると，イオンチャンネルが開いて Na^+ の流入が起こり，細胞内の筋小胞

体内の Ca^{2+} が放出され，細胞内 Ca^{2+} 濃度が上昇して筋収縮が起こる．重症筋無力症にはこのシステムを増強させる医薬品が使用され，筋弛緩には拮抗薬が使用される．

〔注意：Ca^{2+} 遮断（カルシウムブロッカー）による高血圧治療薬について〕

特殊な例として，Na^+，K^+，Ca^{2+} による細胞内外の電位差に依存するチャンネルがある．これはイオンチャンネル内蔵型ではないので注意を要する．

例：心筋や血管平滑筋の収縮はカルシウムイオンチャンネルの開口による Ca^{2+} の細胞外からの流入で行われ，骨格筋収縮機構とは少し異なる．骨格筋収縮は主として遠心性の運動神経興奮伝達による筋小胞体の Ca^{2+} の筋細胞内への放出により起こるが，心筋や血管の平滑筋の収縮は細胞外からの Ca^{2+} の細胞内への流入により筋小胞体が刺激されて Ca^{2+} が放出されて起こる．なお，骨格筋（横紋筋）および平滑筋におけるミオシンフィラメントにアクチンフィラメントが滑り込み，筋収縮が起こる機構は原理的に同じである．この Ca^{2+} の流入を遮断すると，心臓および血管の平滑筋の興奮が鎮静化する．この機構を応用した医薬品をカルシウムブロッカー（Ca^{2+} 遮断薬）といい，軽度の高血圧，狭心症，不整脈の治療に使用される（ニカルジピン，ニフェジピンなどが該当する）．

3）インスリン受容体（図2-2c）

受容体にインスリンが結合すると，細胞内の酵素の活性化（リン酸化）が起こり，機能タンパク質が活性化してインスリンによる糖代謝系が活性化する．

4）ステロイドホルモン受容体（図2-2d）

脂溶性の強いステロイドホルモンは，標的とする細胞のリン脂質二重膜を容易に通過して細胞内の受容体と結合し，ステロイドホルモン-受容体の複合体を形成する．この複合体は核膜孔を通過して，遺伝子DNAの特定部位に結合し，遺伝子の転写活動の促進や抑制を行う．その結果，特殊なタンパク質（酵素やサイトカイン）の産生を促進または抑制して細胞の活動を制御する．

(3) 酵素作用を調節することで疾病の治療効果を現す医薬品

体内の生理化学物質の反応は酵素によって触媒されることが多い．したがって，疾病発現に関係する酵素作用を薬物によって促進，あるいは抑制することで薬物治療が行われる．次にその例を示す．

例1：アンベノニウム（アセチルコリン分解酵素阻害剤：重症筋無力症治療薬）

アセチルコリンは運動神経終末から神経-筋接合部に放出され，骨格筋のアセチルコリンN受容体に働いて筋収縮を起こさせる．神経による収縮指令が終了すると，接合部にはアセチルコリンエステラーゼという分解酵素が放出されて，アセチルコリンは酢酸とコリンに分解されて筋は弛緩する．この神経-筋刺激伝達の正常な機能が損なわれている重症筋無力症の場合，アセチルコリンエステラーゼを阻害し，アセチルコリンを増量することにより筋の興奮性を高める治療法が行われる．

$$\text{アセチルコリン} \xrightarrow{\quad \times \quad} \text{コリン} + \text{酢酸}$$
$$\uparrow$$
$$\text{コリンエステラーゼ阻害薬（アンベノニウム）}$$

例2：アスピリンなどの非ステロイド性抗炎症薬（プロスタグランジン産生酵素を阻害）

　細菌感染などで体内細胞が損傷し，炎症が起きると外因性の発熱物質が産生され，それを感知してマクロファージ（白血球の一種）などの活動が起きてサイトカイン（インターロイキン，インターフェロン）という内因性の発熱物質を産生・放出し，脳に達する．炎症の起きた細胞の細胞膜からアラキドン酸が遊離され，シクロオキシゲナーゼという酵素が作用して発熱・発痛物質のプロスタグランジンが産生される．プロスタグランジンは脳の痛覚感度を高め，視床下部に作用して体温を上昇させる（体温上昇は免疫応答を高めるための防御作用）．アスピリンなどはシクロオキシゲナーゼを阻害し，解熱・鎮痛を行う．

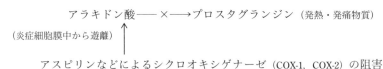

アラキドン酸 ──×──→ プロスタグランジン（発熱・発痛物質）
（炎症細胞膜中から遊離）
アスピリンなどによるシクロオキシゲナーゼ（COX-1, COX-2）の阻害

表2-3に，酵素阻害作用を利用した疾病治療薬を示した．

表2-3　酵素阻害作用による疾病治療薬

阻害される酵素	阻　害　薬	適用される疾病名
アセチルコリンエステラーゼ	アンベノニウム	重症筋無力症
アンギオテンシン変換酵素（ACE）	エナラプリル	本態性高血圧
シクロオキシゲナーゼ	インドメタシン，アスピリン	消炎，解熱，鎮痛
HMG-CoA還元酵素	アトルバスタチン	脂質異常症
タンパク質分解酵素	メシル酸カモスタット	急性膵炎
キサンチン酸化酵素	アロプリノール	痛風

(4) 他の仕組みで効果を現す医薬品

① トランスポーター

　細胞膜にはトランスポーターとよばれるタンパク質があり，細胞内に特定の物質を取り込む際に仲介役をする．その例として，セロトニン再取り込み阻害薬をあげる．

　例：フルボキサミン（うつ病治療薬）

　セロトニンを神経伝達物質とする神経節（シナプス）の節前線維末端部に，セロトニントランスポーターというタンパク質が存在し，神経刺激が終了したときにはセロトニンを再び神経節前線維の小胞体に取り込み貯蔵する．うつ病はセロトニンの不足によって発症するので，このトランスポーターの再取り込み作用を防止してシナプスでのセロトニンを増やして治療効果を上げる．

② 癌細胞のDNA複製阻止

　例：ダウノルビジン（DNA塩基と結合する抗癌薬）

　癌細胞核の2本のDNA鎖を架橋してDNAが1本鎖になるのを阻止し，開裂を妨げてDNAの複製を抑制する．

2.4.4 薬の効果に影響するもの

(1) 用　量

医薬品の用量には次のようなものがある．

　　無効量：治療効果を現さない量
　　最小有効量：治療効果を現す最小量
　　薬用量：通常の治療に使用される成人量（単に用量ともいう）
　　最大有効量：これ以上用量を増すと中毒が起こる限界
　　中毒量：毒性が発現する量
　　致死量：死に至る量

図 2-3 にこれらの関係を示した．

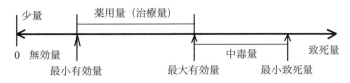

図 2-3　医薬品の用量の範囲と呼称

(2) 用量-反応曲線

1) 安全性の評価

　図 2-4 に薬物の用量-反応曲線を示した．図中の用語については，$ED_{50} = 50\%$ 有効量（Median effective dose）および $LD_{50} = 50\%$ 致死量（Median lethal dose）を意味する．

　有効率 A（反応曲線 A）で示される医薬品が致死率 B の曲線を示す場合は，100% 有効な用量範囲のうちに重篤な中毒（致死）に至る確率が含まれており（網かけ部分），安全性を考慮すると 95% の有効率以下のレベルまでに投与量を抑えることになる．抗癌薬では全患者の治癒は見込めない数十パーセントの有効率でも使用されている．それに対して，致死率 C で示される曲線の医薬品は安全域が広く，100% までの有効率の範囲においても重篤な作用が出ないの

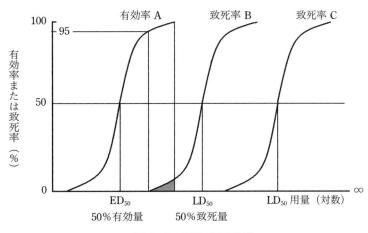

図 2-4　用量-反応曲線

で安全な医薬品といえる．

2） 治療係数

治療係数は次の式で求められる．係数の大きいほど安全域が広く安全である．

$$治療係数 = \frac{LD_{50}}{ED_{50}}$$

(3) 年齢および性別

一般的に，小児と高齢者では薬物動態や薬力学的作用が成人とは異なる．小児は機能が未発達であり，高齢者は機能が衰えている．乳幼児では，ジギタリス類（強心薬）に感受性が低く，高齢者ではモルヒネ（鎮痛薬）などの中枢抑制薬に感受性が高い．

1） 小児の薬用量

小児は諸機能の発達の相違などから成人とは異なる薬用量の工夫がなされ，とくに年齢，体重，体表面積が用量設定の基本に置かれている．古くは年齢に基づく「ヤングの式」が考案されたが，有効量に達しないということから，体表面積に基づく用量算出法が取り入れられて，「アウスバーガーの式」や「ハルナックの表」が参考にされている（表2-4）．

表 2-4 小児の薬用量算出法

ヤングの式	$\frac{年齢}{年齢+12} \times 成人用量$						
アウスバーガーの式	$\frac{4 \times 年齢 + 20}{100} \times 成人用量$						
ハルナックの表	年齢	3か月	6か月	1歳	2歳	7.5歳	12歳	成人
	小児薬用量（成人に対する）	1/6	1/5	1/4	1/3	1/2	2/3	1

2） 性別による差異

一般に，女性が男性よりも感受性が高い．体重差あるいはホルモンが関係していると考えられる．また，妊婦では胎児に対する影響も考慮すべきである．

(4) プラセボ（プラシーボ）効果

患者の心理状態によって，偽薬（にせ薬：具体的にはデンプン，乳糖，食塩水などが使われる）を秘かに投薬した場合に，真の医薬品であるかのような治療効果が現れることがある．これをプラセボ効果という．これとは逆に，効くべき医薬品の効果が患者の心理状態で効かないこともある．

以下に，例をあげる．

① 治験：新薬の評価を臨床で試験するとき，公正な評価をするために非投与群に偽薬を用いて，新薬の投与群と効果を比較する方法がとられる．この際，医師にも被験者にも，どちらの群に新薬あるいは偽薬が与えられたかを知らせずに治験する方法を「二重盲検法」という．

② 催眠薬：不眠を訴える患者に，薬物依存を避けるために偽薬を与えると不眠が改善され

ることがある．

③ 第二次世界大戦中，負傷した兵士に使用する鎮痛剤のモルヒネが足りなくなり，兵士にはモルヒネだと伝え生理食塩水を使用した．40％は，実際に鎮痛効果があった．

ノセボ効果：偽薬によって，心理的に出るはずのない副作用の発生することをいう（あまり使用しない言い方）．

(5) 医薬品どうしの相互作用（薬の飲み合わせ）

2種以上の医薬品を使用するとき，お互いの医薬品の有する生理作用が増強または減弱することがある（薬力学的相互作用）．また，お互いの医薬品どうしが，体内吸収，分布，代謝，排泄などに影響しあって薬物効果に影響を与えることがある（薬物動態的相互作用）．

なお，医薬品どうしの相互作用は医師，薬剤師の管理範囲であり，相互作用の種類および事例は非常に多い．したがって，主として管理栄養士や介護者を対象とした本書では，以下の用語の解説にとどめる．

① 協力作用（医薬品どうしが効果を増強する）

相加作用：作用が和になる（例：作用点，作用機序が同じ系統の医薬品どうしで起こる……ヒスタミンとアセチルコリンの血圧降下作用）

相乗作用：作用が和よりも強い（例：作用点，作用機序の異なる医薬品で起こる……解熱薬と催眠薬の場合，両者の作用が増強する）

② 拮抗作用（医薬品どうしが効果を弱める）

薬理学的拮抗：共通の作用点（受容体）をもつ医薬品どうしがその作用を減弱する（例：ヒスタミンの蕁麻疹発現をジフェンヒドラミンが抑制する）

機能的拮抗（生理学的拮抗）：作用点の異なる2つの医薬品が，それぞれ反対方向の生理作用をもつときに作用が打ち消される（例：中枢抑制薬のモルヒネと中枢興奮薬の作用はお互いを打ち消す）

物理化学的拮抗：中和作用，複合体形成，キレート形成などの化学反応による拮抗作用で，薬物中毒の手当てに応用される（例：多量の水銀中毒にはジメルカプロールが使用される）

(6) 食物と薬の相互作用

第5章以降の章で詳しく述べる．

(7) 連続投与の影響

① 蓄　積：体内で分解および排泄のしにくい医薬品は，蓄積して過量による中毒を起こしやすい．肝臓および腎臓機能の低下した患者や高齢者に多い．

例：ジゴキシン（強心薬：蓄積で不整脈，悪心，嘔吐，下痢などを起こす）

② 耐　性：連用で効果が低下する．

薬物耐性（薬剤耐性）（drug resistance）：薬物の反復投与により，最初は著明な効果があった薬物が，同じ効果を得るために使用量を増加しなくてはならなくなる現象．

a. 連用で患者側の体内にその薬物代謝促進作用が起こる．肝臓の薬物代謝機能が亢進し，血中濃度が低下する．
　　　例：バルビツール酸系催眠薬
　　b. 医薬品の作用点が感受性の低下を起こす．
　　　例：イソプロテレノール（強心薬，抗喘息薬）
③　交差耐性：ある医薬品に耐性が生じると，それと類似した化学構造をもつ医薬品にも耐性が生じる．
　　例：アルコールに耐性ができると，麻酔薬にも耐性になる．
④　タキフィラキシー：上記の薬物耐性は長期の連用で起こる現象であるが，これとは別に，短期間に連続投与すると効果の減少することがある．これをタキフィラキシーという．
　　例：アンフェタミン（覚せい剤）

(8) 薬物依存

連用後に薬物の使用を中断すると，身体的および精神的に困難な状態になることを薬物依存という．表2-5に，依存を生じる薬物を示した．

精神的依存：医薬品に対する精神的依存が強くなった状態で，医薬品を中断すると精神的に不安定になる．薬物依存の本態である．

身体的依存：体内の機能に生理的変化が生じ，薬物中断によって退薬症状（禁断症状）が起こる．

身体的依存を起こす医薬品はすべて精神的依存を経過して起こる．コカインは精神的依存が強い．精神的依存に身体的依存が伴うとは限らない．

薬物乱用と薬物依存は異なる概念である．薬物乱用は必ずしも依存を伴うとは限らない．薬物を社会的許容から逸脱した目的と方法で自己使用することを薬物乱用といい，使用頻度は問われない．

また，薬物依存のために薬物乱用を繰り返すことを，薬物常用性または薬物耽溺という．一般

表 2-5　薬物依存を起こす薬物と依存の度合い

薬　物　名	精神的依存	身体的依存
アヘンアルカロイド[*1]	最強	最強
バルビツール酸系催眠薬	強い	強い
アルコール	強い	中等
コカイン[*1]	最強	なし
覚せい剤[*2]	強い	なし
マリファナ，大麻[*3]	強い	なし
シンナー[*4]	中等	なし
タバコ（ニコチン）	中等	軽微

*1：麻薬及び向精神薬取締法の適用
*2：覚せい剤取締法の適用
*3：大麻取締法の適用
*4：毒物及び劇物取締法の適用

的には薬物中毒ともいう（薬物中毒という表現は不正確な表現で，急性薬物中毒や慢性薬物中毒にも用いられる）．

(9) 薬物アレルギー

ヒトの免疫応答において，通常は異種タンパク質のような分子の大きなものが抗原性を有する．分子の小さな薬物（分子量 1,000 程度）には抗原性はない．しかし，個人的体質が関与して，中には体内のタンパク質と結合して分子の大きな完全抗原となる医薬品もある．タンパク質と結合して抗原性を示す物質をハプテンと呼んでいる．ハプテンは抗原-抗体反応の活性部分を有するので，ひとたび人体に対して抗原性物質として感作（抗原性の認識）されると，その薬物を再び体内に入れた場合アレルギー反応を起こすことがある．ヒスタミン遊離などによる急激な血圧低下，頻脈，気管支痙攣，蕁麻疹，血管浮腫などを伴い，致命的なアナフィラキシーショックを起こすことがある．したがって，アレルギーを起こしやすい薬物の投与前には，必ず薬物の投与歴に関する問診およびプリック試験（感作の有無を調べる）を行う．このアナフィラキシー発症に対し，救急救命用具を備えた集中治療室が必要になることもある．

　　例：ペニシリン系およびセフェム系抗生物質，ピリン系解熱薬

2.4.5　医薬品の投与方法

医薬品は内用薬，外用薬，注射薬に大別される．内用薬のうち，定期的に服用するものを内服薬，臨時に服用するものを頓服薬という．外用薬は，内用薬と注射薬以外を指し，剤形が多様である．それぞれの薬物の物理化学的な性質の相違，薬効発現時間の長短および持続時間などによって投与方法が異なる．

(1)　経口投与

内用ともいわれる．通常，200～250 mL の水またはお湯とともに飲み込む投薬方法である．散剤，錠剤，カプセル剤などがある．

　a. 薬物の吸収の場所：小腸粘膜が主であるが，一部は口腔や胃，大腸からも吸収される．
　b. イオン化しない脂溶性薬物のほうが吸収されやすい．
　c. 吸収のコース：図 2-5 に示したように，腸管→門脈→肝臓→心臓→全身の順に送られて標的臓器などで薬効を現す．

長所：
　a. 安全性が高く，簡便で経済的（滅菌操作が不要）である．
　b. 作用が緩徐で，効果が持続的である．
　c. 通院回数を減らすことができる．

短所：
　a. 内用不適な場合がある．
　　・胃腸から吸収されない薬物（ストレプトマイシン：抗生物質）
　　・胃酸で分解する薬物（ペニシリン G：抗生物質）

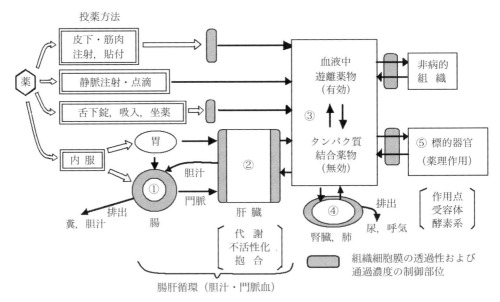

図 2-5　薬物の吸収, 体内分布および作用部位

・肝臓で代謝されやすい薬物（ニトログリセリン：抗狭心症薬）など
　b．速効性に欠け，緊急時には不適である（鎮痛薬）．
　c．胃腸を障害刺激する薬物（エーテル：麻酔薬）には不適である．
　その他，食物により薬物の吸収が影響される．この問題については第4～6章で詳しく述べる．

(2) 口腔内投与

舌下錠：舌の下に入れて溶かして服用する．口（舌下）の粘膜から吸収させ，肝臓を経ずに直接患部に到達させる（ニトログリセリン錠：抗狭心症薬）．吸収が速く，効果が出るまでが非常に早く，効果持続時間が短いのが特徴．1～2分で効きはじめ，30分ほど効果が続く．

バッカル錠：歯茎と頬の間に挟んで口腔粘膜からゆっくりと吸収させる（炎症を止める酵素やステロイドホルモン剤に応用）．

(3) 注　射

皮内注射：皮膚のすぐ下，表皮と真皮の間に注射する．注射針は皮膚に平行となる．薬剤注入より，検査薬注入目的に行われることが多い（例：ツベルクリン）．

皮下注射：皮下組織（真皮と筋肉の間）に注射する．注射針は皮膚に30度の角度となる．

筋肉内注射：筋肉の筋層内に注入する．

静脈内注射：静脈内に注射針を挿入して薬液を注入する．

長所：
　a．作用発現が速く，効果が確実である．
　b．内服に比べ，用量が少なくてすむ．

短所：
　　a. 厳重な滅菌が必要である．
　　b. 疼痛を伴う．
　　c. 注入する局所の組織を傷害する．
　　d. 肝臓を経由しないので，安全性が内用より低い．

(4) 吸　　入

霧状の薬液，微粉末を気道内に空気とともに送り込む．医薬品は速やかに気道粘膜や肺胞から吸収され全身にいく．上気道炎，喘息治療などで，薬液を気道に噴霧する局所適用と，微粉末吸入のザナミビル（インフルエンザ治療薬のリレンザ）の全身適用がある．

(5) 直腸内適用

坐薬（座薬）といい，肛門より挿入する外用薬である．

　　全身作用：直腸の下部から吸収された薬物の大部分は，門脈・肝臓を経由せずに，心臓を経て全身にゆきわたる．内用のできない患者（小児の解熱薬，胃腸障害者，嚥下作用の困難な患者）に使用される．直腸上部からの吸収は門脈を経由するので，直腸下部吸収と区別が必要となる．

　　局所作用：肛門などの疾患に使用する（痔疾薬，膣坐薬）．

(6) 皮膚適用

軟膏剤，貼付剤などがあり，外用薬である．

　　局所に作用するもの：皮膚病薬，関節湿布薬など（軟膏，パップ薬）

　　全身に作用するもの：皮膚から吸収されて全身にゆきわたる（抗狭心症薬，麻薬性鎮痛薬など）

(7) 投薬方法と薬効の現れ方

図2-6には，各種投薬方法による薬物血中濃度の一般的変化の概略を示した．

① 作用発現の速さ

　静脈内注射＞吸入・坐薬＞筋肉内注射＞皮下注射＞内服の順位に速い．皮下注射は，表皮，真皮を突き抜けて皮下の脂肪細胞の多い部位に投与され，細静脈に入り静脈経由で全身に薬物

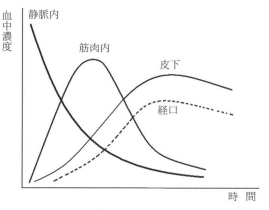

図2-6 各種投薬方法による薬物血中濃度の変化

が移動する．筋肉注射は，筋肉細胞間の細静脈，静脈を経由するので脂肪細胞の妨害を受けない．吸入は肺胞から直ちに肺胞周辺の細静脈に入るので，全身への到達速度は静脈注射に次いで速い．

② 作用の持続性

内服＞皮下注射＞筋肉内注射＞吸入・座薬＞静脈内注射の順に持続性が永い．① に示したように，各組織の医薬品の拡散速度，薬物吸収速度などの違いで，吸収に時間のかかるものは作用持続時間も永くなる．

③ 同一の医薬品での有効な作用を現す薬用量の比較（比率）

内服（1），皮下注射（1/2），筋肉内注射（1/3），静脈内注射（1/4）であり，内服が最も作用が低い．

2.4.6　医薬品の剤形

(1)　固 形 剤

散　剤：薬物をそのまま，または薬物に賦形剤（希釈剤または増量剤）などを加え，粉末または微粒子にしたもの（とくにその中で粒の大きなものを細粒という）

顆粒剤：散剤を服用しやすいように粒状にしたもので，細粒よりは粒が大きい

丸　剤：薬物に賦形剤などを加えて球状にしたもの（重量は 0.1g/粒．古い剤形である

カプセル剤：薬物を液状，懸濁状，糊状，粉状または顆粒状にしたものをカプセルに充填するか，またはカプセル基剤で包んだもの

錠　剤：薬物に賦形剤などを加えて圧縮成型したもの．裸錠と糖衣錠がある

トローチ剤：薬物に白糖，芳香剤，着色料，賦形剤などを加えて一定の形状にしたもので，口中で徐々に溶解または崩壊させて，口腔，咽頭に適用する

(2)　半固形剤

① 塗り薬

軟膏：最も皮膚にしっかりと付着するが，べたつきが強く使い心地はあまり良くない

クリーム：軟膏と比べてベタベタせず，塗り心地が良い

ローション：さらっとしていて使い心地は良いが，汗やこすれ等でとれやすい．刺激性があるため，傷があるところには使用できない

② リニメント：泥状の外用剤で，軟膏剤とローション剤の中間的利点をもつが，使いにくいので現在ではあまり用いられない．

③ 貼付剤（「ちょうふざい」といい，「てんぷざい」は間違った読み方である）

硬膏剤（プラスター）：常温では固形，体温で軟化して粘着性となる外用剤．絆創膏は硬膏剤の範囲に入る．粘着剤が配合されており，はがれにくいが肌荒れを起こすことがある

パップ剤：粘着剤が配合されておらず，水の濡れで皮膚に張り付く．はがれやすいが肌に

優しい

④ 坐　薬：薬物を適当な基剤（カカオ脂）に均等に混和し，一定の形にして肛門（インドメタシン坐薬）や膣（ソルコセリル坐薬：膣感染症・潰瘍治療薬）に挿入する外用剤

(3) 液状製剤

リモナーデ剤：甘味と酸味のある内用液剤（塩酸リモナーデなど）

芳香水剤：精油または揮発性物質をほとんど飽和させた透明な水溶液（ハッカ水など）

酒精剤：揮発性の薬物をエタノールまたはエタノールと水の混液で溶かした液剤（アンモニアウイキョウ精）

シロップ剤：糖類の濃厚溶液，またはこれに医薬品を入れたもの（単シロップ，セネガシロップなど）

ドライシロップ：用時溶解，または懸濁して用いる

エリキシル剤：エタノールを含む内用液剤で，甘味と芳香がある（エタノールが4～40%，フェノバルビタールエリキシルなど）

懸濁剤，乳剤：薬物を液中に微細均等に懸濁または乳化した液剤（硫酸バリウム懸濁剤など）

液剤：液状の内用製剤または外用剤で，上記の液剤に該当しないもの（硫酸マグネシウム水，グリセリン水など）

(4) 抽出製剤

浸剤，煎剤：生薬を精製水で浸出したもの（センナ浸，ウワウルシ煎）

チンキ剤：生薬をエタノールまたはエタノールと精製水の混液で浸出したもの（アヘンチンキなど）

エキス剤：生薬の浸出液を濃縮して作ったもので，軟エキス剤と乾燥エキス剤がある（軟エキス：ロートエキス，乾燥エキス：ホミカエキス）

流エキス剤：生薬の浸出液で，1 mL中に生薬1 g中の可溶性成分を含むようにしたもの（ウワウルシ流エキス，バッカク流エキス）

(5) 無菌製剤

調剤を行うには，無菌操作が必要であり，特別な装置・設備が必要である．

注射剤：皮膚または粘膜を通して体内に直接適用する薬物の溶液，懸濁液または用時溶解剤に溶解もしくは懸濁して用いる無菌製剤

点眼剤：結膜嚢内に適用する薬物の溶液，懸濁液または用時溶解剤に溶解もしくは懸濁して用いる無菌製剤（保存剤の添加）

眼軟膏剤：結膜嚢内に適用する軟膏剤で無菌調製する

(6) その他の製剤

エアゾール剤：薬物の溶液，懸濁液などを同一容器または別の容器に入れて，充填した液化ガスまたは圧縮ガスの圧力で用時噴射して用いる（外用塗布剤，空間噴霧，吸入など）．

2.5 薬物の体内動態

2.5.1 吸　　収

吸収とは，適用された薬物が血液に入り全身に回るまでをいう．適用方法によってその速度は異なる．また，同一の薬物でもその錠剤，散剤，カプセル剤などの剤形により異なる．

① 薬物吸収と血液中の薬物濃度曲線

　薬物が血液に移行すると排泄過程が始まるが，血液中の有効成分の濃度と時間の曲線は，吸収量が排泄量および分布量より多い間は上昇を示すが，排泄量を下回ると下降に向かう．

② 薬物血中濃度

　血液中に溶けている物質の濃度．採血して測定し，血液 1 mL 中に含まれる重量（μg/mL, ng/mL など）で示される．（1 μg = 1/1000 mg，1 ng = 1/1000 μg，1 pg = 1/1000 ng）

　図 2-7 に各種 AUC と MEC，C_{max} および T_{max} の関係を示した．

③ 最高血中濃度：C_{max}（Maximum concentration in blood）

　薬物の血中への吸収濃度の上昇と排泄の濃度が平衡に達した濃度を最高血中濃度（C_{max}）とよぶ．

④ 最高血中濃度到達時間：T_{max}（Time reaches in maximum concentration in blood）

　最高血中濃度に達するまでに要する時間を T_{max} という．その後は排泄（一部は分解）が多くなり，血中濃度が主に指数関数的に下がる．

⑤ 濃度時間曲線下面積：AUC（Area under the blood concentration time curve）

　血中濃度を時間的に追跡し測定値をグラフに表わした場合，水平線（時間軸：T）と曲線の間の面積は薬物の吸収量を意味し，濃度時間曲線下面積（AUC）（以下，血中量（AUC）と表現する）という．これは，生物学的利用率を判断する指標の1つとしている．AUC は図 2-8 に曲線 A

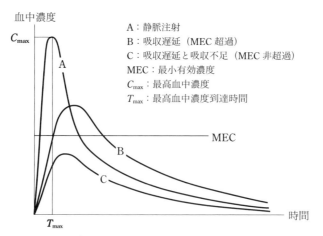

図 2-7　各種 AUC と MEC，C_{max} および T_{max} の関係
文献 1）p.6 より改変

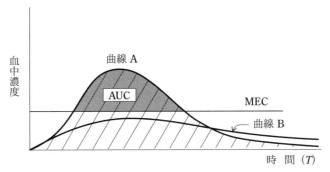

図 2-8 濃度時間曲線下面積（AUC）と血中有効濃度の関係

で示した斜線の部分，そのうち有効血中濃度（最小作用濃度：MEC）に到達しているのは網かけ部分である．曲線 B は，吸収時間は持続するが MEC に到達していないので薬物効果は望めない．

⑥ 最小作用濃度（最小有効濃度）：MEC（Minimum effective concentration）

血中の薬物が有効に作用する最小の濃度をいう．

C_{max} は，吸収が急激に行われるほど濃度時間曲線は変化し高くなる．吸収が遅れると曲線は平坦で低くなる．その際には，薬理学的作用発現に必要な血中濃度（最小作用濃度：MEC）が得られない．

吸収量の減少は常に血中量（AUC）の低下を意味し，この場合，C_{max} も低下するが T_{max} は必ずしも変化しない．血中濃度の測定困難な薬物では，尿排泄量を測定して吸収率を推定する方法がとられる．

(1) 初回通過効果（First pass effect）

経口投与された医薬品は，消化管で吸収され門脈を経て肝臓に入る（図2-5）．その際，薬物は腸管での吸収時および肝臓通過時に薬物代謝を受けて分解する．この分解作用は主として肝臓で行われるが，腸管吸収時と肝臓通過時の代謝を合わせて「初回通過効果」とよんでいる．初回通過効果を免れた薬物は，その後血液を介して全身に到達し薬物効果を発揮する．一旦，全身に到達した後再び肝臓に戻って2回目の代謝を受けるが，これは初回通過効果とはいわない．その後，何回も循環を繰り返し，代謝を受けて分解されていく．

初回通過効果の高い薬物ほど薬物効果が減少するので，あらかじめ減少率を投薬量に見込んで薬用量が定められているか，あるいは分解が抑制されるように投薬方法に工夫が加えられているものもある．初回通過効果により代謝を受けてはじめて薬物効果が発揮されるように工夫した医薬品を「プロドラッグ」という．表2-6には，初回通過効果の高い薬物の例を示した．これらのうち，ニトログリセリンは初回通過効果が100%，レボドパは約95%，

表 2-6 初回通過効果の高い薬物

薬物名	用途
ニトログリセリン	抗狭心症薬
レボドパ	パーキンソン病治療薬
プロプラノロール	抗不整脈薬
リドカイン	抗不整脈薬
モルヒネ	麻薬性鎮痛薬
イミプラミン	抗うつ薬

プロプラノロールは約70％ととくに高い．ニトログリセリンは経口投与ではなく，舌下錠として服用される．レボドパはドパミンのプロドラッグである．プロプラノロールは内用薬として服用される．

(2) 生物学的利用率 (Bioavailability)

薬物が未変化体として循環血液中に到達する割合（速度は判断の補助的要因）を示す．定義上，薬物が静脈内に投与される場合，そのバイオアベイラビリティは100％となる．一方，薬物がそれ以外の経路（例えば経口摂取など）により投与される場合は，全身循環に到達するまでに不十分な吸収と初回通過効果を受けるため，そのバイオアベイラビリティは減少することになる．

① 絶対的生物学的利用率：F_{abs}

ある薬物の薬用量を静脈内に投与して得られた血中濃度を100％とした場合，同じ薬物の薬用量を内服させて得られた血中濃度の比率を，絶対的生物学的利用率（F_{abs}：Absolute bioavailability）という．

$$F_{abs} = \frac{同じ薬物の同量の内服により得られたAUC}{同じ薬物の同量の静脈注射により得られたAUC} \times 100 \ (\%)$$

② 相対的生物学的利用率：F_{rel}

相対的生物学的利用率（Relative bioavailability）は，薬物の静脈注射ができないためにF_{abs}が求められない場合に，同一の薬物を含有する製剤と比較して求めた値である．一般的には，経口投与の場合に，剤形，投与方法による生物学的利用率が他の方法と比較して，どの程度であるかを表す．省略してFで表すこともある．また，相対的生物学的利用率も％単位で表される．以下，鉄剤を例に説明する．

Fe^{2+}（Ⅱ）アスコルビン酸溶液（Fe^{2+}：2価の鉄剤）の経口投与時の鉄のF_{abs}は9％であるが，Fe^{3+}（Ⅲ）（Fe^{3+}：3価の鉄剤）製剤と比較するとまだ優れている．Fe^{3+}（Ⅲ）では血中への移行率が低く，Fe^{2+}（Ⅱ）の場合と比べてわずか6.2％である．すなわち，Fe^{3+}（Ⅲ）の相対的生物学的利用率（F_{rel}）は6.2％であり，Fe^{2+}（Ⅱ）を100％としたときのFe^{3+}（Ⅲ）のF_{abs}は，下式の計算により0.55％である．

$$F_{abs} \fallingdotseq Fe^{2+}(Ⅱ)の絶対的生物学的利用率 \times \frac{6.2}{100} = 9\% \times \frac{6.2}{100} \fallingdotseq 0.55\%$$

③ 生物学的半減期（Biological half time：$T_{1/2}$）

投薬された薬物は肝臓などで代謝を受け，尿などから排泄されるが，その際，血中濃度が低下していく過程において，ある時点の濃度からその濃度が半減するまでにかかる時間を，生物学的半減期（$T_{1/2}$）という．この時間が短い薬物ほど投薬の間隔を狭める必要がある．表2-7には各種薬物の生物学的半減期を示した．時間の短い薬物は徐々に吸収されるように，化学変化や剤形の加工などの工夫が行われる．

2.5 薬物の体内動態

表 2-7 各種薬物の生物学的半減期

薬物名	用途	半減期（時間）
ペニシリン G	抗生物質	0.5
アンピシリン	抗生物質	2
プロプラノロール	抗不整脈薬	2～6
メトトレキサート	抗癌薬	3～4
フロセミド	利尿薬	3～4
テトラサイクリン	抗生物質	6～8
フェニトイン	抗てんかん薬	24
ジアゼパム	抗不安薬	36～56
ジゴキシン	強心薬	40～80
フェノバルビタール	鎮静薬	60～120

2.5.2 薬物の分布

吸収された薬物は循環血によって全身に運ばれるが，特定の組織・臓器に移行しやすい．薬物の体内分布には，薬物が水に溶けやすい性質（親水性）か，あるいは，水に溶けにくい性質（油に溶けやすい．親油性）に影響される．例えば，ヨードは甲状腺に，全身麻酔薬は脂質の多い中枢神経系に移行しやすい．

(1) 血液関門について

脳や胎児は薬物の影響から保護されている．脳や胎児への薬物の移行は，特有の血液関門を通過しなければならない．しかし，すべての薬物の通過を遮断しているのではなく，関門を通過しやすい薬物と，そうでないものがある．毛細血管壁が特殊な構造となっており，脂溶性の薬物および非解離型の薬物は関門を通過しやすい．薬物ではないが，水俣病の原因となったメチル水銀は脂溶性が高く，脳への移行および胎盤の通過が行われたために脳神経障害を伴った胎児性水俣病を引き起こした．また，イタイイタイ病のカドミウム中毒では，カドミウム化合物の胎盤通過が少なかったために胎児には顕著な障害は現れなかったが，母体の骨と腎臓に蓄積し，両臓器の障害が発生した．

血液脳関門：中枢神経系に血液から薬物が入るときに通過する関門をいう．

血液胎盤関門：母体血液から胎児への薬物の移行がコントロールされる．

(2) 血液中の薬物の存在形態

血液中のアルブミンなどのタンパク質と結合しやすい薬物が存在する．結合性の違いにより薬物効果の現れ方が異なる．

結合型薬物：血漿タンパク質と結合した場合は，薬効が現れない．また，代謝もされない．

遊離型薬物：タンパク質と結合していない遊離の薬物が標的細胞に作用する．

表 2-8 には各種薬物の血漿タンパク質との結合率を示した．

クロフィブラートおよびワルファリンの単独投与では，97％以上タンパク質と結合するが，両薬物の併用では，クロフィブラートがワルファリンに代わってタンパク質と結合するので，ワルファリンがタンパク結合から追い出されて遊離する．その結果，ワルファリンの血中濃度が高

表 2-8 各種薬物の血漿タンパク質結合率

薬　物　名	用　　途	タンパク質結合率 (%)
カナマイシン	抗生物質	0
アミカシン	抗生物質	4
プロカインアミド	局所麻酔薬	16
ジゴキシン	強心薬	25
モルヒネ	麻薬・鎮痛薬	35
アスピリン	解熱・鎮痛薬	45
クロラムフェニコール	抗生物質	53
ヒドロクロロチアジド	利尿薬	64
エリスロマイシン	抗生物質	72
クロフィブラート	抗脂質異常症薬	97
ワルファリン	抗血液凝固薬	98〜99

まって過剰となるのである（出血傾向が高くなり，脳出血などの危険性が高まる）．

2.5.3　薬物代謝

　第1章で述べた薬物代謝酵素による防御機能は，ヒトだけが獲得したものではなく，他の動物でも同様の機能が備わっている．このことは，薬物の動物実験で証明済みであり，そのため薬物の研究に実験動物が重要な役割を担っている．人類は，脳の発達とともにこの防御機能を積極的に利用し，薬としての利用へ発展させ，さらに，食物以外の物質に対しても薬としての有益性を見出した．また，実験動物においては，さらに糖尿病をもつ動物や高血圧症の動物，特殊な機能が遺伝子的に欠如したノックアウトマウスなどを生み出し，新薬の開発に新しい道を切り開いた．

（1）　薬物代謝酵素

　薬物代謝酵素は主に肝臓内にあり，そのほか消化器（小腸），腎臓および肺などにも存在する．その主たる役割は薬物の水溶性を高め，かつ腎臓から尿中に，また胆汁中に排泄しやすくする反応を行う．反応は2段階で行われる．

　　第1相反応：まず，酸化，還元および加水分解などを行い，水中での次の化学反応に対応する活性部位を作り出す．

　　第2相反応：第1相でできた活性部分にグルクロン酸，硫酸，グリシンなどが結合する抱合反応を起こす．第2相の反応は，尿中への薬物の排泄を促進する．

（2）　薬物代謝酵素の種類

　薬物代謝に関係する酵素は多種類あるが，その中で最も重要な酵素は，細胞中のミクロソーム画分にあり，薬物を酸化あるいは還元して水溶性を高め（第1相反応），第2相反応につなげる酵素群である．チトクロム P450（Cytochrome P450）はその代表的なものである．その酵素は <u>Cy</u>tochrome <u>P</u>450 の <u>Cy</u> と <u>P</u> を取って CYP と呼ばれ，スーパーファミリーといわれている．これらの酵素タンパク質では，構成するアミノ酸配列を規定する遺伝子の50％以上に相同性（共通

2.5 薬物の体内動態

表 2-9 人種と薬物代謝酵素

人種		CYP2D6	CYP2C19	N-アセチル転移酵素 (NAT2)	アルデヒド脱水素酵素 (ALDH2)	CYP3A4
		薬物代謝酵素欠損率 (%)				
モンゴル人種	日本人	0.7	22.5	7～12	44	＊1
	中国人	0.7	15.3	13	25～45	
	韓国人	0.5	12.6	10.9	27	
白人種	デンマーク人	7.3	2.5	52～62 (白人として)	0	
	スウェーデン人	6.8	3.3			
	スイス人	9.9	5.4			
黒人種		7.1～8.1	4.0～7.0	42～65	0	
CYPおよび代謝酵素の所在		肝臓, 腎臓, 消化器	肝臓, 小腸	肝臓, 腎臓	肝臓, 腎臓, 副腎	肝臓, 小腸, 肺
対象薬物		コデイン デキストロメトルファン ハロペリドール プロプラノロール プロパフェノン メトプロロール	イミプラミン オメプラゾール ジアゼパム	イソニアジド ヒドララジン プロカインアミド	エタノール	アミオダロン エリスロマイシン カルバマゼピン シクロスポリン ジアゼパム コデイン リドカイン など 100 種以上

文献 2) p.365, 367, 379 より改変
＊1 CYP3A4 の人種差については明らかになっていない

性) がある．また，この P450 はヘモグロビン (ヘム鉄とグロビンの化合物) の分子と類似した構造を有し，分子中の鉄 (ヘム鉄) に一酸化炭素が結合すると，黄色の複合体を形成する (一酸化炭素は CYP やヘモグロビンに強い結合性を有し，中毒を起こさせる)．この複合体は 450 nm (黄色) の可視光線を吸収することから，P450 の名称が付加された．

CYP3A4 は，スーパーファミリーの中でも数十種類の薬物の代謝に関与する酵素群である．命名法の意味は次のようである．

  $\boxed{\text{CYP}}$3A4：Cytochrome の省略名
  CYP$\boxed{3}$A4：$\boxed{3}$は群 (ファミリーを意味する)．種類は 1～4 まである
  CYP3$\boxed{\text{A}}$4：$\boxed{\text{A}}$は亜群 (サブファミリー名)．種類は A～E まである
  CYP3A$\boxed{4}$：$\boxed{4}$は亜群の分子種名

薬物代謝酵素の活性には人種差があり，また，個人においても差があり，遺伝する．人種差があるため，新薬の安全性および有効性の評価は国毎に行われている．

表 2-9 に人種と薬物代謝酵素の関係を示した．

(3) 薬物代謝酵素活性に影響を与える薬物

薬物投与によって体内に薬物代謝を誘導させ，他の薬物の代謝を促進させてその薬物の効果を減少させたり，また，逆に酵素活性を妨げて他の薬物の効果を増強させる多くのケースが見出さ

れた．しかし，本項目は相当の記述を要するので，医師および薬剤師の業務範囲として割愛する．興味があるならば「薬物−薬物相互作用」に関する他の書物をご覧いただきたい．

(4) 薬物代謝酵素活性に影響を与える食物

薬物代謝酵素は，特定の食品成分によってその酵素作用が強められたり弱められたりし，薬効の発現に影響する．その作用を分類すると次のようになる．

① ある薬物が，代謝酵素を抑制して食品の有害成分の作用を強める．例：イソニアジド（抗結核薬）服用中は，チーズを食すると血圧を上げることがある

② 食品中の特定成分が，薬物代謝酵素の作用を弱めてその薬物の作用を強める．例：グレープフルーツジュースはニフェジピン（Ca 遮断性降圧薬）の作用を増強する

③ 食品中の特定成分が，薬物代謝酵素の作用を強めてその薬物の作用を弱める．例：セント・ジョーンズ・ワートは抗 HIV 薬などの効果を減弱させる

④ あるビタミン作用を抑制する薬の使用患者に当該のビタミン含有食品を与えると，薬物効果が減少する．例：ビタミン K（凝血促進作用）含有食品はワルファリン（血栓予防薬）の抗血液凝固作用を弱める

これらの現象は患者の食事献立作成に関する重要な情報を含んでいるので，本書の最も重要な項目として，第 7 章で詳細に述べる．

2.6 医薬品の有害作用

2.6.1 胎児に対する有害作用

(1) 障害発生の時期

脂溶性の強い催眠薬や性ホルモン剤は胎盤を通過して胎児に悪影響することがある．したがって，とくに妊婦への投薬には厳重な注意を払わねばならない．

表 2-10 は，胎児の発生分化の過程で起こりうる催奇形性や機能障害性について，妊娠の週齢に関係づけて示したものである．妊娠 4 〜 7 週までは，器官形成期，催奇形性絶対敏感期であるので，とくに注意を要する．中枢神経系や心臓の催奇形性は妊娠 5 週齢に発生しやすいので，催眠薬や抗てんかん薬のような中枢作用薬の使用は，この時期は避けたほうがよい．催奇形性発生感受性時期は全身的にみて妊娠 3 か月内にあり，妊娠 6 〜 38 週は機能障害に注意すべきである．妊娠末期（出産予定日 12 週以内）には，鎮痛解熱薬（アスピリンなどの非ステロイド性抗炎症薬）を使用すると胎児の動脈閉鎖を起こすリスクがある．アセトアミノフェンは比較的安全であるが，肝障害が報告されているので，肝機能低下患者には使用しない．

表 2-11 には胎児に有害な影響を及ぼす主な医薬品を示した．もちろん，妊娠中には医療機関でのケアは行われるが，捻挫や筋肉痛などに貼り薬として使用されるインドメタシンは，医療用医薬品に該当しない市販薬なので注意を要する．ビタミン A 剤は妊娠初期（3 か月）において，催奇形性（水頭症，口蓋裂など）を持ち，危険度はサリドマイドに匹敵する．食品からの摂取より，

表 2-10 胎児に奇形および機能障害を発生させやすい妊娠週

奇形発生部位	大きい先天異常発生時期 障害例	機能的欠損と小規模奇形の発生時期
中枢神経系	3〜16週 無脳症	20〜38週 高次機能発達障害
心臓	3〜6週 心房中隔，心室中隔欠損など	6〜8週
上肢	4〜6週 無肢症，サリドマイド胎芽病	7〜8週
眼	4〜8週 無眼球，虹彩部分の欠損	8〜38週 視力障害
下肢	4〜7週 無肢症	7〜8週
歯	6〜8週	9〜38週
口蓋	6〜9週 口蓋裂	9週
外性器	7〜9週 尿道下裂傷，半陰陽	9〜38週
耳	4〜9週 耳介欠損，先天性耳介瘻孔	9〜16週 聴力障害

表 2-11 胎児に影響を及ぼす薬物

薬物名	用途	影響
エトレチナート（ビタミンA剤）	角化異常治療薬	催奇形性
インドメタシン	抗炎症薬	動脈血管収縮，動脈血管開存症，腎不全
黄体ホルモン剤	避妊薬	女児胎児性器の男性化
クロルプロマジン	抗精神病薬	催奇形性
サルファ剤	抗菌薬	核黄疸（高ビリルビン血症）
ジエチルスチルベストロール	流産防止薬[*1]	女児が成人になってから膣癌の発症
チアマゾール	抗甲状腺薬	乳児の甲状腺機能低下
テトラサイクリン	抗生物質	胎児・新生児の歯芽・骨発育不全
ニフェジピン	抗狭心症薬	催奇形性
バルプロ酸	抗てんかん薬	両眼隔離，小顎症，耳介の形態異常
ヒダントイン	〃	小頭症，水頭症，口蓋裂，心奇形
モルヒネ	鎮痛薬	新生児呼吸抑制
ワルファリン	抗凝血薬	新生児出血傾向
〈その他〉		
エタノール	嗜好性飲料・消毒薬	低体重，小脳症，心奇形，小さい目

[*1] 現在は前立腺癌治療薬として使用

サプリメントからの摂取に問題がある．

なお，薬ではないがアルコール飲料は胎児への影響が大きいので，妊娠中は摂取しないほうがよい．

胎児における催奇形性の要因は，① 遺伝子異常（染色体異常など）が25〜30％，② 母体の疾患（アルコール依存症，糖尿病，フェニルケトン尿症，てんかんの薬物治療中など）が2〜3％，③ 子宮内感染症（梅毒，巨細胞封入体症），風疹，単純疱疹などが2〜3％，④ 多因子性自然発現異常が62〜69％，⑤ 薬物と環境化学物質が1％といわれている〔文献3〕．全出生児の外見上の異常発生率は約1％ということから，1万人に1人くらいの割合で薬物と環境化学物質による奇形が発生すると考えられる．しかし，実際に大きな社会問題になったのはサリドマイド薬害事件であった．これについては，(3) 項で詳しく述べる．

(2) 胎児危険度分類（Pregnancy category）

妊婦への投薬は総合的な判断を行う必要があり，できるだけ客観的かつ実用的なリスク評価基準が必要である．公的な胎児危険度分類は日本に存在しないため，実地診療では米国のFDA分類や，オーストラリアの分類などを参考にしていることが多い．国内では，虎ノ門病院が独自の基準を公表している．

① アメリカ合衆国FDA胎児危険度分類（2015年6月に廃止されたが，参考資料として掲載する）

〈カテゴリーA〉

適切な，かつ対照のある研究で，妊娠第1期（first trimester）の胎児に対するリスクがあることが証明されておらず，かつそれ以降についてもリスクの証拠がないもの．

〈カテゴリーB〉

動物実験では胎児に対するリスクが確認されていないが，妊婦に対する適切な，対照のある研究が存在しないもの．または，動物実験で有害な作用が確認されているが，妊婦による対照のある研究ではリスクの存在が確認されていないもの．

〈カテゴリーC〉

動物実験では胎児への有害作用が証明されていて，適切で対照のある妊婦への研究が存在しないもの．しかし，その薬物の潜在的な利益によって，潜在的なリスクがあるにもかかわらず妊婦への使用が正当化されることがありうる．

〈カテゴリーD〉

使用・市販後の調査，あるいはヒトを用いた研究によってヒト胎児のリスクを示唆する明らかなエビデンスがあるが，潜在的な利益によって，潜在的なリスクがあるにもかかわらず妊婦への使用が正当化されることがありうる．

〈カテゴリーX〉

動物・ヒトによる研究で明らかに胎児奇形を発生させる，かつ/または使用・市販による副作用の明らかなエビデンスがあり，いかなる場合でもその潜在的なリスクは，その薬物の妊婦に対する利用に伴う，潜在的な利益よりも大きい（事実上の禁忌である）．

② オーストラリアにおける基準（ADEC基準）

〈カテゴリーA〉

多くの妊婦と妊娠可能年齢の女性によって服用されており，それによって先天奇形の発症

率の上昇や，間接・直接の胎児に対する有害作用が確認されていない薬剤．

〈カテゴリー B1〉
　制限された人数だけの妊婦や妊娠可能年齢の女性によって服用されており，それによって先天奇形の発症率の上昇や，そのほかの直接・間接の有害作用が確認されていない薬物．動物実験では胎児傷害の増加を示すエビデンスが認められない．

〈カテゴリー B2〉
　制限された人数だけの妊婦や妊娠可能年齢の女性によって服用されており，それによって先天奇形の発症率の上昇や，そのほかの直接・間接の有害作用が確認されていない薬物．動物実験による研究結果は不適切なものしかないか，あるいは存在しないが，利用できる資料によれば胎児傷害の増加を示すエビデンスが認められない．

〈カテゴリー B3〉
　制限された人数だけの妊婦や妊娠可能年齢の女性によって服用されており，それによって先天奇形の発症率の上昇や，そのほかの直接・間接の有害作用が確認されていない薬物．動物実験では胎児傷害の増加が確認されているが，臨床的なその重要性は不明確である．

〈カテゴリー C〉
　医薬品としての作用によって，胎児や新生児に可逆的な傷害を与えるか，与える可能性がある薬物．奇形を発生させることはない．

〈カテゴリー D〉
　胎児の先天奇形の頻度を増加させ，回復不能の傷害を与える，ないし，その可能性が示唆されている薬物．（可逆的な）薬理学的副作用も伴っているかもしれない．

〈カテゴリー X〉
　胎児に恒久的な傷害を与える高いリスクがあり，妊婦および妊娠の可能性を伴う女性に投与してはならない薬剤（事実上の禁忌である）．

代表的な薬物のカテゴリー例：
- 解熱鎮痛剤
　　アセトアミノフェン（カロナール・アンヒバ）：アメリカ B，オーストラリア A
- 抗生物質
　　アモキシシリン（アモリン・パセトシン）：アメリカ B，オーストラリア A
　　アモキシシリン・クラブラン酸（オーグメンチン）：アメリカ B，オーストラリア B1
　　クラリスロマイシン（クラリス・クラリシッド）：アメリカ C，オーストラリア B3
　　ミノサイクリン（ミノマイシン）：アメリカ D，オーストラリア D
　　ドキシサイクリン（ビブラマイシン）：アメリカ D，オーストラリア D
- 抗結核薬
　　リファンピシン（リファジン）：アメリカ C，オーストラリア C
- ビタミン

イソトレチノイン（ビタミンA誘導体）：アメリカX，オーストラリアX
- 抗てんかん薬

    フェニトイン（アレビアチン）：アメリカD，オーストラリアD
- その他

    サリドマイド：アメリカX，オーストラリアX

    テオフィリン（テオドール，テオロング）：アメリカC，オーストラリアA

    ジアゼパム（セルシン，ホリゾン）：アメリカD，オーストラリアC

③ 薬剤の催奇形危険度評価（虎ノ門病院基準）

　虎ノ門病院基準は，薬剤危険度評価基準と服用時期の危険度評価を組み合わせて，総合的に評価している点に特徴がある（表2-12〜14）〔文献4〕．

$$薬剤危険度点数 \times 服用時期危険度点数 = 危険度総合点数$$

表2-12　薬剤危険度評価基準

評 価 条 件	薬剤危険度点数
●疫学調査で催奇形性との関連は認められていない，およびヒトでの催奇形を示唆する症例報告はない．および動物生殖試験は行われていないか，または催奇形性は認められていない． ●または食品としても使用されているもの，準ずるもの．	0
●疫学調査は行われていない，およびヒトでの催奇形を示唆する症例報告はない．および動物生殖試験で催奇形性は認められていないか行われていない． ●または局所に使用するものおよび漢方薬．	1
●疫学調査は行われていない，およびヒトでの催奇形性を示唆する症例報告はない．しかし動物生殖試験で催奇形の報告がある． ●十分な疫学調査はないがヒト症例シリーズ研究，あるいは複数の症例報告で催奇形との関連は見られていない．しかし，動物生殖試験で催奇形の報告がある．	2
●疫学調査で催奇形性との関連を示唆する報告と否定する報告がある．またヒト生殖に伴う奇形全般のベースラインリスク（2〜3％）については増加しないが，個別の奇形に関してリスクの増加が示唆されている（肯定も否定もある，または確定ではない）． ●疫学調査は行われていないが，ヒトで催奇児出産の症例報告がある，または奇形児出産の症例報告と健常児出産の症例報告があり評価が一定していない．	3
●疫学調査でヒト生殖に伴う奇形全般のベースラインリスク（2〜3％）が軽度増加するが大幅な増加ではない． ●疫学調査でヒト生殖に伴う奇形全般のベースラインリスクは増加しない，かつ特定の奇形に関してリスクの増加が認められている． ●催奇形症例報告，あるいは生殖試験・基礎研究の結果，ヒトにも催奇形性があると強く疑われている．	4
●疫学調査で催奇形性があると確定的に考えられている． ●または催奇形症例報告，あるいは生殖試験・基礎研究の結果，ヒトにも催奇形性があると確定的に考えられている．	5

林　昌洋, 佐藤孝道, 北川浩明（編集）：実践 妊娠と薬, 第2版, p.36, 2010年（じほう）

2.6 医薬品の有害作用

表 2-13 服用時期の危険度評価

最終月経開始日からの日数	時期	危険度点数
0～27日目	無影響期	0点
28～50日目	**絶対過敏期**	5点
51～84日目	相対過敏期	3点
85～112日目	比較過敏期	2点
113日～出産日まで	潜在過敏期	1点

林 昌洋, 佐藤孝道, 北川浩明 (編集)：実践 妊娠と薬, 第2版, p.39, 2010年（じほう）

表 2-14 総合点と標準的患者説明

総合点	患者への催奇形性に関する標準的説明
0～4	動物実験や疫学研究から，薬剤の胎児への催奇形性は，全く考えられない．胎児に奇形が起こる可能性は薬剤を服用しなかった場合と全く同じである．
5～10	動物実験や疫学研究から薬剤の胎児への催奇形性の可能性はほとんどない．ヒトでの使用経験が少ないので断定的なことは言えないが，胎児に奇形が起こる可能性は薬剤を服用しなかった場合と同じと考えてよい．
11～15	ヒトでの症例報告があったり，疫学調査で催奇形性を疑う研究結果があるなど，胎児リスクが増加する可能性が指摘されている．しかし，増加しないと考える根拠もあり，胎児に奇形が起こる可能性は薬剤を服用しなかった場合とほぼ同じと考えてよい．
16～20	疫学調査で催奇形性を疑う研究結果があるなど，胎児リスクが増加する可能性がある．胎児に奇形が起こる可能性は薬剤を服用しなかった場合と比べて少し増加する．
21～25	胎児に奇形が起こる可能性は，薬剤を服用しなかった場合と比較して明らかに増加する．

林 昌洋, 佐藤孝道, 北川浩明 (編集)：実践 妊娠と薬, 第2版, p.40, 2010年（じほう）

(3) 過去における胎児性薬害事例

① サリドマイド胎芽病（アザラシ肢症）の発生

西ドイツで開発された鎮静睡眠剤サリドマイドは，わが国では1958年頃より妊婦に悪阻（つわり）止めに使用された．サリドマイドには胎児の四肢（上腕など）奇形および聴覚障害を発生させる危険性があることについて，疫学統計調査を基にドイツのレンツ博士が警告した（1961年）．厚生省はこの警告を即座に信用せず，イギリスなど西欧諸国での発売停止措置に遅れること10か月後にやっと発売を停止した（1962年）．しかし，わが国の対応遅れは約309名に及ぶ被害児を発生させた．

② ジエチルスチルベストロール（DES：合成の黄体ホルモン）による子宮頸癌多発事例

1970年頃よりアメリカにおいて，流産防止薬として合成の女性ホルモン剤DESが使用されていた．しかし，胎児には一見して奇形などの外観的異常は見つからなかったが，出生女児が成人に達した頃，子宮頸癌や膣癌が多発した．障害が十数年後，母体ではなく胎児に発生するというまれな事例となった．

2.6.2 臓器特異性の障害を起こす薬物

薬物の副作用とは，治療を目的とした効果以外に現れる作用で，① 患者にとってそれほど差し障りがなく，投薬を止めれば消失するようなタイプと，② 患者にとって有害，かつ手当てをしなければならないような障害が発生するものがある．しかし，一般的には，これらが一時的であればあえて投薬される．また，重篤な障害の発生で使用が中止されることもある．ここでは，治療後に障害を残したり，手当ての必要なものの薬物事例を示す．

(1) 薬物の顕著な臓器特異性障害

薬物には治療効果を上げる作用のほかに，不必要で有害性を示す作用が付随する．このうち，特定の臓器に限って起こる障害を「臓器特異性の障害」とよんでいる．例えば，抗癌剤はほとんどのものが骨髄に作用して造血機能障害を起こす．アミノグリコシド系抗生物質であるストレプトマイシンは第8脳神経を傷害して難聴を来す．表2-15に典型的な薬物を示した．

表2-15 臓器特異性の障害を起こす薬物

臓器	薬物名	用途	障害（症状）
神経系	クロルプロマジン	抗精神病薬	パーキンソン症候群
	イソニアジド	抗結核薬	末梢神経炎（疼痛，しびれ，異常感）
	ペニシラミン	関節リウマチ治療薬	亜鉛欠乏（味覚障害）
内耳	フロセミド	利尿薬	聴覚神経障害（難聴，耳鳴り，平衡感覚障害）
	アミノグリコシド系抗生物質	抗生物質	
肺	ブレオマイシン	抗癌薬	肺線維症（呼吸困難，咳）
	アミオダロン	抗不整脈薬	
心臓	ドキソルビジン	抗癌薬	心筋障害（心不全，不整脈）
	ダウノルビシン	〃（急性白血病のみ）	
肝臓	アムホテリシンB	抗真菌薬	肝実質障害
腎臓	アミノグリコシド系抗生物質	抗生物質	腎臓（乏尿，浮腫）
骨格筋	スタチン系脂質異常症薬（HMG-CoA還元酵素阻害薬）	抗脂質異常症薬	横紋筋融解症（筋肉痛，赤褐色尿）
副腎皮質	糖質コルチコイド	抗炎症・免疫抑制薬	萎縮（分泌機能低下）
骨・歯	テトラサイクリン系抗生物質	抗生物質	発育不良（歯着色）
骨髄	各種抗癌薬	抗癌薬	造血機能障害（貧血）
乳房	シメチジン	胃腸潰瘍薬（H_2遮断性）	ホルモン異常（女性化乳房）
	スピロノラクトン	利尿薬（K保持性）	
免疫系	ペニシリン	抗生物質	アレルギー症状（アナフィラキシーショック）

(2) わが国における薬害訴訟事件

薬害とは，「医薬品の有害性に関する情報を，加害者側が（故意にせよ過失にせよ）軽視・無視した薬の不適切な使用の結果，社会的に引き起こされる人災的な健康被害」と定義される．加害者

側には，国（行政）や企業が含まれ，社会的要因が加わった重大な結果である．適切な対応を行っていれば，被害を最小限に止めることができたはずである．

① クロロキン薬害事件（1957〜65年）：抗マラリア剤として発売，クロロキン網膜症を発症した（被害者約1,000名，うち100名が訴訟）．

② サリドマイド薬害事件（1961年）：胎児障害で記述済み．

③ スモン薬害事件（1967〜68年：Subacute myelo-optico-neuropathy（亜急性脊髄視神経末梢神経症）の省略名がSMON）：合成抗菌薬として発売された整腸剤キノホルムにより視力障害（失明），運動機能障害，自律神経系障害（発汗，排尿），感覚麻痺などを発症し，訴訟事件となった（被害者7,561名，1991年に結審）．

④ 薬害エイズ事件（1983〜85年，AIDS：Acquired immuno-deficiency syndrome）：AIDS（後天性免疫不全症候群）は，HIV（Human immuno-deficiency virus）による感染症で，感染は性行為感染，血液媒介感染，母子感染である．日本では血友病患者に使用された血液凝固因子製剤がHIVにより汚染していて，全血友病患者の約4割にあたる1,800人がHIVに感染し，うち約600人以上がすでに死亡しているといわれる．

⑤ ソリブジン薬害事件（1987〜93年）：ヘルペスウイルスによって発症する帯状疱疹の治療にソリブジンが使用された．ソルブジンは腸内で代謝されブロモビニルウラシルになるが，この代謝物は抗癌薬の5-Fu（5-フルオロウラシル）の代謝酵素DPD（dihydropyrimidine dehydrogenase）と不可逆的に結合し，ソリブジンと5-Fuを併用された患者の5-Fuの血中濃度を高めて中毒を起こし，15名余が死亡した．

(3) 薬害の社会的要因

薬害の原因は多岐にわたるが，薬害多発の社会的要因として，国の薬事行政の矛盾（大企業追随，安全性軽視，天下りなど製薬企業との癒着），安全性を軽視・無視した製薬企業の利益追求，大量生産・大量消費政策，医療従事者の認識不足（副作用情報の活用を怠るなど）があげられる．

2.6.3 医薬品副作用被害救済制度

医薬品の副作用により患者が入院や死亡した際，救済給付を行う制度である．2002年，法律第192号，独立行政法人医薬品医療機器総合機構法に基づいて公式に制定されている．

救済制度は，病院や診療所において投薬，またはそこで出された処方箋により処方された医薬品，ならびに処方箋なしで購入できる一般用（OTC）医薬品を適正に使用したにもかかわらず，重篤な副作用を起こし，その結果入院が必要になったり，後遺症が残ったり，死亡などの健康被害を受けた場合，その人を救済するための制度である．

文　献

1) 江戸清人, 金谷節子監訳, Horst Wunderer 著：Arzneimittel richtig einnehmen Wechselwirkungen zwischen Medikamenten und Nahrung, 医薬品と飲食物の相互作用—正しい医薬品の服用方法—, じほう（2002）
〔本文献を参考にした箇所：p.6-7〕
〔本文献の主旨から引用し作成した図およびその解説：第2章（図2-7）〕
2) 森本雍憲　他：新しい図解薬剤学, 改訂第3版, p.365, 367, 379, 南山堂（2003）
3) 塩野　寛, 梅津征夫編著：ヒト先天異常アトラス, p.27, 新興医学出版社（1989）
4) 林　昌洋, 佐藤孝道, 北川浩明編集：実践 妊娠と薬, 第2版, p36, 39, 40, じほう（2010）

第3章 主な治療薬の概要

　この章では，すべての疾病の治療薬についてではなく，食生活と薬という立場から，高血圧症および心疾患治療薬，抗癌薬，抗菌薬，胃腸潰瘍薬，精神神経用薬，脂質異常症治療薬，抗アレルギー薬，糖尿病治療薬，消炎鎮痛薬，骨粗鬆症薬について概要を解説する．なお，主剤となる薬物の吸収および安定性などの改善のため加えられた，プロドラッグとして化学成分の付加処置に関する医薬品の包括名称は使用せず，主剤となる部分の名称で表現することとした（例：オセルタミビルクエン酸塩は単にオセルタミビルと，また硫酸ストレプトマイシンは単にストレプトマイシンと表現する）．また，生物学的半減期（$T_{1/2}$：半減期）は，原則として特に記載のないかぎり時間単位で表す．さらに，実生活に合わせて，医薬品名によく販売される商品名の1つを選んで添え書きした（商品名が明確でない医薬品は添え書きしなかった）．

　医薬品の進歩は著しいので，最新の情報は各医薬品の添付文書（インターネットで入手可能なものが多い）を参照してほしい．また，治療薬のハンドブックの新刊が毎年1月に発行される．本章末の参考文献を参照してほしい．

3.1 高血圧症および心疾患治療薬

3.1.1 高血圧患者概要

　わが国の医療費は厚生労働省統計によると2015年度は41.5兆円に上り，薬価ベースで7.9兆円とある．民間の研究機関・日本総合研究所の論評では，政府の統計は処方箋で施薬された薬剤および調剤費（出来高払い）が主で，診療に使用された薬剤費（包括払い）と，国民が自己負担した一般用医薬品購入費は加算されていない．2014年では降圧剤を含む循環器用薬が1兆3,531億円と最大市場で，次いで抗癌剤8,523億円，代謝領域薬8,305億円となっている．2016年の厚労省のデータによると，高血圧の患者数はおよそ1,011万人である．

　高血圧患者の降圧目標は，130/80 mmHgとされている．症状は血圧によってⅠ度高血圧（140-159/90-99 mmHg），Ⅱ度高血圧（160-179/100-109 mmHg），Ⅲ度高血圧（180/110 mmHg以上）に分けられる．

　高血圧は食生活とも密接なつながりのある生活習慣病の中核をなすものである（「成人病」は加齢につれて罹るリスクが増える病気をいう）．腎臓障害，内分泌異常で起こるものを除いた原因不明の場合を本態性高血圧とよび，80〜90%の高血圧の患者が該当する．

　高血圧によるリスクは，動脈硬化，脳卒中（脳梗塞，脳出血，くも膜下出血），心臓病（心肥大，狭

心症，心筋梗塞，心不全），腎臓病（腎硬化症，腎不全）があげられる．

3.1.2　抗高血圧薬（降圧薬）

血圧の調節機構は大変複雑であり，心臓・循環器系（交感神経抑制・血管拡張），腎臓（尿量調節），腎臓-末梢血管系（レニン-アンギオテンシン系，カリクレイン-ブラジキニン系），下垂体後葉-副腎皮質系（バソプレシン-アルドステロンのホルモン系）などの機能を血圧低下に誘導する医薬品が選ばれる．

塩分と血圧の関係については未知の部分もあるが，塩分（ナトリウム）を過剰摂取すると血液の浸透圧を一定に保つために血液中の水分が増えるため，結果的に体内を循環する血液量を増やす．このため，末梢血管壁にかかる抵抗が高くなり，血圧を上げてしまうと考えられている．

日本において使用頻度が高い治療薬の順は，Ca拮抗薬，ARB，ACE阻害薬，利尿薬，抗アルドステロン薬，β遮断薬，α_1遮断薬，中枢性交感神経抑制薬となっている．

(1) 血管拡張薬

・カルシウム拮抗薬

　筋収縮に必要なCa^{2+}の細胞内への流入を遮断し，血管を拡張させ血圧を下げる．降圧薬第一選択薬の1つである．柑橘類で代謝が抑制され，効果が増強されるので注意する．

　第1世代：ニフェジピン（$T_{1/2}$：1，アダラート），ジルチアゼム（$T_{1/2}$：3〜5，ヘルベッサー），ニカルジピン（$T_{1/2}$：1.5，ペルジピン）

　第2世代：ベニジピン（$T_{1/2}$：1.7，コニール），シルニジピン（$T_{1/2}$：1，アテレック）

　第3世代：アムロジピン（$T_{1/2}$：37，ノルバスク），アゼルニジピン（$T_{1/2}$：1.3，カルブロック）

　すべての世代薬中でアムロジピンは食事による影響が少なく，半減期が37時間と長いので最も汎用されている．

(2) レニン-アンギオテンシン系抑制薬

降圧薬第一選択薬の1つである．

レニン-アンギオテンシン（アンジオテンシン）系血圧上昇機構を図3-1に示した．肝臓で生産され血中に分泌されたアンギオテンシノーゲンが，レニン（腎臓の傍糸球体で生産分泌）によりアンギ

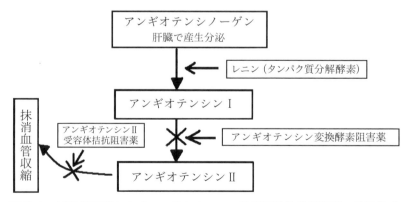

図3-1　ACE阻害薬およびアンギオテンシンⅡ受容体拮抗阻害薬の作用様式

オテンシンⅠに変換される．次いで，アンギオテンシン変換酵素（肺の血管内皮細胞や近位尿細管より分泌）によりアンギオテンシンⅡに変換され，アンギオテンシンⅡが，末梢血管の受容体に働いて血管を収縮させ血圧を上げる．アンギオテンシンⅡの産生を阻害するか，働きを阻害することにより，血圧上昇を防ぐ．

・アンギオテンシン変換酵素阻害薬（ACE 阻害薬）

エナラプリル（$T_{1/2}$：14，レニベース），イミダプリル（$T_{1/2}$：8，タナトリル），ペリンドプリル（$T_{1/2}$：57，コバシル），テモカプリル（$T_{1/2}$：20，エースコール），カプトプリル（$T_{1/2}$：0.4，カプトリル）

アンギオテンシンⅠからⅡへの変換を抑制するとともに，腎臓の血圧低下作用を担うカリクレイン-ブラジキニン機構のブラジキニンを分解する酵素（血圧低下を抑える）も阻害して血圧上昇を抑制する．これらは，2011年販売実績の多い順に示した．慢性病であるので，飲み忘れを防ぐには，持続時間の長いものは服薬間隔が長くなるので都合がよい．

〔副作用〕から咳を発症することがある．

・アンギオテンシンⅡ受容体拮抗薬（ARB）

2011年販売実績の多いものは順次以下のようであり，末梢血管のアンギオテンシンⅡ受容体に対するアンタゴニスト（拮抗薬）である．

カンデサルタン（$T_{1/2}$：2.2〜9.5，ブロプレス），バルサルタン（$T_{1/2}$：4，ディオバン），オルメサルタン（$T_{1/2}$：10，オルメテック），テルミサルタン（$T_{1/2}$：20，ミカルディス），ロサルタン（$T_{1/2}$：2，ニューロタン），イルベサルタン（$T_{1/2}$：10，アバプロ）

(3) 利 尿 薬

利尿薬は循環血量を減少させ，また血管に作用して血圧を下げる．腎臓における尿の生成は，糸球体→近位尿細管（再吸収）→ヘンレループ（再吸収）→遠位尿細管（再吸収）→集合管（再吸収）→尿の順に行われるが，これらの再吸収機構を刺激して尿を増量し，循環血を減少させる．現在は，わが国では第一選択薬ではなく，第一次併用薬として使用される．アメリカでは第一選択薬として使用されている．

・チアジド系利尿薬

ヒドロクロロチアジド：軽度の高血圧に有効（遠位尿細管に作用し Na^+，Cl^- および水分の再吸収を抑制する．食塩摂取量の多い場合や軽度の高血圧に有効である）．

・ループ利尿薬

フロセミド（ラシックス）：中等度以上の高血圧・浮腫に有効（ヘンレループに作用して尿量を増やす）．

〔有害作用〕低カリウム血症を起こしやすい（カリウムの補給が必要）．

・カリウム保持性利尿薬

チアジド系利尿薬およびループ利尿薬は K^+ の排出が増し，K^+ 欠乏を起こしやすいが，その欠点を改善する長所がある．

トリアムテレン（トリテレン）：原尿の最終調節部位である集合管におけるNa^+，Cl^-および水分の再吸収を抑制し，尿量を増す．

(4) 抗アルドステロン薬

エプレレノン（セララ），スピロノラクトン（アルダクトンA）：副腎皮質ホルモンである鉱質コルチコイドのアルドステロン受容体に拮抗し，集合管におけるNa^+，Cl^-および水分の再吸収を抑制し，尿量を増す．最近，スピロノラクトン系新薬としてエプレレノンの使用が増加した．本薬物はスピロノラクトンの副作用である女性ホルモン作用（男性：女性化乳房，女性：月経異常）がほとんどみられないという長所がある．

(5) 交感神経抑制薬

中枢性に交感神経機能を促進または抑制して血圧を下げる．作用部位（受容体）によって分類される．第一選択薬ではなく，併用薬である．

- α_2 刺激薬（促進）

  クロニジン（カタプレス），メチルドパ（アルドメット）：中枢神経のα_2受容体に作用し，末梢でのノルアドレナリンの遊離を抑制し，心拍出量や血管抵抗を下げる．昔ながらの降圧薬で近年ではあまり頻繁には使用されない．特徴的な副作用として，眠気（運転時注意）と口渇感がある．

- α_1 遮断薬（抑制）第二次併用薬

  プラゾシン（ミニペレス），ブナゾシン（デンタトール）：容量血管の拡張および全末梢血管の抵抗を下げる．

- β 遮断薬（抑制）第一次併用薬

  プロプラノロール（インデラル）：β_1とβ_2を遮断し，心収縮力と心拍数の抑制による拍出量の低下，腎臓から血圧上昇物質レニンの分泌抑制，中枢神経活動抑制をする．

  ビソプロロール（メインテート），アテノロール（テノーミン）：これらはβ_1のみ遮断作用のある薬物で，心筋の興奮を抑制し拍出量を下げることにより血圧を低下させ，不整脈の治療にも使用されている．

- $\alpha \cdot \beta$ 遮断薬（抑制）

  カルベジロール（アーチスト），ラベタロール（トランデート）：血管の拡張および拍出量の抑制をする．最近はカルベジロールが汎用されている．

3.1.3 心疾患治療薬

心疾患としては，心臓のポンプ機能低下で起こる全身の循環血不足（心不全），および静脈還流血が減少して組織に血管内液が浸出して浮腫が生ずるうっ血性心不全，冠状動脈の血行障害などによる狭心症，脈拍のリズムが乱れる不整脈（心筋梗塞を含む）などがあげられる．

(1) 強心薬

心筋の収縮力を高め，全身への血液供給量を増加させる．昇圧薬である．

- ジギタリス製剤

    慢性心不全の治療に有用である．ジギタリス中毒といわれる副作用があるので注意する．

    ジゴキシン（ジゴシン）：うっ血性心不全，心房細動および粗動，発作性上室性頻脈などに適用される．

    〔有害作用〕消化器症状（悪心，嘔吐，食欲不振），神経症状（めまい，頭痛）

- カテコラミン（β_1作用薬）

    急性および慢性心不全の急性増悪の治療に不可欠な治療薬である．

    ドブタミン（ドブトレックス），ドパミン（イノバン），アドレナリン（ボスミン，エピペン）：心筋細胞のcAMPを増加させ，心筋の収縮活性を高める．

- カテコラミン系

    作用機序は様々である．

    デノパミン（カルグート），フェニレフリン（ネオシネジン）

(2) 抗狭心症薬

狭心症は心筋への酸素供給量が一時的に欠乏して発症する．胸骨下や上腹部の締めつけられるような痛みを伴う．冠状動脈の血行障害（動脈硬化，内腔狭さく，アテローム）などで起こる．

- 発作寛解薬物（硝酸薬）

    硝酸イソソルビド（ニトロール），ニトログリセリン（ニトロダーム）：冠状動脈の拡張による酸素供給の増加と，体静脈の拡張により心臓へ還流する（戻ってくる）静脈を拡張させて心臓の負担を軽減させる．

    〔服薬上の注意〕肝臓における初回通過効果が高いので，舌下錠や皮膚貼付薬などが使用される．

- 発作予防薬

    カルシウム拮抗薬（抗高血圧薬と共通に施薬される場合がある）

    ベラパミル（ワソラン），ニフェジピン（アダラート），ジルチアゼム（ヘルベッサー）：心筋，冠状動脈，末梢血管へのカルシウムイオンの流入を抑制し，血管の収縮および心筋の収縮力を抑制する（酸素要求量の低減）．

- β遮断薬（前述の交感神経抑制薬の項と共通）

    プロプラノロール（インデラル），ピンドロール（カルビスケン）：アドレナリンβ作用の抑制により，心筋の機能抑制によって酸素要求量を低下させる．

- 冠状動脈保護薬

    ニコラジル（シグマート）：冠動脈狭窄治療で行われる冠動脈拡張手術（PCI）の際に，虚血している心筋が壊死しないように保護する薬（虚血プレコンディショニング効果薬）．

(3) 抗不整脈薬

不整脈は大別して徐脈と頻脈に分けられる．

- ナトリウムチャンネル遮断薬

心筋へのナトリウム流入を抑制し，興奮性を低下させる．

キニジン（キニジン）：心房粗動・細動，上室性頻脈，心室性期外収縮，心室頻拍に有効．キニーネの鏡像異性体である．

〔有害作用〕めまい，頭痛，耳鳴り（キニーネ中毒症状），心機能抑制，消化器症状などがある．

プロカインアミド（アミサリン）：上室性・心室性不整脈，ジギタリス中毒に適用される．

〔有害作用〕静脈内投与で低血圧，可逆性の全身性エリテマトーデス型薬疹を起こすことがある．

リドカイン（キシロカイン）：心筋梗塞時の虚血性，心室性不整脈に有効である．局所麻酔薬としても使用される．

ジソピラミド（リスモダン）：心房性，心室性不整脈に有効．

・β遮断薬（前述の交感神経抑制薬の項と共通）

プロプラノロール（インデラル），メトプロロール（セロケン）：心筋梗塞の予後に用いる．

・カリウムチャンネル遮断薬（K^+保持性）

アミオダロン（アンカロン）：心室性，上室性不整脈に有効である．

・カルシウム拮抗薬

ベラパミル（ワソラン）：経口投与，注射薬も可能．

〔有害作用〕徐脈，房室ブロック（房から室への心筋興奮伝導の抑制），心不全などがある．

3.1.4 抗血液凝固薬（抗血栓薬）

抗血液凝固薬は，心臓・血管などの手術後に生じやすい静脈血栓，特発性の血栓静脈炎および末梢動脈の血栓症を予防・治療する際などに用いられる．抗血栓療法は，抗血小板療法，抗凝固療法，血栓溶解療法に分類される．動脈血栓症には抗血小板薬，静脈血栓症には抗凝固薬が投与される．抗血液凝固薬の重大な副作用は出血である．

(1) 血液凝固のメカニズム

血液凝固は13段階の過程で行われ，各々の段階で種々の因子が複雑に関係して進行する．その中から薬理学的に必要な個所を選んで概略を示す．反応の全行程は大別して第1相から第3相に3区分される．

第1相：体内で何かの障害で（感染症や炎症，動脈硬化など）血管が損傷したとき（内因性），あるいは外傷で血管が損傷を受けたとき（外因性）に血小板が破損部位に凝集する．その時点から血液凝固機構が始動する．したがって，凝血が起こらないようにするには（出血が続くことになる），血小板の凝集を抑制すればよい．凝集した血小板からは血小板因子が出て，そこにCa^{2+}（第IV因子）および第X因子が加わり，これらの3因子が共同作用して次の第2相に進む．ここでCa^{2+}をブロックすれば凝血は抑制される．（生体内ではCa^{2+}は他の生理機能に重要な無機成分であって，ブロックはできない．）

第2相：肝臓で生産され血液中に出た第Ⅱ因子であるプロトロンビンは，第1相の3因子と，さらに第Ⅴ因子の作用で活性型のトロンビンに転換され第3相に進む．この段階を止めるには，肝臓からのプロトロンビン生産を抑制すればよい（第8章図8-1参照）．

第3相：肝臓からは血液凝固の主素材となる可溶性グロブリンの一種であるフィブリノゲンが生産されて血液中に放出される．フィブリノゲンはCa^{2+}の存在で第2相のトロンビンの作用によって不溶性のフィブリン（線維）に変化して凝血が起こる．この線維が血球を取り込んでゼリー状に固まったものが血栓（血餅）であり，心筋梗塞や脳梗塞の原因となる．

線溶系について：第3相の反応で一旦できた血栓は，血管の修復が完結すると血液中のプラスミノゲンが活性化されてプラスミンとなり，フィブリンを加水分解して溶かす．プラスミノゲン活性化因子は，血管内皮細胞，尿，唾液，涙液中に存在し，子宮壁や肺にも存在する．プラスミノゲン活性化因子は，血栓治療薬として実用化されている．

(2) 血小板凝集阻害薬（抗血小板薬）

・バイアスピリン（商品名）：多用量の解熱鎮痛作用を期待する場合のアスピリンと区別するための呼び方で，1日150mg以下の少量服用で血小板凝集阻害効果を期待する場合に限る呼び方である．なお，アスピリンは妊娠末期（出産予定日12週以内）の妊婦では禁忌である．また，小児では肝障害が認められるほか，ライ症候群（本章3.14.5 1）のアスピリンを参照）との因果関係が疑われている．

〔アスピリンジレンマ〕　アスピリンの投与量が多量の場合は血栓形成抑制効果が減弱され，少量の場合は増強される現象をいう．アスピリンの抗血小板凝集能は以下の①および②の機能に関係している．基本的作用は，障害や炎症を被った細胞膜から離脱したアラキドン酸からプロスタグランジンやトロンボキサン生成に必要なシクロオキシゲナーゼ（COX）を，アスピリンが阻害することにある（後出，図3-5参照）．

①血小板中のCOX-1がアラキドン酸に働いてトロンボキサンA_2（TXA_2）を産生する．TXA_2には血小板凝集作用があり，血液凝固を促進する．1日150mg以下の少量のアスピリンでTXA_2の産生が抑制されるため，血液凝固が阻害され血栓ができにくくなり，止血が遅くなる．

②血管内皮細胞のCOX-1が働いてプロスタグランジンI_2（PGI_2）の産生を促す．PGI_2は血小板凝集抑制作用を有する．解熱鎮痛効果を発揮する2～3gの多量服用では，PGI_2の産生も抑制され，血小板凝集抑制作用が弱くなり，血液が凝固しやすくなる．

・その他の凝集阻害薬

経口薬：クロピドグレル（プラビックス），シロスタゾール（プレタール），サルポグレラート（アンプラーグ），チクロピジン（パナルジン），リマプロスト アルファデックス（血管保護プロスタグランジンE_1製剤，糖尿病合併症血栓治療薬でもある，オパルモン），ベラプロスト（プロサイリン）など．

（3） 抗血液凝固薬（トロンビン抑制関連薬）

・経口薬

ワルファリン（ワーファリン）：心臓手術後の血栓防止，脳梗塞防止に汎用されている．肝臓におけるプロトロンビンの生産に必要なビタミンKに拮抗して肝臓のプロトロンビンの生成を抑制する．ワルファリンの効果は併用薬物や食事に影響を受けやすい．食事中のビタミンKはワルファリンの効果を減弱する（納豆やクロレラ食品など）．ワルファリンは催奇形性がある．

ダビガトラン（プラザキサ）：アンチトロンビン作用があり，血液中のフィブリノゲンがフィブリンになるのを抑制する．ビタミンKとの拮抗関係なし．

エドキサバン（リクシアナ）：第X因子阻害によるトロンビン抑制作用がある．術後血栓発症防止に用いる．

・注射薬

ヘパリン（静注，ヘパリン）：肝臓・肺から抽出した抗凝固薬で，多糖類の硫酸エステルでヘパリンとして実用化されている．播種性血管内凝固症候群の治療に用いる．

トロンボモデュリンアルファ（点滴，リコモジュリン）：トロンビンで活性化したプロテインCが活性化第V因子および活性化第Ⅷ因子を不活することにより，トロンビン産生を抑制する．汎発性血管内血液凝固症（DIC）の治療に用いられる．

フォンダパリヌクス（皮下注，アリクストラ）：トロンビン産生阻害作用があり，静脈血栓塞（下肢整形外科手術患者の予後）治療に用いる．

エノキサパリン（皮下注，クレキサン）：アンチトロンビンⅢを促進して第Xa，第Ⅱaを阻害し，トロンビン作用を抑制する．静脈血栓塞治療に用いる．

（4） 血栓溶解薬

高齢化が進み，心筋梗塞，脳卒中，動脈硬化，動脈・静脈血栓などの循環器疾患が急激に増加している．血栓発症では，薬物による血栓の溶解が有力な治療法である．

ウロキナーゼ（注射薬，ウロキナーゼ）：血液中でプラスミノゲンをプラスミンに転化させて，血栓のフィブリンを溶解する．出血を起こしやすく，血栓溶解作用は弱い．

（5） その他の医薬品

クエン酸ナトリウム（チトラミン）：輸血用血液凝血防止剤として4〜7％を血液に溶解して凝血を防ぐ．クエン酸がCa^{2+}イオンと結合して凝血を防止する．

ロミプロスチム（皮下注，ロミプレート）：血小板増強剤として血小板減少症に使用される．

（6） 止血薬

カルバゾクロムスルホン酸（アドナ）：血管の透過性亢進を抑制し，血管の抵抗性を強化する．

トラネキサム酸（トランサミン）：抗プラスミン作用があり出血を抑える．

3.2 抗癌薬

　長寿化とともに「癌」は国民の死亡原因の第1位（約30％）となった．抗癌薬は，それだけで完全治癒を望めるものはほとんど見当たらないが，日進月歩で開発が進められている．外科療法の困難な患者に，放射線療法などと抗癌薬投与を併用する方法がとられる．抗癌薬の最大の欠点は，癌細胞の増殖ばかりでなく，患者の健康な細胞の増殖も抑制してしまうことである．そのため，細胞分裂の活発な造血機能を抑制することによる貧血と，加えて強い吐き気，嘔吐を起こさせる副作用があり，食生活を妨げて体力の消耗を伴う．白血球の減少による日和見感染もある．感染防止と体力回復のため，休薬期間を設けて断続的かつ長期に施薬しなければならない．長期投与は薬剤耐性を生み出す原因となることも大きな問題である．また，抗癌薬には毒性があるので，治療に際しては，危険性，有害事象の情報および治療コストの説明と同意が必要である．治療したために寿命が短縮されることもあり得る．

3.2.1 発癌機構

　DNA（遺伝子本体）は薬品，紫外線やウイルスによって損傷される．DNAの損傷は，細胞分裂時に起こりやすいと考えられている．DNAが損傷されると細胞は修復を試みる．多くの場合は修復に成功するが，修復に失敗すると細胞は死ぬか，あるいは修復を間違えると細胞は突然変異し，変異した一部の細胞が癌細胞となる．癌細胞は元々自分の細胞である．制御が効かないため，無限に増殖しようとするのである．

　腫瘍と癌の違いは，次のように説明される．腫瘍は皮膚が固くなって盛り上がっているなど，周囲の組織とは異なる特徴をもっている．はれもの，おでき，ポリープ，イボなども腫瘍に分類される．腫瘍は良性腫瘍と悪性腫瘍に分けられ，生命の危険を脅かす悪性腫瘍が一般に癌とよばれている．悪性腫瘍は，正常な他の細胞より異常に早いスピードで成長・増殖するため，他の細胞は栄養や酸素が不足する．さらに，急増した癌細胞は周囲を圧迫し正常組織内に入り込んでしまい，その結果，体力や免疫力が低下してくる．

3.2.2 抗癌薬はどうして効くか

　抗癌薬は癌細胞の増殖を阻止する作用のある薬物であるが，正常細胞との区別が困難となっている．投薬に際しては，細胞増殖に必要な核酸，タンパク質の合成を阻止することのできる薬物が選ばれる．癌細胞の分裂には周期（数種の細胞内生化学的活動期の段階的周期）があり，その周期を認識して投薬した方が有効な場合がある．

(1) 細胞周期（ステージ）

　　i)　G_0期：分裂休止期
　　ii)　G_1期：DNAの合成に必要な酵素の合成期
　　iii) S期：DNAの複製期

iv) G_2 期：有糸分裂のための細胞成分の合成期

v) M 期：有糸分裂期

これらは i) → ii) → iii) → iv) → v) → i) →……というように繰り返し回転し，各ステージに合った薬物が使用される．

(2) 癌細胞分裂周期と医薬品

細胞周期からみると，抗癌薬には 2 つのタイプがある．

細胞周期特異的薬：癌細胞分裂周期の特定の時期に効率よく増殖を抑える．

S 期：代謝拮抗薬，G_2 期：ブレオマイシン，G_2〜M 期：植物アルカロイドなどで，分裂の盛んな癌細胞に有効である（例：白血病）．

細胞周期非特異的薬：細胞分裂が緩やかな癌細胞に効果がある．

アルキル化薬，シスプラチンおよびニムスチンなどで，どの細胞にも有効である（胃癌などの固形癌）．

3.2.3 抗 癌 薬

(1) アルキル化薬

DNA 自体に結合しアルキル化（炭化水素の鎖を付加）して，DNA の複製を阻止する．取り扱いに注意し，調剤時は閉鎖式器具を使用する．

- シクロホスファミド（エンドキサン）：多発性骨髄腫，悪性リンパ腫，乳癌，急性白血病，真性多血症，肺癌，神経腫瘍，骨腫瘍などに使用する（以上内服薬）．

　　〔有害作用〕骨髄抑制（造血機能障害），重症感染症合併例に投与不可．

- ブスルファン（マブリン）：慢性骨髄性白血病（CML）に使用する．

　　〔有害作用〕骨髄抑制，肺線維症．

- ニムスチン（ニドラン）：脳腫瘍（血液脳関門の透過性が高く，中枢へ投薬が可能である），消化器癌．

　　〔有害作用〕骨髄抑制．

- ベンダムスチン（トレアキシン）：難治性低悪性度 B 細胞性ホジキンリンパ腫の治療に用いられる．

　　〔有害作用〕骨髄抑制，感染症，間質性肺炎．

(2) 代謝拮抗薬

RNA や DNA の生合成を阻害する．薬物が RNA や DNA の材料となる葉酸，プリン，ピリミジン塩基に類似した構造のため，間違って細胞反応に取り込まれる．

- メトトレキサート（メソトレキセート）：葉酸代謝拮抗薬．白血病，絨毛性疾患に有効である（細胞周期 S 期に作用する．他の抗癌薬と併用される）．

　　〔有害作用〕骨髄抑制，肝・腎機能障害．

- フルオロウラシル（5-FU）：ピリミジン代謝拮抗薬．消化器癌，乳癌，子宮癌に使用する．

　　〔有害作用〕骨髄抑制，出血性腸炎，間質性肺炎，肝・腎機能障害．

- ペメトレキセド（注射薬，アリムタ）：葉酸代謝拮抗薬．メトトレキサートや 5-FU 単独投与よりも DNA 代謝阻害範囲が広い．悪性胸膜中皮腫，アスベスト肺癌に有効である．
  〔有害作用〕骨髄抑制，感染症，間質性肺炎，腎機能障害．
- メルカプトプリン（ロイケリン）：プリン代謝拮抗薬．急性白血病，慢性骨髄性白血病に有効である．
  〔有害作用〕骨髄抑制．
- シタラビン，Ara-C（キロサイド）：ピリミジン代謝拮抗薬．急性白血病，膀胱腫瘍に有効である．
  〔有害作用〕骨髄抑制，感染症合併．
- ゲムシタビン（ジェムザール）：ピリミジン代謝拮抗薬．非小細胞肺癌，膵臓癌，胆道癌に有効である．
  〔有害作用〕骨髄抑制，間質性肺炎，腎不全．
- テガフール・ウラシル（ユーエフティ）：ピリミジン代謝拮抗薬．抗悪性腫瘍治療の寛解（完治ではなく一時的な回復状態のこと）薬に用いる．
  〔有害作用〕骨髄抑制，重篤な肝障害（劇症肝炎）．
- カペシタビン（ゼローダ）：ピリミジン代謝拮抗薬．再発乳癌，結腸癌手術補助薬として使われる．
  〔有害作用〕脱水症状，肝障害，腎障害，骨髄抑制．
- アザシチジン（ビダーザ）：骨髄異形成症候群治療に用いられる．
- ドキシフルリジン（フルツロン）：ピリミジン代謝拮抗薬．胃癌，結腸・直腸癌，乳癌，子宮頸癌，膀胱癌など悪性腫瘍に有効である．フルオロウラシルの前駆体（プロドラッグ）．
  〔有害作用〕脱水症状，急性腎不全，骨髄抑制，重篤な腸炎．
- ホリナート（ユーゼル），レボホリナート（アソボリン）：メトトレキサート抗癌治療時の毒性軽減およびテガフール・ウラシルの治療効果増強剤として併用する．

(3) 抗生物質

主に DNA の二重鎖に入り込み，DNA や RNA の合成を抑える．腫瘍細胞に選択性がある．

- ブレオマイシン（ブレオ）：皮膚癌，頭頸部癌，肺癌，子宮頸癌，悪性リンパ腫，神経膠腫，甲状腺癌に有効である（G_2 期に作用する）．
  〔有害作用〕間質性肺炎，肺線維症．
- アクチノマイシン D（コメスゲン）：ウィルムス腫瘍，絨毛上皮腫に有効である（細胞周期非特異的）．
  〔有害作用〕骨髄抑制．
- ドキソルビシン（別名：アドレアマイシン）（アドリアシン）：悪性リンパ腫，肺癌，消化器癌，乳癌，骨肉腫，膀胱腫瘍に有効である（S 期と G_2 期に特異的に作用する）．
  〔有害作用〕心筋障害，骨髄抑制．

- ダウノルビシン（ダウノマイシン）：急性白血病に有効である．
  〔有害作用〕心筋障害，骨髄抑制．
- マイトマイシンC（マイトマイシンS）：慢性リンパ性および骨髄性白血病，悪性腫瘍に使用する．
  〔有害作用〕骨髄抑制，溶血性尿毒症症候群．

(4) 植物由来抗癌薬
- アルカロイド
  ビンクリスチン（オンコビン）：白血病，悪性リンパ腫，小児腫瘍，多発性骨髄腫に有効である（細胞分裂時の紡錘体機能を阻止する）．
  〔有害作用〕末梢神経障害，骨髄抑制．
  イリノテカン（カンプト）：肺癌，乳癌，子宮頸癌，卵巣癌，胃癌，結腸・直腸癌などに有効（Ⅰ型DNAトポイソメラーゼ阻害による癌細胞増殖抑制作用を有す）．
  ゾレドロン酸（ゾメタ）：骨吸収阻害作用による多発性骨髄腫，悪性腫瘍による高カルシウム血症抑制（癌治療補助薬）．
  〔有害作用〕急性腎不全，間質性腎炎．
- 非アルカロイド
  エトポシド（ラステット）：悪性リンパ腫，肺小胞細胞癌に有効である（S期後半～G_2期細胞に作用する）．WHO必須医薬品．
  〔有害作用〕骨髄抑制，間質性肺炎．
  パクリタキセル（タキソール）：進行性卵巣癌，転移性乳癌に有効である（細胞の有糸分裂における細胞の微小管の機能を傷害する）．
  〔有害作用〕過敏性反応（呼吸困難，蕁麻疹，低血圧症），骨髄抑制，末梢神経障害．
  ドセタキセル（タキソテール）：胃癌，頭頸部癌，乳癌，卵巣癌，前立腺癌に有効である（細胞の有糸分裂における細胞の微小管の機能を傷害する）．
  〔有害作用〕骨髄抑制，過敏性反応，肝機能障害．

(5) ホルモン療法薬（性ホルモンおよび性ホルモン拮抗薬）
ホルモン受容体の拮抗薬や，男女に逆の性ホルモンが使用される．
- ゴセレリン（ゾラデックス）：前立腺癌，閉経前乳癌．視床下部から放出される下垂体刺激ホルモン放出ホルモン（LH-RH）は下垂体の受容体に作用し，下垂体から黄体形成ホルモン（LH）を分泌させ，男性では精巣からテストステロン（Ts），女性では卵巣からエストロゲン（Es）を分泌させる．本薬物はLH-RHより10倍強力な分泌刺激作用があり，連続投与すると，初めはTsおよびEsの分泌が高まるが，やがて下垂体のLH-RHの脱感作が起き，受容体感受性が低下してTsおよびEsの分泌が減る．そのため男性はホルモン依存性の前立腺癌，また女性は乳癌の進行を抑制することができる．
  〔有害作用〕アナフィラキシー，肝機能障害．

- リュープロレリン（リュープリン）：本薬物も前記同様の理由で，性ホルモン依存性癌の抑制に用いられる．

  〔有害作用〕間質性肺炎，アナフィラキシー，肝機能障害．
- タモキシフェン（ノルバデックス）：乳癌に有効である（エストロゲンと拮抗する）．

  〔有害作用〕血栓症，性器出血，子宮体癌．
- フルタミド（オダイン）：前立腺癌に有効である（アンドロゲン受容体に結合する）．

  〔有害作用〕重篤な肝障害，間質性肺炎．
- ビカルタミド（カソデックス）：前立腺癌細胞の T_S 受容体を遮断して癌細胞の増殖を抑える．

  〔有害作用〕重篤な肝障害，間質性肺炎．
- アナストロゾール（アリミデックス），レトロゾール（フェマーラ），エキセメスタン（アロマシン）：閉経後の女性ホルモンの E_S はアロマターゼにより供給されるが，これらの薬物はこの酵素を阻害することで E_S 依存性の閉経後乳癌を治療する．

(6) その他

- シスプラチン（プリプラチン）：種々の悪性腫瘍に有効である（白金製剤：DNAに作用して複製を防ぐ）．

  〔有害作用〕腎毒性が強い．嘔吐が強い（オンダンセトロンなどの $5\text{-}HT_3$ の受容体拮抗薬の使用が必要である）．なお，白金製剤には改良型のオキサリプラチン（エルプラット），カルボプラチン（パラプラチン），ミリプラチン（ミリプラ）がある．
- L-アスパラギナーゼ（ロイナーゼ）：急性白血病，悪性リンパ腫に有効である（血液中のアスパラギン酸を栄養源とする腫瘍細胞に対して，アスパラギン酸を分解して補給源を断つ）．
- インターフェロンアルファ（スミフェロン）：腎癌，多発性骨髄腫，慢性骨髄性白血病に有効である（腫瘍細胞に対する免疫作用の増強効果）．

  〔有害作用〕間質性肺炎，抑うつ，自殺企画，不眠，不安，焦燥感．
- 分子標的治療薬

  モノクローナル抗体：癌の表面にある特異的抗原に対する抗体を用いる．

  トラスツズマブ（ハーセプチン）：HER2過剰発現乳癌，胃癌に有効である（単一の抗体により癌細胞に対する免疫性を増強する）．

  〔有害作用〕うっ血性心不全．

  リツキシマブ（リツキサン）：非ホジキンリンパ腫に有効である（B細胞の表面抗体で，正常および悪性のB細胞を枯渇させる）．

  〔有害作用〕アナフィラキシー，低血圧症，気管支痙攣，血管浮腫．

  ベバシズマブ（アバスチン），パニツムマブ（ベクティビックス），セツキシマブ（アービタックス）：結腸，直腸癌に有効である．

  ニボルマブ（オプジーボ）：悪性黒色腫，非小細胞肺癌，腎細胞癌．ヒト型抗ヒトPD-1モノクローナル抗体医薬品．免疫チェックポイント阻害薬．癌免疫を活性化し，リンパ球

による癌への攻撃を促進する.
　　〔有害作用〕間質性肺炎, 肝機能障害.
　　イピリムマブ（ヤーボイ）：悪性黒色腫. 細胞傷害性 T リンパ球抗原 4 (CTLA-4) に結合して CTL に対する抑制性のシグナルを遮断し, 抗腫瘍免疫活性を増強する.

・シグナル伝達阻害薬

　　チロシンキナーゼ阻害剤：上皮成長因子受容体チロシンキナーゼ阻害薬（癌細胞の表面にある, 上皮増殖因子の活動に必要な上皮成長因子受容体チロシンキナーゼを阻害して, 癌細胞の増殖を抑制する）の開発は目覚ましく, 新薬への実用化が促進されている.

　　ゲフィチニブ（イレッサ）：非小細胞肺癌に有効である.
　　〔有害作用〕急性肺障害, 間質性肺炎.
　　イマチニブ（グリベック）：骨髄性白血病の治療に使用される.
　　〔有害作用〕骨髄抑制, 出血.
　　ソラフェニブ（ネクサバール）：腎細胞癌, 肝細胞癌, 甲状腺癌.
　　〔有害作用〕手足症候群, 肝機能障害, 出血.
　　エルロチニブ（タルセバ）：非小細胞肺癌, 膵癌の治療に有効である.
　　〔有害作用〕間質性肺疾患, 肝機能障害.
　　ダサチニブ（スプリセル）：骨髄性白血病の治療に使用される.
　　〔有害作用〕骨髄抑制, 出血.
　　スニチニブ（スーテント）：マルチキナーゼ阻害薬. 運転注意.
　　ニロチニブ（タシグナ）：慢性骨髄性白血病に適用される. 運転禁止.
　　ラパチニブ（タイケルブ）：チロシンキナーゼ阻害薬.

・その他の, 細胞内器官を標的とする阻害薬

　　ボルテゾミブ（ベルケイド）：骨髄腫細胞内のプロテアソーム（タンパク質分解酵素をもつ器官）を阻害し, 腫瘍細胞の増殖を抑える.
　　レナリドミド（レブラミド）：多発性骨髄腫に有効で, 腫瘍細胞が増殖のために必要とする栄養血管の増殖を抑える. サリドマイド誘導体. 毒薬. 運転禁止.
　　エベロリムス（アフィニトール）, テムシロリムス（トーリセル）：転移性腎癌に有効で, 腎癌細胞内のエムトールタンパク体（mTOR：細胞表面から送られてくる細胞増殖に関するシグナルを内部に伝え, 細胞増殖を円滑にする器官）に作用して, これを阻害する.

3.3　抗感染症薬（抗菌薬）

3.3.1　抗生物質と合成抗菌剤

　抗感染症薬が対象とする病原体は, グラム陽性菌, グラム陰性菌, 結核菌, マイコプラズマ, クラミジア, リケッチアである. 細菌に対する抗感染症薬は, ペニシリンを代表とするカビなど

の産生する抗生物質と，化学的に合成される合成抗菌剤に大別される．現在，この両者を合わせて抗菌薬ともいう．

(1) 抗生物質

イギリスのアレキサンダー・フレミング（1881～1955年）らが，青カビから細菌の発育を抑制する物質ペニシリンを発見した（1940年）．これが細菌感染症の治療に有効であることにヒントを得て，他の多くの微生物の産生物質も細菌感染症治療に有効であることが次々と発見され，放線菌の仲間からは，不治の病とされていた結核に対しても有効なストレプトマイシン抗結核薬が発見された．こうした，微生物が産生し感染症治療に使用される薬物に，使用上の便宜のため若干の化学的修飾を加えたものも含めて抗生物質と呼んでいる．

(2) 化学療法と合成抗菌剤

ドイツの科学者パウル・エールリッヒ（1854～1915年）は梅毒に有効なヒ素製剤サルバルサン酸を合成し（1910年），化学的合成による抗菌物質開発の先駆者となった．その後サルファ剤（1933年）やニューキノロン剤，抗ウイルス剤など，合成の抗感染症薬が次々と開発された．

3.3.2 抗感染症薬に関連する用語

- 抗菌スペクトル

  どれだけの種類の細菌の抑制に有効かという範囲をいう．臨床では重要な事項である．

- 狭域スペクトル

  ごく限られた範囲の細菌にのみ有効な場合をいう．

  例：イソニアジド（イスコチン，抗結核薬としてのみ有効．結核菌にのみ有効である）

- 広域スペクトル

  非常に多くの細菌に抗菌力を有する場合をいう．

  例：テトラサイクリン（アクロマイシン），クロラムフェニコール（クロロマイセチン）

- 日和見感染

  健康な動物では感染症を起こさないような病原体（弱毒微生物・非病原微生物・平素無害菌）が原因で発症する感染症である．広域スペクトルの抗菌薬の投与では，正常な細菌叢（腸内細菌のような無害な常在する細菌）へも影響する．通常は常在菌の共存で増殖が抑制されている細菌が，常在菌による競合抑制が失われると，増殖して感染症を引き起こすことをいう（菌交代症の発生）．広域スペクトルを有する抗菌薬の長期使用によって，この薬物に耐性のある菌のみが増殖する結果である．

3.3.3 細菌に対する抗感染症薬と作用の仕組み

ここでは，細菌の細胞に対する抗感染症薬の作用の概略を説明する．図3-2に，作用の仕組みを示した．

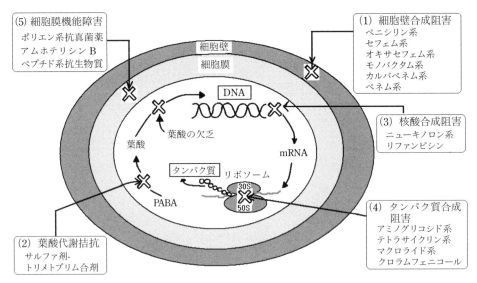

図 3-2　抗感染症薬の作用の仕組み

(1) 細胞壁の合成阻害薬

　細菌は原核細胞であり細胞壁をもつが，動物細胞は真核細胞であり細胞壁をもたない．細菌には細胞膜の外側にペプチドグリカンという糖タンパク質を主成分とする細胞壁があり，高い内圧を維持している．この細胞壁合成を阻害すると細菌は破裂を招く．

　β-ラクタム系抗生物質は，分子の中にβ-ラクタムという特殊な構造を有するものをいう．この種の薬物には①ペニシリン系（β-ラクタム環に二重結合を含む5員環が隣接）および②セフェム系（β-ラクタム環に二重結合を含む6員環が隣接）がある．ヒトの細胞膜には無作用である．

①　ペニシリン系

- ベンジルペニシリン（ペニシリンGカリウム）：酸に弱いため経口投与では吸収されない．グラム陽性球菌（連鎖球菌），肺炎球菌，淋菌，梅毒．
〔有害作用〕ペニシリンアレルギー（アナフィラキシー）．

- アンピシリン（ビクシリン）：広範囲ペニシリン．ブドウ球菌，連鎖球菌，肺炎球菌，淋菌，梅毒．

- ピペラシリン（ペントシリン）：ブドウ球菌，連鎖球菌，肺炎球菌，肺炎桿菌，緑膿菌．
　　緑膿菌：緑膿菌は，地球上の環境中に広く分布している代表的な常在菌の1つである．健常なヒトに感染しても症状が出ることはほとんどない毒性の低い細菌である．しかし，免疫力の低下した者が感染すると，日和見感染症の1つである緑膿菌感染症の原因となる．発症した場合，緑膿菌のもつ薬剤耐性のために薬剤による治療が困難であることも多い．院内感染により発症することがあり，多剤耐性緑膿菌感染症も出現しており，医学上の問題になっている．緑膿菌敗血症では致死率は約80％に上る．

② セフェム系

開発世代と抗菌スペクトルから4世代に分けられる．

第一世代：ペニシリナーゼに抵抗性をもたせたもので，変形菌，大腸菌，クレブシラ肺炎桿菌に有効である．

　　　　　セファクロル（ケフラール），セファレキシン（ケフレックス），セファロチン（コアキシン），セファゾリン（セファメジンα）

第二世代：第一世代より抗菌スペクトルを広げたもの．グラム陰性菌に抗菌力が増した．

　　　　　セフォチアムヘキセチル（パンスポリンT），セフロキシムアキセチル（オラセフ）

第三世代：グラム陽性菌に対しては連鎖球菌を除いて抗菌力を示さない．グラム陰性菌に対して強い抗菌力を示し，緑膿菌にも有効である．

　　　　　セフタジジム（モダシン），セフィキシム（セフスパン），セフトリアキソン（ロセフィン），セフカペンピボキシル（フロモックス），セフジニル（セフゾン），セフジトレンピボキシル（メイクアウトMS）

第四世代：黄色ブドウ球菌などのグラム陽性菌に抗菌力を示し，緑膿菌を含むグラム陰性菌まで極めて広い抗菌力を示す．

　　　　　セフェピム（マキシピーム），セフォゾプラン（ファーストシン）

③ その他のβ-ラクタム系

・モノバクタム系：緑膿菌，腸内細菌などグラム陰性菌に対してのみ有効である．グラム陽性菌には無効である．アズトレオナム（アザクタム）

・カルバペネム系：グラム陽性菌，グラム陰性菌，嫌気性菌に対して強い抗菌活性を示す．

　　メロペネム（メロペン），トリペネム（フィニバックス），デビペネム（オラペネム）

④ その他

・グリコペプチド系：メチシリン耐性黄色ブドウ球菌（MRSA）に有効なので，むやみに投薬しない．

　　バンコマイシン（塩酸バンコマイシン），テイコプラニン（タゴシッド）

　　〔有害作用〕聴覚毒性，腎毒性が強い．

・ホスホマイシン（ホスミシン）：細胞壁合成初期阻害．広域抗菌スペクトル．

・ポリオキシンB（ポリオキシンB）：細胞膜機能障害．グラム陰性桿菌，とくに緑膿菌に活性．

・ダプトマイシン（キュビジン）：MRSA以外にも主なグラム陽性菌に高い活性．

(2) 葉酸代謝拮抗薬

細菌は自身で葉酸を合成するが，動物は葉酸を食物から摂取し利用する．サルファ剤の主要な化学構造は，細菌の葉酸合成に必須の栄養素であるパラアミノ安息香酸（PABA）と構造が類似している．そのため葉酸の合成酵素が誤ってサルファ剤と結合し，葉酸の合成が抑制される．葉酸は核酸（DNAやRNA）の合成に必要な酵素の一部であり，葉酸の不足は結果として核酸合成を抑えて細菌の増殖抑制につながる．その結果，細菌に対して選択的毒性を示す．

・サルファ剤：スルファジメトキシン（アプシード），スルファメトキサゾール・トリメトピリム合剤（バクトラミン）

(3) 核酸合成阻害薬
・キノロン系：ナリジクス酸（ウイントマイロン）
・ニューキノロン系：レボフロキサシン（クラビット），ガレノキサシン（ジェニナック），ノルフロキサシン（バクシダール），モキシフロキサシン（アベロックス），シプロフロキサシン（シプロキサン），オフロキサシン（タリビッド，眼科），トスフロキサシン（オゼックス，呼吸器病原菌に強い活性，小児に適用）．
・リファンピシン（リファジン）：抗結核薬．RNAの合成開始を阻害する．

(4) タンパク質合成阻害薬
・アミノグリコシド系：タンパク質合成の初期段階を阻害する．殺菌作用がきわめて速く，濃度依存的である．
 ストレプトマイシン（ストレプトマイシン），カナマイシン（カナマイシン），ゲンタマイシン（ゲンタシン），アルベカシン（ハベカシン）
 〔共通有害作用〕腎機能障害，第8脳神経障害（めまい，難聴，耳鳴り）
・テトラサイクリン系：タンパク質合成の初期段階を阻害する．殺菌作用は弱く，静菌的である．
 ミノサイクリン（ミノマイシン），ドキシサイクリン（ビブラマイシン）
 〔共通有害作用〕肝，腎障害．大量投与で胎児や乳児の骨や歯に蓄積し，発育を妨げる．
・マクロライド系：タンパク質合成の終期段階を阻害する．殺菌作用は弱く，静菌的である．
 エリスロマイシン（エリスロマイシン），クラリスロマイシン（クラリス），アジスロマイシン（ジスロマク），ジョサマイシン（ジョサマイシン）
・クロラムフェニコール系：タンパク質合成の終期段階を阻害する．殺菌作用は弱く，静菌的である．
 クロラムフェニコール（クロロマイセチン）：造血幹細胞への影響が強く現れるので，腸チフス，パラチフスのみに使用される．
・オキサゾリジノン系：抗MRSA作用，抗VRE作用，抗PRSP作用が強い．経口での吸収率が高い．
 リネゾリド（ザイボックス）：グラム陽性菌にのみ抗菌活性がある．チラミン含有食品の過剰摂取は避ける．

3.3.4 抗菌薬の薬物動態に関する用語（MIC，MPC，MSW，PAE）

MIC（最小発育阻止濃度）とは，「細菌の増殖を抑制するために必要な最小の薬物濃度」を指す．ところが，MIC以上に血中濃度を保っていたとしても生き残る菌が存在する（耐性菌）．
耐性菌の出現を抑えるためには確実に殺菌を行わなければならない．そのため，MICよりさ

らに高い MPC（変異株出現阻止濃度）にまで濃度を上げる必要がある．MIC 以上 MPC 以下の濃度では，耐性菌が生まれる可能性があり，この濃度領域を MSW（耐性菌選択濃度域）とよぶ．次に，PAE（持続効果）とは，「MIC の値より低い濃度になっても抗菌薬の作用が持続する作用」を指す．一度抗菌薬に触れたことにより，この抗菌薬の濃度がゼロになったとしても菌の増殖を抑える作用が残っているのである．

抗菌薬は時間依存性に効果を示すものと，濃度依存性のものとが存在する．時間依存性タイプは，血中濃度が最小発育阻止濃度（MIC）を上回っている時間（T/MIC）が多いほど薬効が強くなるタイプである．濃度依存性タイプは，抗菌薬の血中濃度（C_{max}）が高いほど殺菌作用が強くなるタイプである．さらに PAE を考慮すると，次の 3 種の投与方法がある．

i) 時間依存性抗菌作用＋短い PAE：少量を連続的に投与する
ペニシリン系，セファロスポリン系，カルバペネム系，クリンダマイシン

ii) 時間依存性抗菌作用＋長い PAE：PAE を考慮し，投与間隔をとる
アジスロマイシン，クラリスロマイシン，テトラサイクリン，バンコマイシン

iii) 濃度依存性抗菌薬 ＋ 長い PAE：1 回で大量に投与する
フルオロキノロン（ニューキノロン）系，アミノグリコシド系

例：ニューキノロン系
ガレノキサシン（ジェニナック錠），モキシフロキサシン（アベロックス錠）
レボフロキサシン（クラビット錠，細粒）⇒ 1 日 1 回 500 mg の服用

3.3.5 PK/PD 理論

PK/PD 理論（PK/PD Theory）とは，薬物動態学（Pharmacokinetics, PK, 薬がどれだけ体内に存在しているか）と薬力学（Pharmacodynamics, PD, 薬がどれだけその部位で作用しているか）の組み合わせにより薬物の作用を解析することである．

抗菌薬の薬効発現予測には血中濃度だけでは不十分であり，菌側の感受性や薬物の感染組織移行性についても加味して検討する必要性が出てきた．そこで PK/PD 理論により，抗菌薬のより有効かつ安全な投与方法を設計することが可能となった．

例えば，これまで 1 日複数回投与だったニューキノロン系抗菌薬であるレボフロキサシン（クラビット）が，2009 年より 1 日 1 回に用法が変わった．つまり，今までの用法で 1 日 3 回投与を行った場合，血中濃度は 1 日に 3 回上下を繰り返すわけであり，MSW を通過する時間も長くなるため耐性菌が出現しやすくなってしまう．そこで考案された 1 日 1 回投与法は，MSW 通過時間（Time inside MSW）も減少するうえ，高い C_{max}（最高血中濃度）も得ることができるため，より有用な投与法なのである．

3.3.6　薬剤耐性と院内感染
(1)　薬剤耐性
　抗菌薬を連続投与することにより，細菌がその薬物に感受性を示さなくなり，抗菌力が低下することをいう．例をあげると，ペニシリンGはブドウ球菌の70％が耐性を獲得しているが，そのメカニズムは多様である．
- 薬物を分解する酵素（ペニシリンを分解するペニシリナーゼ）の産生性獲得．
- 薬物が作用する標的部分の構造を変化させ，薬物に対する感受性を失う．
- 細胞への薬物の透過性に抵抗する性質を獲得する．

(2)　交差耐性
　先に第2章でも述べたが，ヒトに対する薬物耐性（第2章2.4.4 (7)）は，微生物（細菌）の側でも発現し，化学的に類似する同系統の抗菌薬に共通の耐性を獲得する．

(3)　院内感染
　高度医療術を実施している病院（輸液療法，免疫療法，人工臓器，臓器移植手術，救急医療，重症熱傷など）で発生しやすい．多剤抗生物質の投与で患者の体内に広域耐性菌が発生し，その患者と接触する関係者にも感染を広げる．このような，複数の抗菌薬が効かない多剤耐性菌による感染を「院内感染」という．感染しても症状の出ない者が他人に感染させることも大きな問題である．今のところ，主に以下の5系統の菌が知られている．

　　i)　メチシリン耐性黄色ブドウ球菌（MRSA：Methicillin-resistant *Staphylococcus aureus*）

　　ii)　バンコマイシン耐性腸球菌（VRE：Vancomycin-resistant enterococci）

　　iii)　多剤耐性結核菌（MDR-TB：Multidrung-resistant tuberculosis）

　　iv)　多剤耐性緑膿菌（MDRP：Multidrug-resistant *Pseudomonas aeruginosa*）

　　v)　ペニシリン耐性肺炎球菌（PRSP：Penicillin-resistant *Streptococcus pneumoniae*）

　これらの耐性菌に対して有効な薬物は種類が少ないので，むやみに抗菌薬を投薬しないようにバンコマイシン（バンコマイシン），アルベカシン（ハベカシン），テイコプラニン（タゴシッド），リネゾリド（ザイボックス），ダプトマイシン（キュビシン），モキシフロキサシン（アベロックス），ガレノキサシン（ジェニナック）などが管理されている．

3.4　抗真菌薬

　細胞膜機能障害薬：真菌の細胞膜に微細な孔をあけ，細胞膜の透過性を高めて細胞成分を漏出させたり，細胞膜の合成を抑えたりする．
- アムホテリシンB（ファンギゾン）：ほとんどすべての真菌症に有効．消化管でのカンジダにも有効である．
　〔副作用〕発熱，悪寒，腎障害，肝障害を起こしやすい．
- フルシトシン（アンコチル）：真菌による呼吸器感染症，髄膜炎に有効である．

〔留意点〕妊婦に投与しないこと．

- ミコナゾール（フロリード）：カンジダ，クリプトコッカス，アスペルギルスによる呼吸器・尿路感染症，髄膜炎に有効である．

  〔留意点〕アナフィラキシーに注意する．

- フルコナゾール（ジフルカン）：AIDS の合併真菌症，カンジダ，クリプトコッカス，アスペルギルス髄膜炎に有効である．

- イトラコナゾール（イトリゾール）：カンジダ，クリプトコッカス，アスペルギルス真菌症に有効である．

- グリセオフルビン（グシェルビン）：2008 年 12 月に生産中止となり，現在は販売されていない．

3.5 抗ウイルス薬

ウイルスは，それのみでは増殖することができないので，増殖するのに都合のよい宿主細胞に選択的に寄生して増殖する．増殖は，①細胞への吸着，②侵入，③脱殻，④遺伝子複製，⑤転写（増殖に必要な酵素タンパク質，コアタンパク質などの情報），⑥翻訳，⑦タンパク質の合成と修飾，⑧ウイルス粒子の組み立て，⑨出芽（宿主細胞から脱出準備），⑩放出，の段階を経る．これらの過程を薬物で抑制（図 3-3 中の×印）することにより抗ウイルス効果を発揮する．

現在使用されている抗ウイルス剤は，抗 HIV 薬，抗ヘルペス薬，抗インフルエンザ薬，ウイ

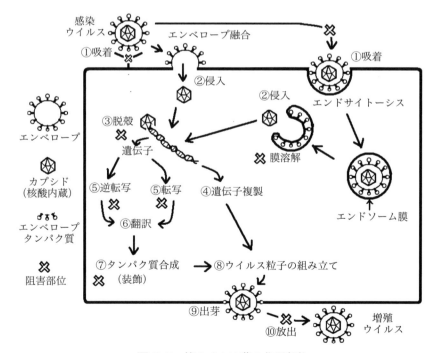

図 3-3　抗ウイルス薬の作用部位

ルス性肝炎治療薬である．ウイルス本体を殺すのではなく，増殖を抑える効果が主体である．

3.5.1　抗ヒト免疫不全ウイルス感染症薬（抗 HIV 感染症薬）

　ヒト免疫不全ウイルス（Human Immunodeficiency Virus, HIV）感染症は，進行性の細胞性免疫不全およびウイルス血症に伴う直接的病変や非 AIDS 関連疾患の発症である．感染後は，急性感染症状に続いて潜伏期間（5〜10年，無症候性キャリア期）を経て，日和見感染が出現すると後天性免疫不全症候群（AIDS）となる．治療には多剤併用療法が行われる．

・ヌクレオシド系逆転写酵素阻害系薬

　HIV はレトロウイルスに属し（＋RNA 型），逆転写により DNA を合成して増殖する．この逆転写酵素を阻害することにより増殖を抑制する（図3-3の⑤）．

　　ジドブジン（アジドチミジン（AZT）と同一物）（レトロビル）：初期に開発されたもので，妊娠の中期・後期の安全性が確認されている唯一の薬．

　　エムトリシタビン（エムトリバ）：合剤として使用される．

　　ラミブジン（エピビル）：合剤として使用される．

　　〔有害作用〕骨髄機能抑制，膵炎，肝障害，うっ血性心不全，痙攣など．

・非ヌクレオシド系逆転写酵素阻害系薬

　　エファビレンツ（ストックリン）：現在，主剤の1つになっている．

・HIV プロテアーゼ（タンパク質分解酵素）阻害薬

　宿主に作らせた HIV の前駆体タンパク質をウイルスの増殖に都合のよい形に修飾する役目をもつプロテアーゼを阻害し（図3-3の⑦），ウイルスは修飾タンパク質を利用できなくなって増殖が阻害される．

　　アタザナビル（レイアタッツ）：リトナビル併用が原則．

　　リトナビル（ノービア）：他の抗 HIV 薬と併用．

・インテグラーゼ阻害系薬

　　抗 HIV 効果に優れているが，必ず他の抗 HIV 薬を併用する．

　　ドルテグラビル（テビケイ），ラルテグラビル（アイセントレス）

3.5.2　抗単純ヘルペスウイルスおよび水痘・帯状疱疹ウイルス感染症薬

　単純疱疹と帯状疱疹は同じではない．原因となるウイルスが異なる．単純疱疹は単純ヘルペスウイルス，帯状疱疹は水痘・帯状疱疹ウイルスが原因となる．症状は，痛み・痒みを伴う水ぶくれが発生し，治療後も再発する．症状がよく似ているため診断が難しく，ウイルス検査を必要とする．水痘・帯状疱疹ウイルスは水ぼうそうの原因ウイルスでもある．このウイルスは感染後，体内に一生住み着き，免疫力が低下すると帯状疱疹を起こす．帯状疱疹は帯状疱疹後神経痛という後遺症が残ることがある．水痘・帯状疱疹ウイルスは感染力が非常に強いウイルスで，空気感染することもある．新生児に感染すると先天性水痘症候群や新生児水痘を発症し，死亡率が20

～30％となり危険である．妊娠前にワクチンを打っておくことが望ましい．下記の薬剤はこれらの病原ウイルスのDNA合成を抑制することにより増殖を阻害する．

- アシクロビル（ゾビラックス），ビダラビン（アラセナ-A），ホスカルネット（ホスカビル）

3.5.3 抗インフルエンザウイルス感染症薬

インフルエンザは，感染した場合，約1～3日の潜伏期間後に発症する．発症後約1～3日で，突然の38℃以上の高熱や全身倦怠感，食欲不振などの全身症状が強く現れる．やや遅れて，咳やのどの痛み，鼻水などの呼吸器症状が現れ，腰痛や悪心（吐き気）などの消化器症状を訴えることもある．通常は10日前後で症状が落ち着き，治癒するが，高熱時の脱水症状や異常行動，呼吸困難（肺炎の併発）に対処する必要がある．流行性感冒あるいは流感ともいわれる．インフルエンザにはA型，B型，C型の3種類があり，湿度が低下すると流行しやすくなる．飛沫感染と接触感染があるが，感染防止はマスクより手指消毒が有効である．マスクは患者からのウイルス飛沫拡散を防ぐのに有効である．

治療薬はなく，ワクチン接種は感染予防より重症化防止を目的としている．ワクチンの効果が出るには2週間程度は必要といわれている．抗ウイルス薬は発症後の早期投与（2日以内）が重要で，症状持続期間を1～1.5日短縮する効果がある．回復には，暖かい場所で空気の乾燥に気をつけ，安静にして水分を十分に摂る．解熱薬は，熱が高く苦しい場合のみに使用する．解熱薬は対症療法であり，小児に対する安易な投与は脳症を発症する場合がある（市販の総合感冒薬は効果がなく危険である）．解熱薬使用は，回復を1～2日遅らせることが知られている．

- オセルタミビル（タミフル）：A型，B型に有効．内服薬．10歳以上の未成年者には投与しない．1日2回，5日間服用．宿主細胞内で増殖したウイルスが，細胞から放出されるときにノイラミニダーゼという酵素で細胞膜を通過できるようにするが，この酵素を阻害する（図3-3の⑨～⑩出芽放出抑制）．
- ザナミビル（リレンザ）：A型，B型に有効．吸入剤であり，吸入可能な5歳以上が適応．1日2回，5日間吸入．
- ラニナビル（イナビル）：A型，B型に有効．吸入剤であり，小児にも適応．単回の吸入で完結するので使用しやすい．
- ペラミビル（ラピアクタ）：A型，B型に有効．点滴静注．経口投与，吸入投与ができない場合に使用．
- バロキサビル マルボキシル（ゾフルーザ）：A型，B型に有効．2018年2月承認．わが国開発による新薬で，1回の投与で治療可能である．ウイルスの増殖に必要なタンパク質合成情報を宿主遺伝子解析機構に伝える，ウイルス中の「キャップ依存性エンドヌクレアーゼ」を阻害する．

3.5.4 抗B型，C型肝炎ウイルス感染症薬

　肝炎とは，肝臓が炎症を起こし，それによって細胞が壊れてしまう病気である．肝臓細胞は壊され続けるとその部分が硬くなり，肝臓の働きが徐々に悪くなる．そして肝臓の炎症が6か月以上続いた状態が「慢性肝炎」である．慢性肝炎になり炎症がさらに長期化すると，肝硬変，肝癌になりやすくなる．

　慢性肝炎の原因には，ウイルスの感染，薬の服用，アルコールの過剰摂取，肥満などがある．その90％は，肝炎ウイルスの感染によるものである．肝炎ウイルスにはA型，B型，C型，D型，E型がある．日本では慢性肝炎のうち，B型肝炎ウイルス（HBV）によるB型慢性肝炎が15〜20％，C型肝炎ウイルス（HCV）によるC型慢性肝炎が約70％を占めている．B型慢性肝炎は母子感染，C型慢性肝炎は血液感染であり，40歳以上の日本人では集団予防接種における注射針の使い回しが原因となっている．

1）　抗B型肝炎薬

　自己判断による内服中断は肝炎悪化の危険性がある．本剤治療終了後，肝炎の急性増悪が報告されている．投与終了後，数か月間は注意深い診察を必要とする．また，長期内服に伴う耐性ウイルスの出現から肝炎が悪化する可能性があり，定期採血が必要である．

・エンテカビル（バラクルード）：核酸アナログ製剤である．耐性ウイルスの出現率は低い．
・ラミブジン（ゼフィックス）：核酸アナログ製剤である．耐性ウイルスの出現が問題となることがある．
・テノホビル（テノゼット）：核酸アナログ製剤である．ラミブジンと比べて耐性出現が少ない．

2）　抗C型肝炎薬

　ウイルス肝炎の原因ウイルスが解明され始めたのは1970年代で，これまで，B型，A型，D型，E型，C型，G型，TT型の順に発見されている．輸血で起きた非A非B肝炎は，D型以後の肝炎ウイルスが発見される前のことで，A型またはB型でない原因不明の肝炎という意味であった．当時は，輸血肝炎の原因として，B型肝炎ウイルス陽性の献血用血液が挙げられ，汚染血は輸血用から除外された．以後，なお発生する輸血肝炎があり，その95％が非A非B肝炎と言われ，その後の検査技術の向上で，非A非B肝炎の大部分がC型肝炎ウイルス（HCV）によることが分かった．1989年に，全国の日赤血液センターにHCV検査が導入され，HCV汚染血液は排除されて来た．

　1997年よりインターフェロンアルファ（INFα；$T_{1/2}$：9.6，スミフェロン，週3回皮下または筋肉注射）による治療が行われるようになり，次いでINFα原体にポチエチレングリコールを結合させたペグインターフェロンアルファ-2a（PegINFα-2a；$T_{1/2}$：33，ペガシス，週1回皮下注射）とペグインターフェロンアルファ-2b（PegINFα-2b；$T_{1/2}$：51，ペグイントロン，週1回皮下注射）が開発使用された．この2薬は体内に注射後，原体部分（INFα）が徐放的に体内に拡散するので半減期（33および51時間）が長い．さらに，PegINFα注射とHCV増殖時に作用するRNAポリメラーゼの阻害薬リバビリン（レベトール）の服用による併用治療法が開発された．しかし，HCVの

血中陰性化率は50％程度にとどまり，食欲不振，うつ症状，注射部位の損傷などの副作用もあり，現在ではINFを用いたHCV肝炎治療は行われていない．

この10年間にC型肝炎の内服治療剤が多種開発され，新薬を内服するだけで患者の血中のHCV陰性化が達成された．以下にその主な薬剤例を当該の薬品の添付書より紹介する．

- ジメンシー配合錠（販売期間：2017.2〜2018.12）：アスプレナビル（HCV複製時のNS3プロテアーゼ阻害），ダクラタスビル（HCV複製の調製機能を行うタンパク質NS5A複合体形成阻害）およびベクラブビル（HCV複製時のRNAポリメラーゼNS5B阻害）との合剤でウイルス・ジェノタイプ1に有効であった．
- エプクルーサ配合錠（2019.12承認）：ソホスブビル〔HCV複製に必要なRNA合成機能を担う非構造タンパク質であるRNAポリメラーゼ（NS5B）の作用阻害〕とベルパタスビル〔HCV複製とウイルス粒子の会合に必要な非構造タンパク質（NS5A）の作用阻害〕の合剤で，これにリバビリンの12週併用服用で，ウイルス・ジェノタイプ1ではHCV陰性率は95.1％，ジェノタイプ2では88.9％と記述されている．
- ハーボニー配合錠（2015.9承認）：レディパスビル（NS5A複合体形成阻害）とソホスブビル（HCVの非構造タンパク質NS5AB依存性RNAポリメラーゼ阻害）の併用でHCV複製を抑制する．HCVジェノタイプ1aと1bに有効で，98％のHCV陰性率を得た．
- ヴィキラックス配合錠（2015.12承認）：パリタプレビル（NS3阻害薬），オムビタスビル（NS5A阻害）およびリトナビル（阻害作用増強）の混合製剤で，効果はハーボニーと同等である．
- マヴィレット配合錠（2017.11承認）：グレカプレビル（HCV遺伝子にコードされる複合タンパク質のプロセシングおよびHCV複製に必要なNS3/4Aプロテアーゼを阻害）およびピブレンタスビル（HCV複製に必要なNS5Aを阻害）合剤で，ジェノタイプ1および2に対し上記2剤同様に有効である．

3.6 消化器に作用する医薬品

厚生労働省によれば，胃潰瘍の1987年の患者数は61万3,000人であったが，2011年には35万5,000人に減少した．十二指腸潰瘍の1987年の患者数は23万7,000人であったが，2011年には4万2,000人に減少した．胃潰瘍・十二指腸潰瘍は消化性潰瘍と一括して総称され，胃あるいは十二指腸粘膜が欠損した病態を指す．その発症は胃の壁細胞から分泌される塩酸と，主細胞から分泌される消化酵素のペプシノーゲンが，塩酸で活性化されてペプシンとなったものが粘膜を消化して起こる．

胃潰瘍・十二指腸潰瘍発症の二大要因は，*Helicobacter pylori*（*H. pylori*）感染および非ステロイド抗炎症薬（NSAIDs）投与であり，これら2つの要因以外による潰瘍の発症頻度は2％程度と低い．胃酸はそれぞれの要因に共通する増悪因子である．肉体的ストレス，医薬品，遺伝的要素，あるいは精神的ストレスがきっかけとなるといわれている．

患者数減少要因は，栄養の改善，受療機会の増加，内視鏡による診断および治療法の進歩，

H₂受容体遮断薬（H₂RA）やプロトンポンプ阻害薬（PPI）などの薬剤登場があげられる．2013年2月からは「ヘリコバクター・ピロリ感染胃炎」という新しい保険病名が使用されるようになった．

3.6.1　治療方針
治療方針は，潰瘍発生の攻撃因子の除去と防御因子の強化である．

1）攻撃因子の除去
- 消化管粘膜損傷の主要因である胃酸（塩酸）分泌の抑制を図る．
- ヘリコバクター・ピロリ菌の駆除を行う．
- ストレスからの開放．

2）防御因子の強化
- 粘膜保護剤を使用する．
- 粘膜組織を保護するプロスタグランジンの産生阻害剤（非ステロイド性抗炎症薬）を避け，プロスタグランジンの補給をする．

3.6.2　胃酸分泌のしくみ
食物が胃に届くと，次のようにして胃酸が分泌される．

i) 食事を摂ろうとすると脳からの刺激が副交感神経に伝わり，アセチルコリンが分泌される．アセチルコリンは胃壁細胞の受容体に結合して，胃酸の分泌が起こる．

ii) 食物が胃に入ると，その刺激によりガストリン細胞がガストリンを分泌する．ガストリンは胃壁細胞のガストリン受容体に結合して，胃酸の分泌が起こる．

iii) ガストリンはECL細胞や肥満細胞を刺激して，ヒスタミンを放出させる．ヒスタミンは胃壁細胞のヒスタミン受容体（H₂受容体）に結合して，胃酸の分泌が起こる．胃酸は強力な酸であるが，胃の内側は粘膜によって覆われており，胃の細胞は破壊されないようになっている．ところが，何らかの原因（ストレス，菌，過食，過飲など）により胃酸が過剰分泌される．その結果，粘膜が弱くなり，胃の細胞が破壊され，胸焼け，胃痛，胃炎，胃潰瘍へと悪化する．

3.6.3　消化性潰瘍治療薬
（1）胃液分泌を抑える医薬品

胃酸は潰瘍形成の最大の要因とは見なされなくなったが，治療においては酸分泌抑制が重要である．

- カリウムイオン競合型アシッドブロッカー（Pottasium Competitive Acid Blocker, P-CAB）：プロトンポンプ阻害薬であるが，今までとは異なるメカニズムで作用し，P-CABといわれる．酸による活性化なしでプロトンポンプ（H^+, K^+-ATPase）をカリウムイオンと競合的な様式で阻害することによって，強力かつ持続的な酸分泌抑制作用と投与早期からの効果発現を示す．

第一選択薬となっている．

- ボノプラザン（タケキャップ）：消化性潰瘍治療，NSAIDs 投与時の潰瘍再発抑制，ピロリ菌除菌時の補助．

・プロトンポンプ阻害薬（PPI）：以前は第一選択薬であったが，P-CAB 出現後は第二選択薬となった．塩酸分泌の主原動力となる機能であるプロトンポンプ（H^+, K^+ ATPase）を抑制する．PPI はそのままではプロトンポンプを阻害する活性をもたない．酸による活性化を受けて初めて作用する．吸収された後，胃壁細胞までたどり着き，分泌細管内で酸により活性化を受ける．そこで細胞表面に発現したプロトンポンプに不可逆的に結合（S–S 結合）することで，その働きを阻害する．

- ランソプラゾール（タケプロン），ラベプラゾール（パリエット），オメプラゾール（オメプラール），エソメプラゾール（ネキシウム）：消化性潰瘍治療，NSAIDs 投与時の潰瘍再発抑制，ピロリ菌除菌時の補助．

・ヒスタミン H_2 受容体遮断薬：ヒスタミン H_2 受容体をブロックすることで，胃酸分泌を抑制する．

- ファモチジン（ガスター），ラニチジン（ザンタック），ニザチジン（アシノン），シメチジン（タガメット）

・胃酸中和薬（制酸剤）：塩酸の分泌は抑制しないが，分泌された塩酸を中和する．即効性だが作用時間が短く，対症療法に用いる．

- 水酸化マグネシウム，水酸化アルミニウム，沈降炭酸カルシウム，炭酸水素ナトリウム

(2) 胃粘膜保護作用をもつ医薬品

・レパミピド（ムコスタ）：胃酸の分泌抑制，胃粘膜の血行改善，粘液の分泌増加，胃粘膜の障害修復といった作用があり，胃潰瘍防止に有効である．

・テプレノン（セルベックス）：胃腸粘膜に粘液成分を増加させて胃酸やペプシンの攻撃から保護するとともに，潰瘍を起こした組織の治癒を積極的に促進させる作用をもつ．消化性潰瘍（胃・十二指腸潰瘍）の防御因子増強剤である．

・エカベト（ガストローム）：胃粘膜の血流を増加させる，胃の粘液を増加させる，プロスタグランジンを増加させる．

・アズレンスルホン酸（マーズレン）：胃炎や胃潰瘍，十二指腸潰瘍の治療に用いられる．マーズレンは，傷ついた胃の粘膜や胃の表面の潰瘍の回復を助ける作用を示す．

・スクラルファート（アルサルミン）：潰瘍の底部にあるタンパク質と結合して，胃液から粘膜を保護する．

・ミソプロストール（サイトテック）：プロスタグランジン関連薬物（プロスタグランジン E_1 製剤）．NSAIDs を 3 か月以上投与する関節炎患者の消化性潰瘍治療薬．催奇形性薬物で，妊婦の使用は禁忌である．胎児への危険度は，アメリカおよびオーストラリアでカテゴリー X である．

(3) ヘリコバクター・ピロリ菌駆除薬

抗菌薬2剤とPPIの，3剤併用により除菌治療を行う．強酸による抗菌薬作用低下を防ぐためPPIを併用する．除菌薬を大量に7日間服用することになる．薬を確実に服用しないと除菌に失敗し，耐性菌の出現となる．除菌率は約80〜90％である．除菌に成功すると胃粘膜炎症が改善され，良好な潰瘍治癒が得られる．

以下の3種の薬が併用される．

- アモキシシリン（ペニシリン系，サワシリン）
- クラリスロマイシン（マクロライド系，クラリス）
- プロトンポンプ阻害薬：ランソプラゾール（タケプロン）

(4) 消化管機能改善薬

- モサプリドクエン酸（ガスモチン）：消化管運動促進薬．消化管のセロトニン受容体を刺激し，アセチルコリンの遊離を増大することによって，胃・腸の運動を良くし，機能を改善する．
- トリメブチンマレイン酸（セレキノン）：消化管抑制薬．弱った胃・腸の働きと，過敏な胃・腸の働きの両方を調節・正常化する．
- メサラジン（ペンタサ）：抗炎症薬の1つで，潰瘍性大腸炎やクローン病の炎症治療に使用する．
- ウルソデオキシコール酸（ウルソ）：動物性生薬として千数百年の歴史を持つ熊胆（ユウタン）の薬効主成分として発見・同定された胆汁酸で，日本では1957年から発売されており，胆のう・胆管疾患，肝疾患（C型肝炎）などに広く用いられる．

3.6.4 健胃・消化薬と消化管運動改善薬

1) 芳香・苦味薬

嗅覚・味覚を刺激して食欲を高め，唾液や胃液の分泌を高め，胃の運動を盛んにする生薬を用いる．

- ケイヒ（桂皮），トウヒ（橙皮），ハッカ油：芳香剤として使用する．
- ゲンチアナ，センブリ，ホミカ：苦味剤として使用する．

2) 消化酵素

- ペプシン剤：タンパク質分解酵素剤．
- ジアスターゼ：デンプン分解酵素．
- パンクレアチン：動物の膵臓酵素剤でタンパク質，脂肪，デンプンを消化する．

3) 消化管運動促進薬（コリン作動薬）

副交感神経（迷走神経）刺激による消化活動（消化管運動および消化液の分泌）を促進する．

- ベタネコール（ベサコリン）
- メトクロプラミド（メトクロプラミド）

4) 消化管運動抑制薬（コリン遮断薬）

アセチルコリンの作用に拮抗して胃腸の運動を抑制し，腹痛，下痢などを改善する．
- ロートエキス（ロートエキス）：慢性胃炎，胃酸過多に用いる．
- ブチルスコポラミン（ブスコパン）：鎮けい（痙攣止め），消化性潰瘍に用いる．

3.6.5 制 吐 薬

嘔吐中枢は延髄の網様体に局在し，①視覚・嗅覚・記憶に関連する大脳皮質，②動揺病（乗り物酔いやめまいなど）に関連する内耳の前庭器官，③第四脳室底の最後野にある化学受容体引き金帯（CTZ：Chemoreceptor trigger zone）からの刺激を受けて嘔吐を起こす．

CTZ は血液脳関門の外側にあるので，血流とともに運ばれてきた嘔吐性刺激物（ドパミン，セロトニンなど）の刺激を延髄に伝える．癌治療時の抗癌薬や放射線による嘔吐は，血中に増えたセロトニンの刺激による．内耳の前庭器官刺激にはヒスタミンが関与している．したがって，制吐薬はこれらの生理活性物質の受容体を遮断して嘔吐を抑制する．

1) 抗ヒスタミン薬
- ジメンヒドリナート（ドラマミン）：中枢性制吐薬．乗り物酔い止めに用いる．
- ジフェンヒドラミン・ジプロフィリン合剤（トラベルミン）：中枢性制吐薬．めまい，メニエール症候群に用いる（脳幹部を鎮静させ，めまいによる吐き気を止める）．

〔副作用〕眠気を催させる．

2) 抗ドパミン薬
- クロルプロマジン（ウィンタミン）：精神病治療薬，強力な精神安定薬である．そのほかに強い吐き気，痙攣などにも有効である．
- ドンペリドン（ナウゼリン）：胃の内容物排出を促進し，吐き気を抑制する．

3) 抗セロトニン薬

抗癌薬による吐き気や嘔吐は，抗癌薬によって放出が促されたセロトニンが腹部迷走神経末端や CTZ にあるセロトニン受容体（5-HT$_3$）を刺激し，嘔吐を起こさせる．したがってセロトニン受容体を遮断して制吐作用を現す．
- グラニセトロン（カイトリル）
- オンダンセトロン（ゾフラン）

3.6.6 催 吐 薬

嘔吐を誘発させることによって胃の内容物を吐かせることを目的とした薬である．主にたばこや医薬品の誤飲や毒物を飲み込んでしまった場合の対処として，エメチン，アポモルヒネが使用されていた．エメチンは医薬品として使用されなくなり，かわりにトコンシロップが使用されていたが，2012 年に販売が中止された．現在，アポモルヒネ（アポカイン）は催吐薬としてではなく，パーキンソン病治療薬として用いられる．

3.7 催眠薬・抗不安薬

3.7.1 催眠薬

　睡眠には，睡眠中に眼球の運動を伴う夢を見る状態のレム睡眠（REM：Rapid eye movement）と，眼球の動きを伴わないノンレム睡眠（Non-rapid eye movement）とがあり，通常の睡眠ではノンレム睡眠が始まり，その後レム睡眠となり，ノンレムとレムが交互に起きる．通常，8時間睡眠では約4回レム睡眠が繰り返される．

　催眠作用は中枢の興奮を抑制して生じるが，バルビツール酸系の催眠薬は，レム睡眠を抑制するので催眠作用は強いが体調に悪影響を及ぼす．また，習慣性を生じやすいため，現在，ほとんど処方されることはない．一方，ベンゾジアゼピン系の催眠薬は，脳の鎮静作用に働くGABA受容体作用を促進し，かつレム睡眠を抑制する欠点が少なく，汎用されている．催眠薬，睡眠薬，入眠薬，睡眠導入剤は，いずれも同じ意味である．

1) ベンゾジアゼピン系催眠薬

　本薬物は，大脳辺縁系（情動の表出，意欲，そして記憶に関与している複数の構造物の総称）・視床下部を抑制して催眠作用，抗不安作用，筋弛緩作用を現す．また，レム睡眠の短縮が少なく，① レムとノンレムのパターンをそれほど変えることがない，② 過量に使用しても他の催眠薬と比べて安全性が高い，などの理由で汎用されている．しかし，習慣性医薬品であり，麻薬及び向精神薬取締法対象医薬品である．催奇形性がある．

- トリアゾラム（ハルシオン）：超短時間睡眠導入薬（$T_{1/2}$：2〜3）．
- ニトラゼパム（ネルボン），エスタゾラム（ユーロジン），フルニトラゼパム（サイレース，ロヒプノール），クアゼパム（ドラール）：中間持続型睡眠薬（$T_{1/2}$：7〜38）．フルニトラゼパム（サイレース，ロヒプノール）は，アメリカ国内持込禁止薬物に指定されている．
- フルラゼパム（ダルメート）：長時間睡眠薬（$T_{1/2}$：47〜100）．

2) チエノジアゼピン系催眠薬

　ブロチゾラム（レンドルミン）：短時間睡眠導入薬（$T_{1/2}$：3〜6，就眠薬として国内では2番目に販売額が多い）．習慣性医薬品であり，麻薬及び向精神薬取締法対象医薬品である．

3) 非ベンゾジアゼピン系催眠薬

- エスゾピクロン（ルネスタ）：超短時間作用型（$T_{1/2}$：4〜6）．習慣性医薬品であるが，麻薬及び向精神薬取締法対象医薬品ではない．
- ゾルピデム（マイスリー）：超短時間作用型（$T_{1/2}$：2）．習慣性医薬品であり，麻薬及び向精神薬取締法対象医薬品である．

4) バルビツール酸系催眠薬

　バルビツール酸誘導体は，脳幹網様体に作用して覚醒機能を抑える．過量では覚醒困難な深い眠りに陥る．薬物依存性が高い，レム睡眠の短縮性が高いなどの欠点がある．睡眠薬としてはベンゾジアゼピン系が使用されるようになったため，現在，処方されることはほとんどな

い．習慣性医薬品であり，麻薬及び向精神薬取締法対象医薬品である．
- ペントバルビタール（ラボナ）：短時間睡眠導入薬（$T_{1/2}$：1～3）．
- アモバルビタール（イソミタール），セコバルビタール（アイオナール）：中間持続型睡眠薬（$T_{1/2}$：3～6）．
- フェノバルビタール（フェノバール）：長時間作用型（$T_{1/2}$：119）．

5) その他の催眠薬
- ラメルテオン（ロゼレム）：メラトニン受容体には，M_1 受容体（刺激により神経発火を抑制，体温低下，催眠作用を示す）および M_2 受容体（日内時計，サーカディアンリズム調整を担う）が存在する．ラメルテオンはメラトニン受容体に作用して睡眠作用を示す．これまでの催眠薬とは異なった作用機序であり，わが国で開発された．超短時間作用型（$T_{1/2}$：1），習慣性医薬品．麻薬及び向精神薬取締法対象医薬品ではない．

3.7.2 抗不安薬
- ベンゾジアゼピン系抗不安薬：催眠薬としても使われるが，抗不安作用，抗痙攣作用，筋弛緩作用があり，抗不安薬として使用される．

　ジアゼパム（セルシン）：神経症，不安，緊張を抑える．筋緊張作用を抑制し脊髄反射を抑え，脳脊髄障害による筋痙攣を抑える．長時間作用型．麻薬及び向精神薬取締法対象医薬品である．

　エチゾラム（デパス）：ジアゼパムと同様だが，作用はジアゼパムより強い．短時間作用型．麻薬及び向精神薬取締法対象医薬品ではない．

　ロラゼパム（ワイパックス）：神経症の不安，緊張，抑うつに効果がある．中間作用型．麻薬及び向精神薬取締法対象医薬品である．

　〔有害作用〕眠気，ふらつき，健忘を起こす．肝機能障害．

　〔留意点〕自動車運転を避ける．大量・連続投与で依存症を起こす．急に止めると禁断症状を起こす．アルコールの併用で強い中枢抑制が現れる．緑内障，重症筋無力症，低呼吸機能患者には投与しない．母乳に分泌されるので注意する．高齢者は過敏に反応するので少量から投与を始める．

3.8 精神神経用薬

　中枢神経系作用薬，向精神薬ともいい，大脳を含む中枢神経に作用することにより病気の治療を行う薬のことである．狭義の「日本の法律上の向精神薬」は，麻薬及び向精神薬取締法で個別に指定された薬物を指す．薬物乱用の懸念があるメチルフェニデートのような精神刺激薬，ベンゾジアゼピン系やバルビツール酸系の抗不安薬・睡眠薬・麻酔薬・抗てんかん薬の一部が，日本の同法における第一種向精神薬から第三種向精神薬に指定されている．

3.8.1 抗精神病薬

精神疾患の中で統合失調症（旧い呼び方：精神分裂病）はその主要な疾患であり，およそ1％の人が発症するといわれている．症状は，思考や感情がまとまりにくくなる．認知，情動，意欲，行動，自我意識など，多彩な精神機能の障害がみられる．妄想，幻覚，支離滅裂な会話，陰性症状（感情の平坦化，思考の貧困，意欲の欠如）などを特徴とする．その原因は未だよくわかっていないが，大脳辺縁系のドパミン作動神経の過剰興奮が有力視されている．

薬物としては，ドパミン作動性神経抑制薬のクロルプロマジン，セロトニン作動性神経抑制薬のリスペリドンなどに代表される薬物で，統合失調症による精神運動興奮，幻覚および妄想，躁病による興奮，精神病的状態時の感情や情動を改善する作用がある．神経遮断薬あるいはメイジャートランキライザーとも呼ばれる．薬の効果判定に2週間以上を必要とする．

1）ドパミン拮抗薬（第一世代薬）

- クロルプロマジン（ウィンタミン）：フェノチアジン系
- ハロペリドール（セレネース）：ブチロフェノン系

2）第二世代抗精神病薬

- リスペリドン（リスパダール）：ドパミン抑制のほかにセロトニンに拮抗する（セロトニン・ドパミンアンタゴニスト，SDA）が，パーキンソン症状を起こしにくく，幻覚，自閉症などにも有効である．第一選択薬．
- オランザピン（ジプレキサ）：ドパミン抑制のほかにセロトニンに拮抗し，アドレナリンα_1，ヒスタミンH_1，アセチルコリン作動性のムスカリン受容体などにも拮抗する（多元受容体標的化抗精神病薬，MARTA）．感情の陰性症状に対する有効性はリスペリドンより高い．

3.8.2 抗うつ薬

うつ病は精神疾患の中で統合失調症とともに主要な疾患であり，生涯10％程度の人が発症するといわれている．精神機能を高め，病的な抑うつ状態を改善する薬物を抗うつ薬という．一過性のときは，薬物治療しない．

従来の三環系抗うつ薬に代わり，SSRIやSNRIが第一選択薬として幅広く使用される．しかし，三環系抗うつ薬はその治療効果の高さから臨床に欠かせない抗うつ薬である．十分な臨床効果を発揮するまで，2～4週間必要である．

1）三環系抗うつ薬

抗うつ薬の種類の1つで，初期のものである分子構造に3個の環状構造を有するので「三環」の名でよばれている．臨床効果が現れるのに，飲み始めてから1～2週間はかかる．脳内のノルアドレナリンやセロトニンの活性を上昇させる．

- イミプラミン（第一世代，トフラニール）：抑うつを改善し気分の高揚を起こすが，しばしば不眠，多幸感を引き起こす．その他アミトリプチリン（トリプタノール），クロミプラミン（アナフラニール）など．

〔有害作用〕アトロピン様作用の口渇，便秘，頻脈，心悸亢進，尿閉，眼圧上昇，疲労，倦怠，頭痛，起立性低血圧，不整脈の起こることがある．アレルギー反応として細胆管性の閉塞性黄疸，骨髄障害を起こすことがある．

〔留意点〕集中力，思考力の減退を起こす．緑内障患者には禁忌である．

2）四環系抗うつ薬

分子構造に4個の環状構造を有するので「四環」の名でよばれている抗うつ薬．薬理学的には三環系に似るが，速効性であり，飲み始めてから4日程度で効果が発現する．催眠・鎮静作用が強い．

- ミアンセリン（テトラミド）：アトロピン作用はイミプラミンより弱い．

3）セロトニン再取り込み阻害薬（SSRI：Selective serotonin reuptake inhibitor）

脳内で，選択的にセロトニンのシナプス前の再取り込みを抑制して，シナプス間隙のセロトニン濃度を高める．三環系に比べ抗コリン作用やα遮断作用の副作用（口渇，便秘，頻脈，心悸亢進，尿閉，眼圧上昇）が少ない．現在，第一選択薬である．

- パロキセチン（パキシル）：抗うつ作用と抗不安作用を併せもつ．薬剤中止時には，退薬症状に注意すること．自殺リスク増加の報告がある．
- フルボキサミン（デプロメール）：退薬症状の発現頻度が低い．有効性と安全性のバランスに優れている．
- セルトラリン（ジェイゾロフト）：下痢を起こしやすい．
- エスシタロプラム（レクサプロ）：第一選択薬となっている．段階的増量は不要．

4）セロトニン・ノルアドレナリン再取り込み阻害薬（SNRI：Serotonin noradrenarin reuptake inhibitor）

SSRIより効果が高いといわれている．

- ミルナシプラン（トレドミン）：吐き気，頭痛，尿閉に注意が必要である．
- デュロキセチン（サインバルタ）：うつ病の症状のなかでも，精神運動抑制・意欲低下，倦怠感，疼痛などに効果が期待できる．
- ミルタザピン（リフレックス）：NaSSAに分類される抗うつ薬である．効果発現が早い．不眠，不安の改善効果がある．一方，傾眠，倦怠感，体重増加が報告されている．

3.9 抗パーキンソン病薬

パーキンソン症候群（PD）は，運動障害の神経変性疾患である．中高年以降に発生する進行性運動障害を来す疾患である．四大徴候は，①無動症（動作の開始に時間を要し，日常の生活動作に支障を来たす），②筋強剛（筋固縮ともいう．医師が患者の腕を伸展させた時に，ガクガクとしたぎこちない動きとなる），③静止時振戦（安静時に強く現れ，随意運動時に消失する），④姿勢反射障害である．独特の顔つきを特徴とする疾病で，運動の協調性を制御する大脳基底核が冒されて起こる．基底核にある

黒質線状体系のドパミン作動系の機能低下と，コリン作動系の二次的な機能亢進が生じている．すなわち，トパミンとアセチルコリンのバランスがアセチルコリン側に傾いている状態である．薬物としては，ドパミン作用薬と抗コリン作用薬の使用という対症療法である．パーキンソン病は進行するにつれて脳内のノルアドレナリンが低下することから，これを補給する治療も行われる．

3.9.1　ドパミン作用薬

ドパミンは血液脳関門を通過できないので，前駆体（プロドラッグ：代謝後に有効となる薬物）であるレボドパ（L-ドーパ）として投与する．ドパミンを補給するためには大量のレボドパの投与が必要である．

1）ドパミン供給薬

- レボドパ（ドパストン）：末梢での脱炭酸酵素の阻害薬であるカルビドパやベンセラシドを併用すると，レボドパの使用量を減らすことができる．最も効果のある抗パーキンソン病薬であるが，早期に投与開始すると運動合併症状を誘発する．
- アマンタジン（シンメトレル）：ドパミン遊離促進薬．ドパミン作動性神経終末からドパミンを放出させる．アマンタジンはインフルエンザA型治療薬としても用いる．

2）ドパミン供給補助薬

- セレギリン（エフピー）：モノアミンオキシダーゼBの阻害薬で，レボドパの分解を抑制するのでレボドパとの併用で効果が上がる．
- エンタカポン（コムタン）：末梢のCOMT（カテコール-O-メチル基転移酵素）という酵素を選択的に阻害し，末梢でのレボドパの代謝を阻害することで，レボドパの脳内への移行を効率化する．パーキンソン病における症状の日内変動を改善する効果がある．エンタカポンはレボドパ・カルビドパまたはレボドパ・ベンセラジド塩酸塩との併用で用いられる．
- ゾニザミド（トレリーフ）：本来は抗てんかん薬として開発されたものであるが，レボドパとの併用でレボドパの作用を延長させる．

3）ドパミン受容体作動薬

ドパミン受容体を刺激し，運動機能を活性化する．

- プラミペキソール酸（ビ・シフロール）：ドパミン受容体 D_2, D_3, D_4 に強い親和性を有し，誘発無動，固縮症状を改善する．
- ロピニロール（レキップ）：ドパミン D_2 受容体に強い親和性を示し，パーキンソン病症状を緩和する．
- ブロモクリプチン（パーロデル）：ドパミン受容体の活性化を図る．
- カベルゴリン（カバサール）：黒質線条体ドパミン D_2 受容体を刺激して，抗パーキンソン病作用を示す．

4) 抗コリン作用薬

トリヘキシフェニジル（アーテン）：コリン作動系を抑制し，減少したドパミン作動系とのバランスを保つ．

3.9.2 ノルアドレナリン供給薬

ドロキシドパ（ドプス）：ノルアドレナリン前駆物質で供給薬である．

3.10 抗てんかん薬

てんかんは，慢性の脳障害の１つであり，大脳ニューロンの電気活動の異常の結果起こる．意識障害と痙攣（けいれん）を主徴とする反復性の発作を伴い，これに様々な臨床症状および検査所見を伴う疾患である．遺伝因子性が強く明らかな原因のない真正てんかんと，脳疾患（脳血管障害，脳外傷など）などの明らかな原因による症候性てんかんに分けることができる．

発作は部分発作と全般発作に大別される．部分発作は意識障害のあるなしで単純と複雑に分けることができる．全般発作には痙攣性と非痙攣性がある．痙攣性全般発作の代表が強直間代発作（きょうちょくかんだいほっさ）であり，非痙攣性全般発作の代表が欠伸発作である．強直間代発作は従来，大発作と呼ばれた発作であり，てんかん発作の典型例ともいえる．強直間代発作は突然，意識消失と左右対称の四肢，頸部，体幹などの筋のつっぱり，こわばりが起こる．その後，筋の収縮と弛緩が繰り返され，その後収縮と弛緩は弱まり，意識は回復する．全国の真正てんかん患者は0.1〜0.5％といわれている．発作型によって第一選択薬が異なるので，注意が必要である．

全般発作の第一選択薬はバルプロ酸（デパケン），部分発作の第一選択薬はカルバマゼピン（テグレトール）となっている．

- フェノバルビタール（フェノバール）
- フェニトイン（アレビアチン）
- カルバマゼピン（テグレトール）
- クロナゼパム（リボトリール）
- エトスクシミド（ザロンチン）
- バルプロ酸（デパケン）

などが発売されている．

3.11 麻薬性鎮痛薬（オピオイド Opioid）

中枢神経系に作用し，強力な鎮痛効果，多幸感覚，薬物依存性などの特徴をもつ鎮痛薬であり，ほとんどのものが「麻薬及び向精神薬取締法」の規制を受ける．

炎症痛，筋肉痛，歯痛，頭痛などの痛みは，アスピリン，インドメタシン，メフェナム酸など

の非ステロイド性抗炎症薬（NSAIDs（エヌセッズ，エヌセイズ））で抑えられるが，内臓痛，骨折痛，悪性腫瘍末期の激痛などに対しては麻薬性鎮痛薬でないと鎮痛できない．

1) アヘンアルカロイド

ケシの未熟果皮の乳液を乾燥したもので，20種以上のアルカロイドを含む．その主成分がモルヒネである．

- モルヒネ（アンペック）：臨床応用は鎮痛，麻酔前投薬，下痢止め，鎮咳などがある．痛みに対しては，間欠的に起こる鋭い痛みよりも，持続する内臓痛や鈍痛に効果がある．陶酔感を伴うので依存性の原因となる．強オピオイド．麻薬．
  〔有害作用〕呼吸抑制，便秘などがある．
- コデイン（コデイン）：鎮痛作用はモルヒネの1/10程度であるが，呼吸麻痺や便秘作用はない．主として咳止めに使われる．弱オピオイド．麻薬．

2) 合成オピオイド

化学合成された麻薬類である．

- ペチジン（オスピタン）：鎮痛効果はモルヒネの1/10で平滑筋の弛緩作用があり，胃腸，胆嚢（たんのう），尿管などの痙攣性の疝痛に使用する．術後鎮痛に用いられる．麻薬．
  〔有害作用〕呼吸抑制作用がある．
- フェンタニル（フェントス）：麻酔，鎮痛．鎮痛効果はモルヒネの50～100倍．注射のほか，テープやパッチの剤形がある．過量投与で死に至る危険がある．強オピオイド．麻薬．
- トラマドール（トラマール）：軽度～中度の疼痛に有効．医療用麻薬および向精神薬に指定されていない．弱オピオイド．非麻薬性．
- タペンタドール（タペンタ）：鎮痛効果はオキシコドンの1/5である．強オピオイド．麻薬．
- メサドン（メサペイン）：使い方が難しいので，本剤のリスクを習熟している医師のみ処方可能．強オピオイド．麻薬．

3) 半合成オピオイド

- ペンタゾシン（ペンタジン）：モルヒネ代用の鎮痛薬として使用される．非麻薬性．
- オキシコドン（オキシコンチン）：半合成オピオイド．鎮痛効果はモルヒネの1.5倍．強オピオイド．麻薬．

4) 麻薬拮抗性呼吸促進薬

- ナロキソン（ナロキソン）：オピオイド受容体の遮断薬で，麻薬による呼吸抑制の改善薬として静脈注射する．
- レバロルファン（ロルファン）：分娩時の麻酔で起こる新生児の呼吸麻痺の抑制に皮下注射，

または静脈注射する．

〔全般的留意事項〕慢性呼吸器疾患（気管支喘息，肺結核）に対してモルヒネは禁忌である（呼吸麻痺）．老人，小児では呼吸中枢が冒されやすいので少量を使用する．慢性の中毒患者にはナロキソンは無効で，禁断症状を起こさせる．

3.12 脂質異常症治療薬

3.12.1 脂質異常症

血液中の脂質が正常範囲を超えて増加する状態を脂質異常症という（以前は高脂血症ともいわれた）．血液中の脂質にはトリグリセリド（TG，中性脂肪），コレステロール（Cho），リン脂質，および遊離脂肪酸（FFA）などがある．循環血液中ではタンパク質と結合して特殊な球状の構造体を作り，リポタンパク質として運ばれる．超低比重リポタンパク質（VLDL）は末梢組織に脂質を供給し，低比重リポタンパク質（LDL）は全身に Cho を配る．Cho は体にとって必要であるが多すぎると動脈硬化の原因になったりするので，LDL は「悪玉 Cho」ともよばれる．高比重リポタンパク質（HDL）は末梢から多すぎる Cho を回収して，肝臓へ運ばれ，分解される．HDL は動脈硬化を予防するので「善玉 Cho」ともよばれる．

表 3-1 に脂質異常症の診断基準（空腹時採血）を示す．

表 3-1 脂質異常症の診断とリポタンパク質の組成および役割

脂質異常症の種類	TG および Cho 値の診断基準*	診断指標対象	リポタンパク質の生化学的役割（Cho と TG の含有率：%）
高トリグリセリド血症	TG ≧ 150mg/dL	VLDL，キロミクロン関連トリグリセリド	VLDL は肝臓で合成された TG や Cho を多く含み，そのうち TG を末梢に供給する（Cho 20%，TG 55%）
高 LDL コレステロール血症	Cho ≧ 140mg/dL	LDL コレステロール	LDL は肝臓で合成された Cho を末梢に運ぶ（Cho 50%，TG 8%）
境界域高 LDL コレステロール血症	Cho 120〜139mg/dL	LDL コレステロール	
低 HDL コレステロール血症	Cho < 40mg/dL	HDL コレステロール	HDL は末梢組織で過剰となった Cho を肝臓に運ぶ（Cho 20%，TG 5%）
		参考　キロミクロン	小腸からの食物由来の脂質をリンパ管経由で血中へ運ぶ（Cho 6%，TG 85%）

TG：トリグリセリド，Cho：コレステロール
VLDL：超低密度リポタンパク質（Very low density lipoprotein）
LDL：低密度リポタンパク質（Low density lipoprotein）
HDL：高密度リポタンパク質（High density lipoprotein）
＊：日本動脈硬化学会　動脈硬化性疾患予防ガイドライン 2012 年版

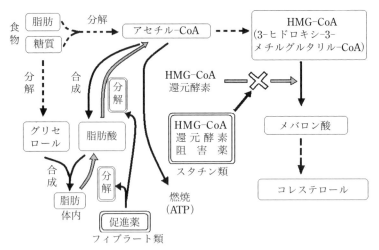

図 3-4 脂質代謝におけるスタチン類およびフィブラート類の作用部位

3.12.2 脂質異常症治療薬

1) HMG-CoA還元酵素阻害薬（スタチン）

コレステロールの生体内合成は，主として糖および脂質の中間代謝物質のアセチル-CoAに始まり，HMG-CoA（3-ヒドロキシ-3-メチルグルタリル-CoA）からメバロン酸を経てコレステロールの順に行われる．HMG-CoAからメバロン酸の反応はコレステロール生合成の律速段階といわれ，全体の合成速度がこの過程で制御されているので，この反応のみを制御すればコレステロールの合成を阻止できる．この過程を触媒するHMG-CoA還元酵素の作用を阻害し，コレステロールの生成を抑制する薬物（スタチン類）が用いられる（図3-4）．

- アトルバスタチン（リピトール）：第三世代のHMG-CoA還元酵素阻害薬で，肝臓や小腸でのコレステロール合成を阻害し，また中性脂肪の合成も抑制する．現在，最も使用されているスタチン類薬であり，作用が強力なストロングスタチンの1つである．
- プラバスタチン（メバロチン）：マイルドスタチン．薬物相互作用が少ない．
- シンバスタチン（リポバス）
- ピタバスタチン（リバロ）：ストロングスタチン．薬物相互作用が少ない．
- ロスバスタチン（クレストール）：ストロングスタチン．薬物相互作用が少ない．
- フルバスタチン（ローコール）

なお，スタチンは催奇形性が報告されているため，妊娠の可能性がある女性には使用を控える．

スタチン類には過量投与で横紋筋融解症（ミオパチー：筋力低下を伴う筋肉疾患）を起こすものがある．服薬中の筋力低下に注意する．

2) フィブラート

VLDLの代謝を高め，血中のトリグリセライド濃度を低下させる．LDLやコレステロールを減少させる作用はスタチンより弱い．フィブラートとは，両親媒性のカルボン酸誘導体をい

う．
- クリノフィブラート（リポクリン）
- ベザフィブラート（ベザトール）
- フェノフィブラート（リピディル）
- クロフィブラート（ヒポセロール）

などがある．

3) 陰イオン交換樹脂（レジン）

陰イオン交換樹脂の一種であり，本薬物は腸管から吸収されず，胆汁酸と結合して排泄されるので，腸肝循環によるコレステロールの再吸収を抑制する．そのため肝臓では不足した胆汁酸を補給するので，血中のコレステロールを低下させる．

- コレスチラミン（クエストラン）

4) 小腸コレステロールトランスポーター阻害剤

小腸粘膜に存在する小腸コレステロールトランスポーターを阻害して，小腸においてコレステロール吸収を抑制することにより，血清コレステロールを低下させる．

- エゼチミブ（ゼチーア）

5) ニコチン酸誘導体

消化管からのコレステロールや中性脂肪の吸収を抑制する．

- ニコモール（コレキサミン）
- ニセリトロール（ペリシット）

6) プロブコール

肝臓でコレステロールの胆汁酸酸化反応を高める．強い抗酸化作用により動脈のLDL中のコレステロールの酸化と，動脈にコレステロールが沈着するのを防ぎ，動脈硬化を抑制する．

- プロブコール（シンレスタール）

7) 多価不飽和脂肪酸

TGが上昇する脂質異常症が適応である．EPAは肝でのVLDL合成を抑制し，TGを低下させる．

- イコサペント酸エチル（エパデール）
- オメガ-3脂肪酸エチル（ロトリガ）：イコサペント酸エチル（EPA-E）とドコサヘキサエン酸エチル（DHA-E）の混合剤

  注：イコサペント酸エチル（$C_{22}H_{34}O_2$）はイコサペンタエン酸（別名：エイコサペンタエン酸（EPA））のエチルエステルである．

3.13 抗アレルギー薬

3.13.1 免疫とアレルギー

(1) 免　　疫

　免疫とは，異物を抗原として認識し，排除する防御システムである．白血球による捕食と抗体産生によって異物排除が行われる．白血球は「単球」，「リンパ球」，「顆粒球」の3つに分類される．

1) 自然免疫

　ヒトには生まれながらにして備えている生体防御機構があり，外部からの病原菌や異物の侵入に対して，速効的にまずそれを捕えて破壊・処理をする能力を有する．これを「自然免疫」または「先天免疫」という．

　単球（マクロファージともいう），好中球（顆粒球の1つ）と補体（液性免疫）が最初の異物排除を行う（自然免疫）．マクロファージと好中球は細菌などを捕えて食べる細胞であり，異物をなんでも食べてしまう貪食作用を特徴とする（非特異的免疫）．補体は，細胞膜の破壊，炎症の開始など，感染に対する防御の働きをする．好中球は，主として小さな細菌を処理し，細菌を処理した後は死滅し，膿となる．マクロファージは異物を食べ続け，その食作用は好中球よりずっと長続きする．

2) 獲得免疫

　貪食白血球のマクロファージは，異物細胞表面に印を付ける（抗原提示）という重要な役割ももっている．これが免疫応答反応に重要となる．

　マクロファージが付けた印に，T細胞（リンパ球の1つ）が反応する．T細胞には，異物を解析識別するヘルパーT細胞と，その指令により細菌やウイルスを殺すキラーT細胞がある．マクロファージと協同し異物を排除する．同時に，ヘルパーT細胞は異物に最も効果的な抗体を生産するB細胞（リンパ球の1つで骨髄に存在する）を選び出し，形質細胞に変化させ，抗体をつくらせる．最初の感染による刺激でB細胞からできる形質細胞は，数が少なく，産生される抗体は量的に少ない．しかし，B細胞の一部は免疫記憶細胞として体内に長く留まり，2回目に同じ異物（抗原）が侵入してきたとき，この免疫記憶細胞が刺激され，速やかに形質細胞に変わり，その抗原に特異的な抗体を大量に産生して，感染（発症）の防御を行う（特異的免疫）．T細胞の仲立ちによって後天的に得た免疫機能を「獲得免疫」といい，獲得免疫成立を「感作」という．また，これら一連の機能が実行され，免疫が成立する生体反応を「免疫応答」という．

(2) 抗体の役割

　抗体は免疫グロブリンともよばれるタンパク質で，Ig（Immunoglobulin）と略され5種のクラスA, D, E, G, Mがある．抗体は抗原と結合し，以下の反応を起こす（抗原-抗体反応）．

① 中和作用：細菌の産生する毒素に抗体が結合し，毒性を発揮できなくする．ウイルス感染

時には，抗体はウイルスが標的細胞に結合するのを阻止し，感染防御する．これを中和作用という．

医薬品への応用：能動免疫獲得のための各種法定感染症のワクチン製剤，および受動免疫獲得のためのヒトガンマグロブリン（破傷風，B型肝炎，痘瘡，流行性耳下腺炎，狂犬病，百日咳），動物の抗毒素および抗血清（狂犬病，破傷風，ガス壊疽，蛇抗毒素，ボツリヌス）など．

② 補体の活性化：補体自身は特異性がないが，特異性のある抗体によって活性化され，侵入細菌の細胞膜に小さな孔をあけ，破壊する．

③ オプソニン効果：細菌に抗体または補体が結合すると，好中球やマクロファージなどが異物を認識，貪食しやすくなる効果をいう．

④ ウイルス感染細胞の排除：ウイルスはヒトの細胞に寄生する．ヒトの細胞は大きいので，貪食細胞は寄生されている細胞（感染細胞）を飲み込むことはできない．一方，感染細胞には，その細胞の表面にウイルスのタンパク（ウイルス特異抗原）が現れている．このウイルス特異抗原に抗体が結合すると，この抗体を目印にNK細胞（ナチュラルキラー細胞，リンパ球の1つ）などが感染細胞を傷害し，排除する．

(3) アレルギー

この免疫のしくみが，食べ物や花粉など，私たちの体に無害な物質に対しても過剰に反応してしまうのが「アレルギー」である．本来は体を守る反応が，自分自身を傷つけてしまう反応に変わる．肥満細胞中に蓄えられているヒスタミンは，細胞膜上の抗原-抗体反応で細胞外に放出され，ヒスタミン受容体に結合し，炎症を起こす．アレルギー症状を引き起こすヒスタミン受容体はH_1受容体である．アレルギー反応を起こす抗原をアレルゲンという．

アレルギーには以下の4つの型がある．

Ⅰ型：「即時型」「アナフィラキシー型」「IgE依存型」
　　アトピー性皮膚炎，気管支ぜんそく，蕁麻疹，血管浮腫，アレルギー性鼻炎，アナフィラキシーショック，食物アレルギー，花粉症，アスペルギルス症

Ⅱ型：「細胞障害型」「細胞融解型」
　　自己免疫性溶血性貧血，血小板減少症，不適合輸血，重症筋無力症，薬剤アレルギー

Ⅲ型：「免疫複合体型」「アルサス型」
　　糸球体腎炎，血管炎の一部，血清病，慢性関節リウマチ，全身性エリテマトーデス，過敏性肺炎，薬剤アレルギー，アレルギー性気管支炎

Ⅳ型：「遅延型」「細胞免疫型」「ツベルクリン型」
　　アトピー性皮膚炎，感染アレルギー，臓器移植の拒絶反応，アレルギー性接触性皮膚炎，薬剤アレルギー，ウイルス免疫，ツベルクリン反応

(4) アナフィラキシー

アレルギー反応が短い時間で全身に激しく現れることをアナフィラキシーという．アナフィラキシーショック症状に対しての第一選択薬はアドレナリンである．エピネフリン（アドレナリン）・

オートインジェクター（通称エピペンといわれるが，これはマイラン・インコーポレイテッド社の登録商標である）が使用される．あくまで緊急用であり，効果は 10～15 分しか続かず，注射後にそのまま放置すれば症状がぶり返すことが考えられる．注射後，10～15 分で症状に改善がみられない時は追加投与が可能である．「呼吸困難などの重い症状が出たら迅速に注射すべきだ．副作用は小さいので，迷ったら打て」といわれている．使用後は必ず医療機関で治療を受ける．

3.13.2　抗ヒスタミン薬

本項では必ずしもアレルギーに直接関係していない部分もあるが，ヒスタミンの生理作用に関連して述べる．

1）H_1 遮断薬

① 第一世代薬

効果発現が速く，急性期の使用に適している．持続時間が短い．副作用（鎮静作用など）が強い．眠気が生じやすいため，機械類操作（自動車運転）をする患者には向かない．かゆみ止め，かぜ薬などに処方されている．

- ジフェンヒドラミン（レスタミン）：中等度作用薬で，蕁麻疹，皮膚炎（虫刺されも含む），急性鼻炎に有効である．
  〔有害作用〕口渇，眠気，頭痛を起こすことがある．
- プロメタジン（ヒベルナ）：中等度の作用薬で，麻酔前投与，パーキンソン症候群治療，かゆみ止めに有効である．
- クロルフェニラミン（ポララミン）：強い抗ヒスタミン作用があり，アレルギー疾患全般に有効である．妊娠中の安全性は高い．

② 第二世代薬

臨床効果，持続性，副作用が少ないことから，第一選択薬となっている．

- フェキソフェナジン（アレグラ）：眠気等の副作用が少ない．
- レボセチリジン（ザイザル）：作用活性が高い．機械類操作（自動車運転）不可．
- アゼラスチン（アゼプチン）：ロイコトリエンの産生と遊離およびヒスタミン遊離抑制．機械類操作（自動車運転）不可．
- オロパタジン（アレロック）：選択的な抗ヒスタミン作用．機械類操作（自動車運転）不可．
- ベポタスチン（タリオン）：選択的 H_1 受容体拮抗作用．機械類操作（自動車運転）注意．
- ロラタジン（クラリチン）：機械類操作（自動車運転）注意喚起無し．

2）H_2 遮断薬

すでに本章 3.6.3 の（1）項で述べた．

3）抗アレルギー薬

- クロモグリク酸（インタール）：気管支への吸入，点眼，点鼻，内服薬として使用する（肥満細胞のケミカルメディエーター放出を抑制する）．アレルギー性鼻炎．

- ケトチフェン（ザジテン）：点眼，点鼻，内服薬として使用する（肥満細胞のケミカルメディエーター放出を抑制し，抗ヒスタミン作用もある）．アレルギー性鼻炎．
- エビナスチン（アレジオン）：気管支喘息，アレルギー性鼻炎，蕁麻疹，皮膚のかゆみに使用する．
- グリチルリチン（強力ネオミノファーゲンシー）：慢性肝炎，小児ストロフルス，湿疹，皮膚炎，蕁麻疹に有効である（主成分のグリチルリチンには，抗アレルギー作用と抗炎症作用がある）．
- オザグレル（ドメナン）：気管支喘息に使用する．
- モンテカルスト（シングレア）：気管支喘息に使用する．

3.14 消炎鎮痛薬

3.14.1 炎　　症

　炎症とは，異物や死んでしまった自分の細胞を排除して，生体の恒常性を維持しようという反応である．生体組織の外傷や感染の際に，破壊された細胞や肥満細胞，好塩基球からプロスタグランジン，ロイコトリエン，ヒスタミン，セロトニン，ブラジキニンなどが遊離し，次の4つの症状を起こす病状をいう．とくに，プロスタグランジン（Prostagrandine：PG）は発痛，発熱物質で炎症と関係が深い．
　① 発赤：血管が拡張し，血流が増加するために表面が血液の色で赤く充血する．
　② 腫脹：血管内の成分が血管外へ漏れ出てくるため，腫れる．
　③ 痛覚過敏：知覚神経を刺激する物質が出るため，痛み，もしくはかゆみを感じる．
　④ 発熱：血液が集中するために触ると熱く感じる．全身症状となることがある．
　消炎鎮痛薬は対症療法であることに留意する．炎症を緩和するだけであり，原因を治療しているわけではない．副作用の胃腸障害と腎障害に常に注意する必要がある．

3.14.2 消炎鎮痛作用の仕組み

　図3-5にプロスタグランジン類の産生の様子を示した．
　細胞膜の損傷により，リン脂質二重膜からホスホリパーゼA_2の作用でアラキドン酸が遊離する．次に，アラキドン酸からシクロオキシゲナーゼ（COX）によってプロスタグランジン類およびトロンボキサン（TXA）類が産生される．一方，アラキドン酸からリポキシゲナーゼによってロイコトリエン類が産生される．
- プロスタグランジンは血管拡張，血液凝固抑制，痛み，発熱に関与する．
- トロンボキサンは血管収縮，血液凝固促進に関与する．
- ロイコトリエンは気管支収縮に関与する．

炎症を抑えるために，以下の過程において薬物で生成経路を遮断する．
　① 細胞膜からのアラキドン酸遊離を阻止

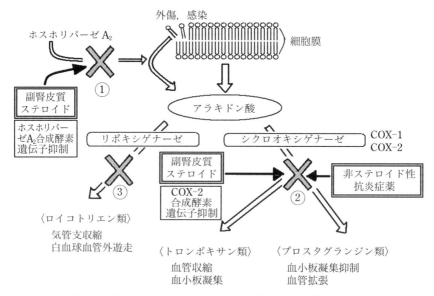

図 3-5 プロスタグランジン類の生合成と抗炎症薬の作用点

② アラキドン酸からプロスタグランジンの生成を阻止
③ ロイコトリエンの生成を阻止

3.14.3 プロスタグランジン類の臨床症状

　プロスタグランジンは,プロスタン酸骨格をもつ一群の生理活性物質である.アラキドン酸から生合成される物質の1つで,様々な強い生理活性をもつ.プロスタグランジンとトロンボキサンを合わせてプロスタノイドという.生理的に重要なプロスタノイドは5種類存在し,PGD_2,PGE_2,PGF_{2a},PGI_2(プロスタサイクリン),TXA_2である.また,プロスタグランジン,トロンボキサン,ロイコトリエンをエイコサノイド(別名,イコサノイド)という.

1) 血管と血液
- プロスタサイクリン:血管拡張作用・血小板凝集抑制作用(血液凝固抑制)が強い.
- トロンボキサンA_2:強力な血管収縮作用・血小板凝集促進作用がある(本章3.1.4 (2) バイアスピリンの項を参照).

2) 痛　み
- プロスタグランジン:強力な発痛因子となる.ブラジキニン,ヒスタミンなどの発痛の感度を高める.

3) 気管支
- ロイコトリエンC_4とロイコトリエンD_4:気管支を強く収縮させる.気管支喘息の発作の原因となる.
- アスピリン喘息:喘息の患者にアスピリンを投与すると,反応が図3-5③のロイコトリエン産生に向かうので,気管支収縮による喘息発作につながる.

4) 発　　熱

体内細菌性毒素やインターロイキン1が視床下部の体温中枢でプロスタグランジンE_2を産生させ，発熱が起こる．発熱は感染などに対する生体防御反応の1つであり，調節されている高い体温状態である．

体深部温を上昇させる生理学的意義は，体内に侵入した細菌類の増殖至適温度域よりも体温を上げ，それらの増殖を抑えることと，体温を上昇させることで免疫系の活性化を促すことにある．

よって，むやみに解熱剤を使用することは，生体に自然に備わった防御機能を妨害し弱めることにつながる．かぜによる熱はふつう3〜4日で解熱するので，4日以上熱が続くときには肺炎や他の病気が原因ではないかと疑う．

なお，熱中症の体温上昇は，調節されている発熱ではないため，解熱剤は効かない．

3.14.4　プロスタグランジン類の生理作用

1) 子　　宮
・プロスタグランジンE_2とプロスタグランジン$F_{2\alpha}$：強力な子宮収縮物質であり，分娩に応用される．

2) 胃
・プロスタグランジンE_2：胃でつくられるPGEは，血流の保持と粘膜の保護作用をもち，また胃酸分泌が過剰にならないように抑制する．

3) 腎　　臓
腎臓にあるプロスタグランジンは，血流保持，粘膜保護作用がある．

4) シクロオキシゲナーゼ（COX）の働き
プロスタグランジン産生に関与するシクロオキシゲナーゼには，COX-1とCOX-2の2種類がある．

・シクロオキシゲナーゼ1（COX-1）：様々な細胞に常に存在する．COX-1によって産生されるプロスタグランジンは組織保護作用をもち，健康時の血流促進，粘膜の保護などを行っている．

・シクロオキシゲナーゼ2（COX-2）：炎症時にのみ発現する．COX-2は炎症性プロスタグランジンを産生する．痛み，発熱などの不快な症状が発症する．

NSAIDs（非ステロイド性抗炎症薬）は，両酵素を阻害して痛み・発熱などの症状を抑制するが，胃腸・腎臓などで保護作用しているプロスタグランジンも失われ，組織を傷めやすい．

3.14.5　非ステロイド性抗炎症薬　NSAIDs（エヌセイズ）(Non-Steroidal Anti-Inflammatory Drug)

妊娠末期12週間におけるNSAIDs投与は禁忌である．分娩直前（妊娠末期）では胎児の動脈管閉鎖を引き起こすため，絶対に投薬してはならない．やむを得ない場合はアセトアミノフェンを

最小限投与する．

1） 酸性抗炎症薬

- アスピリン：代表的な抗炎症薬である．関節痛，頭痛，筋肉痛，急性・慢性のリウマチ性炎症などに有効で，即効性の解熱作用がある．

  〔副作用の利用〕少量の投与（1日100 mg）でCOX-1を非可逆的に阻害して血小板凝集抑制作用を示すので（トロンボキサンA_2の生成を抑制），血栓防止に用いられている．血小板凝集阻害薬，（本章3.1.4 (2) バイアスピリンの項を参照）．

  〔有害作用と留意点〕服用で出血時間が延長する．連用で胃腸障害を起こす．アスピリン過敏症に注意する．小児へは，アスピリンアレルギーやライ症候群（脳症の一種）を発症することがあり，投与されなくなった．

  脳炎：主にウイルスが直接脳内に侵入し，増殖，炎症を起こす．神経細胞がウイルスによって直接破壊される．

  脳症：脳内にウイルスが認められず，炎症細胞も目立たない．神経細胞の傷害が起こる．薬物が関与していることが疑われている．インフルエンザ時に幼児や小児にはボルタレン，アスピリンは使用しない．アセトアミノフェンが比較的安全である．

  ライ症候群（Reye's syndrome）：インフルエンザや水痘などのウイルスに感染後，解熱薬，とくにアスピリンを服用している小児に急性脳症・肝臓機能障害を引き起こす，生命にもかかわる原因不明の疾患である（致死率約20％）．嘔吐，意識障害，痙れんなどが起きる．痙れんが始まった場合，救急車による病院への搬送が必要である．病名は研究者の人名に由来するもので，らい病（癩病）とも呼ばれたハンセン病とは全く関係ない．

- インドメタシン（インテバン）：COXに対する最も強力な阻害薬である．解熱作用が最も強力．抗リウマチ薬，解熱・鎮痛薬，関節炎，打ち身・くじきの鎮痛・抗炎症などに使われる．短時間作用型．半減期3時間．外用薬としても使用される．

  〔有害作用と留意点〕アスピリンと類似する．アスピリン喘息患者には使用しない．解熱時の急激な体温降下に注意する．血圧降下，腎機能障害に注意する．胃腸出血，貧血，血小板減少に注意する．できるだけ短期間の使用とする．催奇形性が疑われているので，妊婦には使用しない．

- ジクロフェナク（ボルタレン）：関節リウマチ手術後の鎮痛・消炎に使用する．急性上気道炎の解熱・鎮痛．COX-2選択性が高く，鎮痛力は最も強力だが，副作用も多い．短時間作用型．半減期1.3時間．外用薬としても使用される．

  〔留意点〕ウイルス性の小児疾患患者には，脳症の危険性があるので使用しない．過度な体温低下．

- メフェナム酸（ポンタール）：手術後や外傷時の炎症と腫脹の緩解に用いる．急性上気道炎の解熱・鎮痛．

- スリンダク（クリノリル）：作用時間が長く，腎障害の少ない薬物であり，抗炎症，鎮痛に使

用する．解熱作用はない．半減期18時間．
- ピロキシカム（バキソ）：関節リウマチ，変形性関節炎の消炎・鎮痛に使用する．解熱作用はない．半減期48時間．外用薬としても使用される．
- ロキソプロフェン（ロキソニン）：体内で代謝されて有効性を発揮するプロドラッグである．強力な鎮痛・解熱・消炎作用があり，胃腸障害性が少ないので臨床ではロキソニンの名で汎用される（ロキソニンSはOTC薬として発売されている）．短時間作用型．半減期1.3時間．外用薬としても使用される．
- エトドラク（ハイペン）：高齢者の関節リウマチの消炎・鎮痛に有効で，胃腸などへの有害作用が少ない．COX-2選択性が高い．解熱作用はない．半減期6時間．
- イブプロフェン（ブルフェン）：比較的副作用が少ない．解熱，鎮痛，生理痛などにOTC薬としても発売されている．短時間作用型．半減期2時間．
- メロキシカム（モービック）：関節リウマチ，腰痛症などの消炎・鎮痛．COX-2選択性が高く，胃腸障害が少ない．解熱作用はない．半減期24時間．
- エテンザミド：以前から解熱・鎮痛薬として使用されてきたアセチルサリチル酸（アスピリン）系の薬物で，アセトアミノフェンとカフェインを配合して，ACE処方のOTC薬として広く販売されている．処方薬ではない．胃腸障害は少ない．

2) 中性抗炎症薬

- セレコキシブ（セレコックス）：関節リウマチの消炎・鎮痛．手術・外傷・抜歯後の消炎・鎮痛．COX-2選択性が高く，胃腸障害が少ない．解熱作用はない．半減期5時間．

3) 抗炎症性のない解熱・鎮痛薬

- スルピリン（メチロン）：強い鎮痛・解熱作用をもち，発熱，頭痛，歯痛になどに使う．ピリン系薬剤であり，過敏症に注意する．ピリンアレルギー患者には使用できない．
- アセトアミノフェン（カロナール）：解熱・鎮痛効果があり，最も一般的な薬物である．鎮痛効果はやや弱い．抗炎症作用はほとんどなく，NSAIDsには属さない．小児が罹患するウイルス性疾患には，ジクロフェナクをはじめNSAIDsはウイルス性の脳炎を引き起こす可能性があるとして使用できないので，本薬物が汎用される（小児解熱第一選択薬）．小児ばかりでなく高齢者にも同様である．半減期3時間．胃障害はNSAIDsより起こしにくいが，高用量長期服用では肝障害のリスクがある．眠気は生じない．

3.14.6　ステロイド性抗炎症薬

1) 副腎皮質ホルモン

　ステロイドホルモンは副腎皮質ホルモンともいわれる．副腎皮質からは，コレステロールを原料に多種のステロイドホルモンが分泌される．それらのホルモンをまとめて副腎皮質ホルモンと総称する．副腎皮質ホルモンは，その機能から大きく3つに分類される．①体内での糖の蓄積と利用を制御する糖質コルチコイド，②無機イオンなどの電解質バランスを調節する鉱質

コルチコイド，そして③生殖機能に関与する性ホルモン，とくにアンドロゲンである．

副腎皮質から産生されるコルチゾール（局方名：ヒドロコルチゾン）は，糖質コルチコイド作用と鉱質コルチコイド作用を併せもつ．抗炎症作用を有するのは，糖質コルチコイドである．糖質コルチコイドには免疫抑制作用もある．糖質コルチコイドによる抗炎症作用は，アラキドン酸遊離抑制による．細胞膜を構成するリン脂質からアラキドン酸を遊離させる働きをもつ酵素「ホスホリパーゼA_2」を抑制的に制御しているタンパク質を「リポコルチン」とよんでいる．副腎皮質ホルモン（糖質コルチコイド）は，このリポコルチンの産生を刺激する．その結果，炎症が抑えられるのである．

治療に用いられるのは，合成ステロイドであり，副腎皮質ステロイドといわれる．なお，糖質コルチコイドは，世界アンチ・ドーピング機関で経口投与，静脈注射，筋肉内注射，経直腸投与のいずれも競技会中の使用が禁止されている．

2） 副腎皮質ステロイドの生理作用

その作用は多種多様であり強力であることから，種々の疾患の治療（抗炎症薬，免疫抑制薬，抗アレルギー薬など）に用いられる．

内用と注射と外用で用いられるが，内用および注射は全身作用を目的とし，外用では主として局所作用を目的としている．「ステロイドは副作用が強く，怖い薬」という印象があるが，外用では正しく使用すれば安全で効果の高い薬である．内用および注射では注意深い使用が必要であるが，いずれにしても，医師の指示，指導の下で使用することが必要である．

大別して，天然のものと化学的合成品があるが，より強力な合成品は臨床で用いられ，作用の弱いものまたは配合量の少ないものは，皮膚病薬としてOTC販売されている．

3） ステロイド外用剤の作用の比較

ステロイド外用剤は強さのランクが5段階ある．ステロイド外用剤の薬効による強弱の分類を表3-2に示した．

表 3-2　ステロイド外用剤の薬効による強弱の分類

最強	strongest：SG	デルモベート，ダイアコートなど
より強い	very strong：VS	アンテベート，マイザーなど
強い	strong：S	リンデロンV，ボアラなど（体に使う普通の強さ）
穏やか	medium：M	リドメックス，ロコイドなど
弱い	week：W	プレドニゾロン

4） ステロイド外用剤の適用部位と吸収率

ステロイド外用剤は体の部位によって吸収率に違いがある．通常は，体（首より下）に使う薬はstrongクラス（強い）の薬となり，少し炎症の強い湿疹だとvery strongクラス（より強い）のものを使うことが多くなる．strongestクラス（最強）は非常に強いため副作用も出やすく，

表 3-3　副腎皮質ステロイドの作用の比較

製法の区別	ステロイド名	力価の比較	生物学的半減期 ($T_{1/2}$：時間)
天　然	ヒドロコルチゾン	1	8〜12
合　成	プレドニゾロン	4	12〜36
	メチルプレドニゾロン	5	12〜36
	パラメタゾン	10	36〜54
	デキサメタゾン	25〜30	36〜54
	ベタメタゾン	25〜30	36〜54

非常に炎症の強い湿疹に限って，期間を限定して使うべきである．

注意点として，顔面・陰部では血流がよくステロイドの吸収率が高いため，通常は strong より1ランク弱い mild クラス（穏やか）の外用剤を使い，皮疹がひどい時には短期間 strong クラスも使う．顔面のおおよその範囲は，下顎（男性で髭が生える部分）より上，前髪より下，耳より前である．

子供は一般的に大人の場合より皮膚が薄く，ステロイドの吸収がよいので，体に対しては mild クラス，顔に対しては week クラスと，大人より1段階強さを落とす．

長期に使うと効果が減弱する，皮膚に蓄積する，副腎が抑制され骨が弱くなる，などということは，ステロイド外用剤では通常起こりえない．

ステロイド薬のおおよその力価の比較を表3-3に示した．

- プレドニゾロン（プレドニン錠，プレドニゾロンクリーム）：日本国内に初めて導入されたステロイド系抗炎症薬である．外用（week）
- デキサメタゾン（デカトロン錠，オイラゾンクリーム）：フッ素を含む合成ステロイド．外用（medium）
- ベタメタゾン系外用ステロイド：デキサメタゾンと同様にフッ素を含み，作用は強力である．

  アンテベート：very strong．代表的なステロイド外用薬．皮膚科でよく処方される．顔には使用しない．

  リンデロン-DP：very strong．顔には使用しない．

  リンデロン-VG：strong．抗生物質ゲンダマイシンを二次的な細菌感染を阻止するために配合．古くからの代表的なステロイド配合外用薬．
- クロベタゾール（デルモベート）：ひどいかぶれなど．外用（strongest）

5)　副腎皮質ステロイドの医薬品としての応用

ステロイドホルモン剤は，次のような疾患や症状に使用される（内用，外用，注射）．

- リウマチ疾患：リウマチ熱，リウマチ性関節炎．
- アレルギー性疾患：気管支喘息，枯草熱（花粉によって粘膜が刺激されて起こるアレルギーで，結膜

炎・鼻炎・喘息などの症状がみられる），血清病（異種抗血清など異種タンパク質，あるいはペニシリンなど非タンパク性の薬剤投与後に起こる，Ⅲ型アレルギーによる免疫複合体病），蕁麻疹．
- 炎症性皮膚疾患：湿疹，結節性紅斑．
- 眼疾患：ぶどう膜炎（脈絡膜，毛様体，虹彩に及ぶ炎症），角膜炎，結膜炎．
- ネフローゼ：腎臓疾患の1つで，タンパク尿によって低タンパク血症を起こし，全身がむくむ．また，コレステロールや中性脂肪などが増えて脂質異常症が現れる．このような症状が起こる腎臓病を概括してネフローゼ症候群とよぶ．
- 副腎皮質機能低下：アジソン病．
- 急性白血病．
- 自己免疫疾患．

全身性エリテマトーデス（紅斑性狼瘡）：病気が全身に多彩な症状を引き起こし，皮膚にできる発疹が狼に噛まれたような赤い紅斑であることから，このように名付けられた．発熱，全身倦怠感などの炎症を思わせる症状と，関節，皮膚，内臓などの様々な症状が一度に，あるいは次々に起こる．

ベーチェット病：多臓器侵襲性の難治性疾患である．口腔粘膜のアフタ性潰瘍，皮膚症状，眼のぶどう膜炎，外陰部潰瘍を主症状とし，急性炎症性発作を繰り返すことを特徴とする．
- 臓器移植後にみられる拒絶反応．

6） ステロイド外用剤の副作用

ステロイドはアレルギーを抑える代わりに，皮膚の細胞増生も抑えてしまう働きがある．必要以上に強いものを長期に使っていると，皮膚細胞の増殖が抑制されて皮膚が薄くなってくる．

アレルギーを抑えるとともに，皮膚表面の免疫系の働きも抑えてしまうため，にきび，ヘルペス，カンジダ，水虫などの感染症を悪化させる．

3.15 関節リウマチ治療薬

3.15.1 関節リウマチの概要

関節リウマチ（RA）は慢性かつ進行性に経過する多関節炎であり，進行すると関節破壊に至る．手足の指など四肢の末端近くの関節に，朝起きたときにこわばりを感じ，次第に体幹部に及ぶ．難治性で再発を繰り返して，関節の腫脹と疼痛，炎症の徴候が現れるようになる．患者の免疫グロブリンに対する抗体が発現するので，自己免疫疾患という．30〜50歳代に好発し，男女比は1：3〜4で，中年の女性に多い．

RA診断確定後，できる限り早期より経口・筋注の疾患修飾性抗リウマチ薬（disease modifying anti-rheumatic drugs：DMARDs，免疫調節薬ともいう）を開始し，3か月をめどに治療効果を判定する．効果が不十分な場合は，メトトレキサート（MTX）に変更あるいは併用する．それでも効果が不十分な場合は，生物学的製剤を併用あるいは移行する．疼痛コントロールのためにNSAIDsを

適宜併用する．

抗リウマチ薬の副作用発現頻度は比較的高いため，異変があれば直ちに専門医師・薬剤師に相談する．

病態は3期に分けられる．

1) 急性期：プロスタグランジン産生期であり，発熱，痛み，腫脹が現れる．この時期は非ステロイド性抗炎症薬（NSAIDs）や副腎皮質ステロイドが有効であるが，対症療法である．
2) 亜急性期：白血球の遊走，貪食による関節組織の破壊が起こる．この時期は副腎皮質ステロイドやメトトレキサートが有効である．
3) 慢性期：結合組織の変化，線維化が起きて肢体の変形が起こる．

亜急性期および慢性期を通じて，金製剤，ペニシラミン，アザチオプリン，サラゾスルファピリジンが使用される．

3.15.2　関節リウマチの薬物療法

1) **金製剤**
- 金チオリンゴ酸ナトリウム（シオゾール）：筋肉注射をする．免疫調節薬（DMARDs）．
- オーラノフィン（リドーラ）：内服する．免疫調節薬（DMARDs）．

　〔有害作用〕下痢，間質性肺炎，腎機能障害，貧血，無顆粒球症などがある．

2) **化学的合成薬物**
- メトトレキサート（メトソレキセート）：抗癌薬であるが免疫抑制作用が強く，他の治療薬が無効のときに使用する．中等症以上に適用．重篤な副作用があるが，効果対副作用比は高い．休薬期間が必要となる．免疫調節薬（DMARDs）．
- ブシラミン（リマチル）：軽症～中等症に用いられる．遅効性．免疫活性型T細胞増殖抑制（サプレッサーT細胞の増殖），B細胞の抗体産生抑制による自己免疫の抑制作用が報告されている．血液検査，肝・腎機能検査を定期的に行う必要がある．免疫調節薬（DMARDs）．
- ペニシラミン（メタルカプターゼ）：効果の発現まで1～2か月を要し，金製剤との併用はできない．副作用発現頻度が高い．免疫調節薬（DMARDs）．
- サラゾスルファピリジン（アザルフィジンEN）：軽症～中等症に用いられる．血液検査，肝・腎機能検査を定期的に行う必要がある．免疫調節薬（DMARDs）．
- レフルノミド（アラバ）：中等症以上に適用．重篤な副作用で致死的経過の恐れがある．免疫調節薬（DMARDs）．

3) **生物学的製剤**

関節リウマチが遅延型自己免疫疾患による自己組織の破壊で発症することから，免疫システムに関与するT細胞，B細胞あるいはマクロファージ，またそれらを働かせるサイトカイン（インターロイキン：IL-6，腫瘍壊死因子：TNFαなど）の活動を抑制して治療することが試みられてきた．すでに遺伝子組み換え医薬品として実用化しているものをあげる．

- インフリキマブ（点滴，レミケード）：抗ヒト TNFα モノクローナル抗体製剤で TNFα の純化した抗体製剤を投与して病巣の破壊を抑制する．関節リウマチ，ベーチェット病による難治性網膜ぶどう膜炎，尋常性乾癬，関節症性乾癬，膿疱性乾癬，乾癬性紅皮症，強直性脊椎炎などに有効とされる．キメラ抗体である．抗リウマチ作用が強く，効果発現が早い．重篤な副作用で致死的経過の恐れがある．（モノクローナル抗体は単一の抗原のみに反応する抗体である）．
- アダリブマブ（皮下注，ヒュミラ）：ヒト型抗ヒト TNFα モノクローナル抗体製剤で，関節リウマチ，既存治療で効果不十分な次の疾患，尋常性乾癬，関節症性乾癬，強直性脊椎炎，多関節に活動性を有する若年性特発性関節炎，中等症または重症の活動期にあるクローン病の寛解導入および維持療法に有効とされる．リスクがインフリキマブより低い．重篤な副作用で致死的経過の恐れがある．
- エタネルセプト（皮下注，エンブレル）：完全ヒト型可溶性 TNFα/LTα レセプター製剤で，この製剤は，過剰となっている組織の TNFα の破壊反応をオトリとなって受け入れて，病巣組織そのものの破壊を避ける．関節リウマチの治療に有効とされる．重篤な副作用で致死的経過の恐れがある．
- トリシズマブ（点滴，アクテムラ）：抗ヒト IL-6 受容体モノクローナル抗体製剤で，サイトカインの情報伝達 IL-6 と結合し，組織破壊を抑制する．関節リウマチ，全身型若年性特発性関節炎，多関節活動性若年性特発性関節炎などの改善に有効とされる．重篤な感染症で致死的経過の恐れがある．
- アバタセプト（点滴，オレンシア）：リウマチの原因は，自分の身体の或る細胞組織を誤って非自己と判断して，抗原提示細胞（マクロファージ）がその細胞表面にある CD80/CD86 複合体に誤った情報を提示する．そこに T 細胞が結合し，さらに T 細胞側の補助受容体 CD28（スイッチに相当）に刺激が伝わると，T 細胞が活性化されて自己細胞の破壊活動が始まる．アバタセプトはこの CD28 受容体に結合するので，T 細胞の破壊活動が阻止される．その結果，関節リウマチの発症に関与するサイトカインの産生をも抑制し，一連の破壊活動が抑制されると考えられる．リスクがインフリキマブより低い．重篤な感染症で致死的経過の恐れがある．

3.16 高尿酸血症・痛風治療薬

3.16.1 高尿酸血症と痛風

　高尿酸血症は，血清尿酸値が 7 mg/dL を超えるものをいう．痛風は，高尿酸血症を原因とした激痛を伴う関節炎を来す疾患であり，患者の 90% 以上が男性である．アルコールは肝臓で尿酸がつくられるのを促進し，尿酸濃度を上げるため，痛風のリスクを高める．とくにビールは最もリスクが高いが，ワインは飲んでも痛風のリスクを高めない．焼酎やウイスキーもそれほど痛風のリスクは高くはない．

痛風の発作は，関節腔に尿酸塩が析出するために起こる炎症反応である．患部の激痛を伴い，慢性化することが多い．尿酸が患部に蓄積すると，白血球が遊走して異物処理をしようとする．白血球の活動が盛んになると患部に乳酸が遊離し，pHの低下による尿酸の析出を助長して病状が悪化する．

3.16.2 薬物治療
1) 急性期に用いる薬物
- インドメタシン（インテバン）：急性期の第一選択薬である．有害性があるので，投薬は短期間に留める．
  炎症・疼痛コントロール．NSAIDs.
- コルヒチン：患部に集まってくる白血球の遊走を抑制する．発作が始まりそうな時に内服する．効果が弱く，副作用があるため，現在はあまり使用されない．
- ナプロキセン（ナイキサン）：痛風発作時の炎症・疼痛コントロール．NSAIDs.
- オキサプロジン（アルボ）：痛風発作時の炎症・疼痛コントロール．NSAIDs.
- プラノプラフェン（ニフラン）：痛風発作時の炎症・疼痛コントロール．NSAIDs.

2) 慢性痛風に用いる薬物
尿酸コントロール薬で，長期間の内服が必要である．薬物の作用機序は，尿酸産生を阻害するか，尿酸の排泄を促進する方法をとる．
- アロプリノール（ザイロリック）：尿酸は核酸成分のプリン体を酸化するときにできるので，この酸化反応に関係するキサンチン酸化酵素を阻害して尿酸合成を抑制する．尿酸降下薬（尿酸生成抑制）．
- ベンズブロマロン（ユリノーム）：この薬は尿酸の生成は阻害できないが，尿細管での再吸収を抑制して尿中に尿酸を排泄させる．尿酸降下薬（尿酸排泄促進）．
- プロベネシド（ベネシッド）：ベンズブロマロンと同様の作用がある．尿酸降下薬（尿酸排泄促進）．

〔留意点〕いずれの薬物治療も水分を多くとるように努め，尿をうすくする．

3.17 糖尿病治療薬

3.17.1 病　　態
糖尿病は，膵臓からのインスリン分泌障害や組織でのインスリン感受性の低下により，グルコースの利用が妨げられ，高血糖の持続により全身の血管障害や神経障害を来たす疾患である．
高血糖のため尿中に糖が排出するので，多尿，口渇，多飲になって，糖利用障害による種々の症状を来す．長期にこの状態が続くと，網膜症，腎症，神経障害などの合併症を起こす．

3.17.2　糖尿病の型

① 1型糖尿病：膵臓のランゲルハンス島B細胞の破壊により，インスリン分泌が消失してしまうインスリン依存型であり，インスリンの補給が必要なタイプである．しかし，患者数は少なく，糖尿病患者の3％程度に過ぎない．

② 2型糖尿病：B細胞でのインスリン分泌が不十分か，十分に分泌されていても標的組織でのインスリンに対する反応性が悪いために，糖をうまく利用できないもので，成人の糖尿病患者の大部分を占める．

薬物治療としては，基本的には注射によるインスリンの補給，また2型の糖尿病には経口糖尿病薬を使用する．

3.17.3　インスリンの補給

1型糖尿病においては，毎日インスリンの注射が基本になる．
2型糖尿病においても進行した糖尿病では，膵臓の機能の低下または消失に伴って必要となる．インスリン注射には，病状の進行状況にあわせて5種のタイプがあり，自分で注射できるタイプもある．

　　超速効型：皮下注射後短時間で吸収され，約1時間で血中濃度が最高になる．食事5分前に注射する．
　　速　効　型：皮下注射で作用発現時間が30分以内，持続時間は3〜8時間である．点滴も可能なタイプがある．
　　中　間　型：作用持続時間が約24時間である．
　　混　合　型：速効型と中間型の混合製剤であり，作用時間も比較的長い．
　　持　続　型：1型の糖尿病に使用し，24時間ほぼ同じ濃度の維持ができるタイプである．

3.17.4　経口糖尿病薬（oral hypoglycemic agent: OHA）

2型糖尿病で，運動と食事制限療法で血糖値のコントロールが困難な場合に，経口糖尿病薬が用いられる．OHA投与で最も多く発生する副作用は，低血糖発作である．低血糖の起きやすい高齢者や肝・腎機能に異常のある患者には注意が必要であり，対処法を指示しておく必要がある（急激な血糖の低下に備えて，単糖（グルコース）を用意しておく．砂糖は不可）．

1）インスリン分泌促進薬
・スルホニル尿素（スルホニルウレア）薬（SU薬）：膵臓のスルホニル尿素受容体に結合してインスリンの分泌を促進する．
　　第1世代：クロルプロパミド（アベマイド）．第1世代薬は現在ではあまり処方されていない．
　　第2世代：グリクラシド（グリミクロン），グリベンクラミド（オイグルコン）
　　第3世代：グリメピリド（アマリール）．血糖降下作用が強い．
・速効型インスリン分泌促進薬：食後の一時的な高血糖をコントロールする目的で使われる．

SU 薬よりも吸収と消失が速いので，必ず食事の 10 分以前（直前）に内服する必要がある．食前 30 分では低血糖発作の危険性がある．

ナテグリニド（スターシス），ミチグリニド（グルファスト），レパグリニド（シュアポスト）

・GLP-1 受容体作動薬（インスリン分泌調節薬）

エキセナチド（バイエッタ），リラグルチド（ビクトーザ）：経口糖尿病薬の効果の少ない患者に皮下注射で使用する．低血糖に注意する（GLP-1 受容体：血糖値に依存したインスリン分泌を促進し，グルカゴン分泌を抑制する）．

・DPP-4 阻害薬（インクレチン分解酵素阻害薬）

食事後，血糖値が上昇すると消化管からインクレチンというホルモンが分泌される．インクレチンは膵臓 β 細胞に働いてインスリンの分泌を促す．インクレチンには GLP-1 (glucagon-like peptide-1) と GIP (glucose-dependent insulinotropic polypeptide) が知られている．両者の血中半減期は，DPP-4（ジペプチジルペプチターゼ-4）の作用で急速に分解されるので，2 〜 5 分程度と短い．インスリンを長く分泌させるために，DPP-4 の阻害剤が開発された．食事療法，運動療法，SU 薬使用で十分な治療効果が得られない場合に限り，使用する．低血糖，急性腎不全に注意する．

シタグリプチリン（ジャヌビア），アログリプチン（ネシーナ），ビルダグリプチン（エクア），リナグリプチン（トラゼンタ）

2） インスリン抵抗性改善薬

・ビグアナイド系薬物（BG）：膵臓の β 細胞には作用せずに，組織でのグルコースの分解促進，肝臓での糖新生の抑制，消化管でのグルコース吸収の抑制，血中の糖の上昇作用を有するグルカゴン値を低下させる．2 型糖尿病の第一選択薬である．重篤な低血糖症を起こす可能性がある．

ブホルミン（ジベトン S），メトホルミン（グリコラン）

・チアゾリン誘導体（TZD）：肥大化した脂肪細胞を減らし，小型脂肪細胞を増やす．皮下脂肪に中性脂肪を蓄積させることで内臓脂肪を減らし，肝臓や骨格筋における脂肪沈着を抑制して，インスリン抵抗性を改善する．

　　　　　　　糖質（ブドウ糖，グリコーゲン）＞内臓脂肪＞皮下脂肪

ピオグリタゾン（アクトス）

・糖吸収阻害薬：消化管からの糖の吸収は，単糖（グルコース，フルクトースなど）の形で行われるので，オリゴ糖やショ糖などは小腸の粘膜細胞にある消化酵素 α-グルコシダーゼにより加水分解される．この酵素を阻害し，急激な単糖類の腸管吸収を抑制する治療法がとられる．食前に服用する．食事・運動療法，他の経口血糖降下薬，インスリン製剤で効果不十分の場合に限り使用する．腸閉塞，黄疸に注意する．

アカルボース（グルコバイ），ミグリトール（セイブル），ボグリボース（ベイスン）

3）糖尿病合併症治療薬

エパレルスタット（キネダック）：アルドース還元酵素（ART）阻害薬で，糖尿病ではブドウ糖や果糖などのアルドースがARTによりソルビトール（ST）に変化する．ソルビトールの細胞内蓄積は，網膜症，腎障害，末梢神経障害を起こすので，ART阻害薬はその予防薬として使用される．

3.18 骨粗鬆症薬

長寿社会を迎えて，高齢者の生理現象の不具合による疾病の1つに，とくに女性に発症しやすい骨粗鬆症があげられる．わが国でも骨粗鬆症による大腿骨頸部骨折は年間12万件を超えると推定され，約10％は1年以内に死亡し，約30％は日常生活動作能力が低下する．また，骨折による二次的な骨格変形は，寝たきり状態や慢性腰痛の原因となり，円背（ねこぜ），身長低下などにより生活動作を障害し，介護の必要性を増加させる原因となっている．

3.18.1 骨の維持機能

生きているヒトの骨は，老朽化あるいは傷ついた骨が破骨細胞により破壊（骨吸収）され，その後，骨芽細胞が修復するという形を繰り返して，約2年半で体全体の骨が入れ替わるといわれている．この生理機構は高齢者および閉経後の女性において大きく変わる．

(1) 加齢による老人性骨粗鬆症発生の仕組み

加齢によって，カルシウム調節ホルモンのバランスが崩れ，骨芽細胞による骨形成に対して破骨細胞による骨吸収作用が上回るようになり，その結果，骨量が減少する．

① 骨吸収の要因変化

 a) 腎機能の低下による破骨作用を促す副甲状腺ホルモン（PTH：パラトルモン）の抑制低下．

 b) 腎臓での活性化ビタミンD_3産生の減少により，小腸からのカルシウム吸収の低下．

 c) 副甲状腺の機能亢進による副甲状腺ホルモンの増加（a）と関連）．

   これらの変化が破骨を助長する．

② 骨形成の要因の変化によって，骨芽細胞の活性が低下する．

   ①，②の作用により骨再生能力の低下が生じる．

(2) 閉経後の骨粗鬆症発生の仕組み

閉経によるエストロゲンの分泌低下（若年代の約3％くらいに低下）が与える骨形成への影響は以下のようにまとめられる．

① 骨吸収要因の変化

 a) 単球・骨芽細胞によるIL-1，IL-6（IL：インターロイキン）などの分泌増加で骨吸収が促進される．

 b) 破骨細胞の機能亢進．

② 骨形成要因の変化

IGF（Insulin-like growth factor（インスリン様成長因子）：骨，肝臓で産生し，軟骨細胞，骨芽細胞，結合組織の成長，間質細胞の増殖作用を有する）などの作用低下による骨形成低下.

①，②の作用により骨量の減少が起こる〔文献1）〕.

3.18.2　骨粗鬆症の薬物治療

骨量増加効果は，投薬後1年経ってはじめて明らかになる程度である．

- エストリオール（ホーリン）：エストロゲンの1つ．骨形成の維持作用がある．閉経後の患者に対する第一選択薬．
- アルファカルシドール（アルファロール）：活性型ビタミン D_3 製剤．腸管でのカルシウム吸収促進作用がある．
- ビスホスホネート製剤：破骨細胞が接触する破骨面に入り，破骨を抑制する．骨密度を改善する．高齢者，既骨折患者に対して第一選択薬である．飲食品中のカルシウムなどと結合して吸収阻害され無効となるので，食前服用となる．朝食30分前にコップ1杯の水（ミネラルウォーター不可）で服用し，30分は横にならず，飲食不可．服用方法が煩雑．

    アレンドロン酸（ボナロン）：第一選択薬．

    ミノドロン酸（ボノテオ）：第一選択薬．

    リセドロン酸（ベネット）：第一選択薬．

    エチドロン酸（ダイドロネル）：食間服用．副作用有り．第二選択薬．

- エルカトニン（エルシトニン）：カルシトニン製剤である．骨粗鬆症における疼痛に有効．骨量増加，骨折抑制効果は低い．注射薬．
- テリパラチド（テリボン）：ヒト副甲状腺ホルモン製剤．注射薬．
- ラロキシフェン（エビスタ）：閉経後の骨粗鬆症．
- バゼドキシフェン（ビビアント）：閉経後にエストロゲン受容体に作用してエストロゲン作用を示し，骨形成に働く．
- メナテトレノン（グラケー）：ビタミン K_2 製剤である．骨密度増加効果．骨量増加効果は弱い．

文　献

1) 大塚吉兵衛, 安孫子宣光：医歯薬系学生のためのビジュアル生化学・分子生物学, p.180, 日本医事新報社 (2003)

参考文献

1) 「今日の医療薬」, 南江堂 (2018)
2) 「治療薬マニュアル」, 医学書院 (2018)

3) 「治療薬ハンドブック」, じほう (2018)
4) 菅野 彊：薬剤師のための薬物動態ものがたり, アドバンス・クリエイト（株）(2004)

第4章　薬の消化器官からの吸収

4.1　薬物の吸収・代謝・排泄に関与する器官

食物摂取が，服薬した医薬品の体内動態（吸収・代謝・排泄）に影響する場所として，次の5部位が重要である．

i) 胃腸（図4-1の①）においては，薬物の吸収に対して，胃酸，胆汁，消化液分泌の影響，食物栄養成分の吸収活動（滞留時間等）による薬物吸収状態の変化．また，腸粘膜の薬物代謝系酵素による影響などがある．

ii) 肝臓（図4-1の②）においては，食品成分の栄養活動に伴う肝血流量の増加による薬物代謝への影響，あるいは胆汁生成による脂溶性薬物の代謝と腸肝循環による再吸収および排泄への影響がある．

iii) 血液（図4-1の③）においては，食品の特殊成分が血液中のアルブミンとの結合に影響し遊離の薬物を増減させる．このことより薬効，薬物代謝，排泄作用に影響する．

iv) 腎臓（図4-1の④）においては，食物が腎臓における薬物の排出および尿細管からの再吸収に対して影響し，薬物のクリアランス，半減期などに対する影響が考えられる．

v) 標的器官（図4-1の⑤）においては，薬物の標的器官に対する受容体の結合性および細胞膜

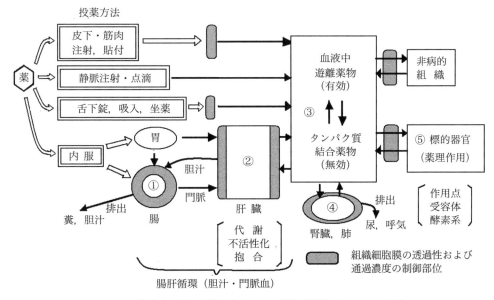

図4-1　薬物の吸収，体内分布および作用部位（図2-5を再掲）

の通過性に対する影響が考えられる．

4.2 薬物の消化器からの吸収の仕組み

4.2.1 薬物吸収の概略

　経口投与薬が血液またはリンパ系に移行する際には，消化管から上皮粘膜を経由する．この膜は一般的に流動性のある2分子リン脂質膜で構成されており（図4-2），この脂質層にはモザイク様にタンパク質が挿入されていて，タンパク質はこの二重膜を貫通しており，水溶性物質を通過させる「水孔」を形成している．したがって，親油性物質は脂質膜を通過し，小さな親水性の物質は水孔を介して細胞内に入る．

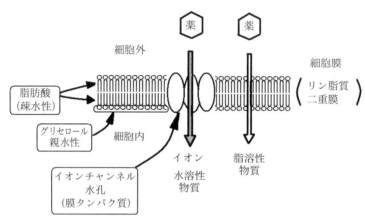

図 4-2　薬物の小腸粘膜の吸収細胞膜通過様式

　二重膜はリン脂質とコレステロールで構成されている．リン脂質は2つの親油性（疎水性）直鎖構造を膜の内側に向け，お互いに親油性直鎖部分が結合するように疎水結合をしている．この膜を通過する薬物の拡散速度は，薬物がどれくらいこのリン脂質二重膜との親和性があるかによって異なっている．すなわち，リン脂質・脂質リン（リン脂質二重膜の構造）配列のリン部位は親水性であり，脂質・脂質部位は親油性または疎水性であって，これを水／油／水（W/O/W）形成という．各薬物がこのW/O/Wの層にどれくらい溶け込んで細胞内に入り込めるかが，薬物の拡散速度につながる．これを薬物の受動拡散といい，その際，エネルギーの消費なしに濃度勾配に沿った方向に拡散する〔文献1)〕．

4.2.2　細胞膜通過の重要な機序（吸収の一般的タイプ）

（1）受動的非イオン拡散

　通常，イオン化しない物質では，分配係数（細胞膜やある種の溶媒が，特定の物質を溶かし込む割合を示す係数：細胞膜はリン脂質で構成されているので，脂溶性の薬物を通過させやすい．薬物ごとにその度合いは異なる）が吸収を左右する．イオン化する薬物では，さらに解離定数（イオン化しやすさの程度のこ

とをいい，pHによりイオン化の度合いが異なる）と吸収部位のpH値も重要であり，非解離画分（イオン化しない部分）のみが分配係数の違いに従ってリン脂質二重膜（W/O/W膜）を通過できる．

酸性の薬物を溶かした水を酸性側に変化させたり，塩基性薬物を溶かした水をアルカリ性（塩基性）にもっていくと，両薬物の解離（イオン化）は抑制され，それらの腸管における吸収は変化する（下記に示した反応①と②）．

例えば，酸性薬物（有機酸：RCOOH）の吸収を改善するには，消化管のpHを下げると吸収が良くなることが知られている．RCOOHは非解離型，RCOO$^-$は解離型である．この解離型の薬物は，通常の薬物分子の大きさであればイオン化してイオンチャンネルを通過するので，細胞内への吸収がイオンチャンネルのコントロールを受けて遅れることが多い．一方，非解離型のものは親油性（疎水性）の性質を帯び，脂質膜の分配（油性物質の移動・通過のしやすさ）に従って拡散吸収されるが，リン脂質二重膜（W/O/W膜）のO（脂質）の部分を通過できない．

しかし，非解離型のRCOOHが細胞膜を通過しやすくなるのには限界がある．酸性の解熱・鎮痛薬であるアスピリン（アセチルサリチル酸）やサリチル酸は酸性で吸収が良くなるが，水に対する溶解性が酸性では低下するので吸収が低下する．薬物の吸収は薬物が水（体液）に溶解してはじめて吸収可能となるので，高濃度の薬物や不溶性の状態になった薬物はかえって吸収が抑制されてしまう．そのため多量の水を用いて溶解性を高め，かつ適度の酸性を保つことが吸収を良くすることになる．服用水を多量にするといっても250 mLくらいが1回の服薬用量の水としては限界といえる．

① 酸性薬物のpHによる解離の変化

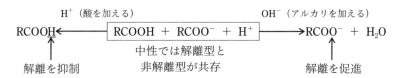

② 塩基性薬物のpHによる解離の変化

$$RNH_3^+ \xleftarrow{\text{酸性化（+H}^+\text{）}} RNH_2$$
解離型塩基性薬物　　　　非解離型塩基性薬物（アルカリ側）

塩基性薬物では，胃が酸性の場合によく吸収される．この現象は，酸性薬物が非解離型で吸収が良いという溶解・解離理論に反するようであるが，塩基性薬物では，酸性の条件を与えてイオン化体としないと水に溶けないからである．このため，多くの塩基性薬物は水に対する溶解性を高めるため，硫酸，塩酸またはリン酸などを反応させて塩とし，イオン性にして溶解性を高める工夫をしている（リン酸コデインや塩酸モルヒネなど）．塩基性薬物の一種である抗真菌薬・ケトコナゾール（$R_1-\overset{R_3}{\underset{H}{N^+}}-R_2$：酸性解離型，アンモニウムイオン型）は酸性で水に溶けやすくなるが，胃のpHが6以上では生物学的利用率が95％も低下してしまう．これは溶解性の低下によると思われる．ケ

トコナゾールは酸（酢酸）やクロロホルム，エタノールには溶けるが，水にはほとんど溶けない．したがって，シメチジン（ヒスタミン H_2 遮断薬：十二指腸・胃潰瘍治療薬）のような胃酸分泌を抑制するような薬物との併用では，胃液の酸性が弱められてケトコナゾールの利用率が激減する．薬物の主な吸収部位は小腸であって，膵液および十二指腸分泌物の pH 緩衝能（アルカリ側へ中和する）のため十二指腸付近では pH が 5.6 とやや アルカリ側に高められるが，回腸ではさらにアルカリ性に移行して pH は 7〜8 と，一定となる．

胃内容物の pH は空腹状態では 1〜2 になるが，食事の影響により変化する．一般に，標準食では短時間に pH 値が約 6 に上昇し，空腹時の値に戻るまで約 2 時間持続するので，医薬品の溶解や崩壊過程に影響を及ぼす可能性がある．

(2) 受動的イオン対形成による吸収

4級アンモニウム塩の N-ブチルスコポラミン（コリン遮断薬）は，スルホン酸とイオン対をつくり吸収性が増す．

(3) 親水性または小イオン分子の吸収

前述したように，拡散によって細胞膜の水孔を通過する．

(4) キャリヤータンパク質を介する受動拡散

トランスポーターとよばれる特殊なタンパク質と結合して，細胞膜の中へ薬物を運び込む．水溶性や脂溶性の低い薬物に適用される．

(5) 輸送エネルギーを消費して濃度勾配に逆らっての吸収（能動輸送）

特殊なキャリヤーを介して能動的に輸送される．例えば，パーキンソン病の治療薬であるレボドパ，アミノ酸，胆汁酸，糖，メチルドパ，5-フルオロウラシル（抗癌薬），およびペニシラミン（慢性関節リウマチ薬，ウィルソン病薬（遺伝性代謝疾患で，体内に銅が蓄積し脳・肝臓・腎臓・眼が冒される疾患））などが該当する．これらの薬物および生体物質の吸収は，吸収経路が飽和状態の程度によって相互に吸収が抑制される．

4.2.3 経口投与による薬物の吸収とその部位

(1) 吸収部位の比較

原則的には，口腔から直腸までの消化管の各部分で薬物の吸収が起こるが，食物の影響については胃と腸に限定している．表 4-1 に，吸収部位の消化管の面積と，薬物の消化器官における滞留時間を示した．

表 4-1 薬物吸収部位

吸収部位	表面積 (m^2)	滞留時間 (h)
口腔	0.02	短い
胃	0.2	0.2〜3 (〜7)
小腸	100〜200	2〜5
大腸	0.5〜1	24 以下

文献1) p.5 より

(2) 舌下または口腔粘膜からの吸収

口腔〜咽頭腔からの薬物の吸収は，スプレー式，舌下錠，チューインガム，バッカル錠などの剤形が用いられる．舌下や口腔内は表面積が小さく，滞留時間は短い．非解離型で親油性の薬物だけが吸収される．口腔での唾液（1日 1.0〜1.5 L 分泌）の pH は 6.3〜6.8 で

あり，唾液自体の pH 変化に対する緩衝力は少ないが，ニコチンガムでは炭酸／炭酸水素系緩衝剤（pH 値を 8～9 に維持）を含み，ニコチン溶解性を調節するために最適かつ持続的な吸収条件が維持されている．

口腔での吸収は，初回通過効果を経ずに標的器官に薬物が到達でき，胃腸からの吸収のように肝臓を経由しないため生物学的利用率が高い．しかし，当剤形の使用可能域は薬物に特有の不快な味覚と刺激性があるものが多いので，適用範囲が狭い．

医薬品の例としては，舌下錠ではニトログリセリン（狭心症薬），バッカル錠としてステロイドホルモンおよび酵素系抗炎症薬（キモトリプシン，ブロメラインなど）がある．このうち酵素系はタンパク質を主成分とするので，消化器での分解を避けるために口腔粘膜から吸収させ，初回通過効果を避ける．

（3） 胃からの吸収

1) 吸収の状態：内服薬は粉剤，錠剤，カプセル剤，顆粒剤などが 200～250 mL の水で服用される．胃内で溶けた薬物は，一部水に溶けて胃粘膜から吸収され，門脈を経て肝臓に至り代謝を受ける．胃内に入った薬物は 10 分くらいで十二指腸に運ばれはじめる．

2) pH の影響：胃液は 1 日に 2～3 L 分泌され，胃酸で pH が 1～2 となっており，服用水が少ないと低い pH の影響を受けやすいため（分解および不溶性化），カプセルに入れたり，腸溶性の被膜で覆った顆粒や錠剤として服用されるものもある．とくに食物と一緒に服用した場合は全胃内容物が十二指腸に送られるのに 3～6 時間を要することがあり，薬物の分解もあり得る．空腹時に少量の水で服用した場合は pH が低い状態であり，酸性の薬物の溶解性は悪い．しかし，この際，むしろリン脂質二重膜を通過しやすくなるので，通常の服用に比べて薬物効果が過大に作用することがある（例：アスピリン（解熱・鎮痛薬））．

アルコールは両性質（脂溶性と水溶性）を保持しているので胃からの吸収性が高く，空腹時に酔いが回りやすいのはこのためである．

（4） 食物と胃排出速度

胃は食物の一時的貯蔵器官として徐々に内容物を排出する．胃内の食物滞留時間は温度，脂肪含有量，粘度，浸透圧，食物の粒度によって左右される．

胃排出時間の中央値については空腹で 35 分，軽食で 1.5 時間，重い食事で 6 時間といわれている．胃の運動性は食物の組成によって異なり，重い食事や粘度の高いものは排出速度が一般的に遅く，食物も薬物も粒度の大きいほうが胃からの排出時間が遅延する．清涼飲料水のような，食品成分が希釈されている水溶液では，低温の方が排出速度が速い傾向にある．

（5） 小腸からの吸収

長さ約 6 m の小腸は重要な吸収部位である．その粘膜は絨毛などによって表面積が 600 倍に拡張されている．十二指腸に流入する胆汁（1 日 0.5～0.8 L 分泌）は界面活性作用を有し，多量の膵臓分泌物（1 日 1.2～1.5 L），小腸分泌物（1 日 4 L）および蠕動運動によって食物をどろどろの粥状にする．また，薬物の溶解と吸収を促進する．多くの薬物が小腸の最初の部位で吸収され，薬

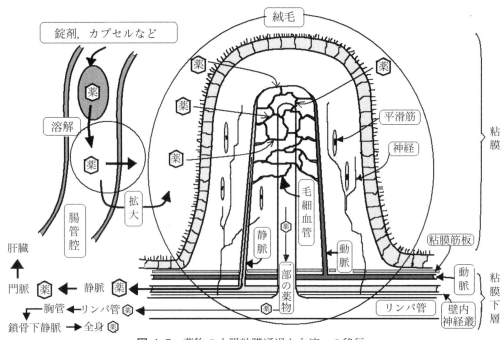

図 4-3 薬物の小腸粘膜通過と血液への移行

物の約半分は小腸表面の最初の 1/4 で吸収が行われる（図4-3）．

　服薬した薬物の吸収は図4-3に示したように，胃または腸管内で溶解した後，小腸の絨毛粘膜からその大部分が毛細血管に吸収されて，静脈，門脈さらに肝臓へと移行する．一方，脂溶性薬物および高分子薬物は脂肪の吸収経路であるリンパ管，さらに胸管を経由して鎖骨下静脈に入ると考えられるが，実際は，リンパ液の流速は血流に比較してはるかに遅く，血流のおよそ 1/550 程度といわれ，薬物吸収における寄与は非常に低い〔文献 2）p.280〕．

(6) 血液とリンパ液

　薬物は吸収後，血液によって静脈から心臓を経由して動脈によって全身に運ばれる．タンパク質（アルブミン）にくっついて運ばれる薬と，薬単独で運ばれるものがある．タンパク質に結合している薬は，薬効が現れない．薬が血管から作用する場所に行くには，タンパク質と離れる必要がある．

　ヒトの血液量は体重のおよそ 1/13（約 8％）であり，体重 70 kg の場合は，約 5.4 kg が血液の重さとなる．その組成は血球成分と血漿成分からなっている．血球成分（血液細胞）は赤血球（96％，酸素，二酸化炭素を運ぶ），白血球（3％，殺菌，免疫に関与し，5種類がある）と血小板（1％，血液凝固成分）の構成となっている．血漿成分は水分（90％），タンパク質（7％），その他（3％，イオン成分など）からなっている．リンパ管とは，リンパ液が流れる管を指す．リンパ液は，毛細血管から組織内へ滲出した液体成分（組織液）で，組織細胞間を移動し，細胞に栄養物を供給している．リンパ液は毛細リンパ管に入り，リンパ管を経由して静脈へ運ばれ，最終的に血液に戻る．

(7) 大腸からの吸収

小腸内を粥状で移動してきた消化物（食物）は，大腸で水分が吸収され半固形物となる．水分は回収されるが，大腸で異変が起きると下痢という症状が出る．下痢が続くと体内の水分が失われ，脱水症状となり，重症時には命を失う危険がある．

大腸では残りの薬物がほとんど吸収される．食物は大腸内で大腸菌叢に影響を及ぼす．

4.3 薬物代謝酵素による薬物の変化

すでに第2章2.5項で述べたので詳細は省くが，初回通過効果によって薬物効果が減少する医薬品に対して，初回通過効果により代謝を受けてはじめて薬物効果の発揮できるよう工夫した医薬品がある．これを「プロドラッグ」とよんでいる（表4-2）．

表4-2　プロドラッグ化修飾の目的

プロドラッグ	親薬物	医薬品用途	プロドラッグの目的
コハク酸クロラムフェニコール	クロラムフェニコール	抗感染症薬	水溶性増大
パルミチン酸クロラムフェニコール	クロラムフェニコール	〃	胃酸による失活防止
コハク酸ヒドロコルチゾンナトリウム	ヒドロコルチゾン	抗炎症薬（副腎皮質ホルモン）	〃
アセメタシン	インドメタシン	抗炎症薬，鎮痛薬	消化管への副作用軽減
インドメタシンファルネシル	〃	〃	〃
セフテラムピボキシル	セフテラム	抗感染症薬	吸収改善
タランピシリン，バカンピシリン	アンピシリン	〃	〃
フルスルチアミン	チアミン	ビタミンB_1	〃
吉草酸ベタメタゾン	ベタメタゾン	合成副腎皮質ホルモン	〃
アラセプリル	カプトプリル	抗高血圧薬（ACE阻害薬）	復元遅延による作用持続化
テガフール	5-FU	抗癌薬	〃
デカン酸ハロペリドール	ハロペリドール	抗精神病薬	吸収遅延による作用持続化
エナント酸テストステロン	テストステロン	男性ホルモン	効力持続化
L-ドーパ（レボドパ）	ドパミン	パーキンソン病薬	脳移行性の改善
アシクロビル	三リン酸化アシクロビル	抗ウイルス薬（DNAウイルス）	ウイルス感染細胞に対する選択的作用発現

文献2) p.351より

文　献

1) 江戸清人, 金谷節子監訳, Horst Wunderer 著：Arzneimittel richtig einnehmen Wechselwirkungen zwischen Medikamenten und Nahrung, 医薬品と飲食物の相互作用―正しい医薬品の服用方法―, じほう（2002）
〔本文献を参考にした箇所：p.1-5〕
〔本文献の主旨から引用し作成した表およびその解説：第 4 章（表 4-1）〕
2) 森本雍憲　他：新しい図解薬剤学, 改訂第 3 版, p.280, 351, 南山堂（2003）

第5章　食事と薬の正しい飲み方

5.1　内服の方法

5.1.1　服用水について

1)　水または白湯

　内服薬（水剤を除く）は，錠剤，顆粒剤，散剤およびカプセル剤などが使用されるが，従来，1回の服薬用水量に対する厳密な規定はなかった．しかし，最近の研究では「少ない水量で服用するのは好ましくない」という方向に定着しつつある．その理由は，次のとおりである．

① 医薬品の剤形によっては食道通過時に，水量が少ないために粘り付いてしまい，食道粘膜に傷をつけたり炎症を起こさせることがあるので，十分な水で流し込むことが推奨されている．通常は 200～250 mL くらいがよい．

② 医薬品の吸収速度をみると，ある種の医薬品では水が少ないと胃内で溶解しにくく，たとえ溶けても濃度が高すぎて吸収されにくかったり，溶解しないままで長時間消化器内にとどまることがあり，悪心や吐き気を招くことがある．多量の水を用いると溶解性も良く高濃度にならないので吸収しやすくなる．決して唾液だけで飲み込んだりしてはいけない（食道粘膜に貼り付いて炎症を起こすことがある）．

③ 水温については表 5-1 に一例を示した．非崩壊性胃液抵抗性錠剤を温度の異なる水で服用したときの，胃からの排出時間を示したものである．温度の低いほうが早く排出される．しかし，低カロリーの飲用水では温度の影響を受けないという報告もある〔原著文献 5)-1)-(1)〕．いずれにしても，あまり冷えすぎたものは良くなく，体温くらいの温度が適当である．

表 5-1　非崩壊性胃液抵抗性錠剤使用時の温度および胃排出性（空腹時に 250 mL の水で服用）

飲み物の温度（℃）	排出時間（分）
4～6	16
20	48
45	71

文献 1) p.7 より

2)　ジュースなどの清涼飲料水や茶

　ジュース，茶，ミネラルウォーターなどによる服用は，その中の成分によって薬物の代謝機構に悪影響を及ぼすことがあり，また，薬物と食品成分とが不溶性の化合物を形成して薬物の吸収を悪くする事例（後述する）があるので避けるべきである．

5.1.2 服薬時間について

　内服薬の服用時間は，食物の摂取による消化器官の活動に伴い生理的条件が大きく変化することから重要なテーマである．一般的に食後服用が最も多い服薬方法であるが，薬の種類によっては必ずしも食後に限定されるものではない．この件に関しては後で述べるが，まず一般的な服薬時間について述べる．

1）食　　前

　胃の中に食物が入っていない時で，食事30分くらい前を指す．主に食欲増進薬，胃酸の影響を受けると効き目が悪くなりやすい薬（鉄剤（貧血改善薬），イソニアジド（抗結核薬）），食品成分の吸収に合致した薬物効果を必要とする薬（経口糖尿病薬），および食後に飲むと吸収が悪い薬（骨粗鬆症治療薬）などがある．

2）食　　後

　食直後：食事が済んだらすぐ服用する．空腹では胃の粘膜を刺激して障害が起きやすい薬，消化吸収に合わせて薬の効き目を合致させる薬（ある種の経口糖尿病薬）などがある．また，時間に追われて仕事をする人などが薬の飲み忘れを防ぐ場合にも行われる．

　食　　後：最も汎用される服用方法で，食後30分くらいに服用する．腸内に食物が移動し始めていて胃腸への直接刺激が軽減される長所があるが，食後服用は，水溶性の薬物の吸収が遅れること，また，生物学的利用率が低下するものも多く，脂肪食やタンパク質食，糖質主体など食事の内容に影響される薬物もある．これらの欠点については後に述べる．

3）食　　間

　通常，食事2時間後をさす．薬の効き目を早く現したいとき，また食物の共存で吸収が低下したり，生物学的利用率の低下する場合に行われる．通常の食事ではおよそ2～3時間で食物が回腸の部位まで移行するので，胃および十二指腸から空腸，回腸前部は空腹となっている．しかし，脂肪の多い食物や高タンパク質食では胃内に4～5時間とどまることがあるので注意を要する．

4）一定間隔

　抗生物質のように，常に一定の血中濃度を維持しないと効果が得られないものは，食事とは関係なく，定められた時間に服用する．

5）就寝前

　副作用として鎮静作用（眠気）の現れるような薬や催眠薬は就寝時に服用し，また，高コレステロール血症改善薬では，コレステロールの体内合成が就寝中に行われるので，それに合わせて服用する．

5.2 消化管内に食物が存在した場合の医薬品の吸収遅延

5.2.1 食物による吸収遅延

薬物の吸収は主として小腸で起こり，食物は胃からの排出を遅延させる．したがって，食事中または食後に服用すると一般に吸収が遅延する．

食物の存在により浸透速度は低下し，最高血中濃度（C_{max}）の低下，最高血中濃度到達時間（T_{max}）の延長が起こり，血中濃度曲線は平坦になる．とくに，溶解度と透過性の高い薬物が吸収遅延を起こしやすい．

胃液抵抗性で崩壊しない製剤では吸収開始が遅延することがあるが，その後は同じ速度で吸収され，血中濃度は平行移動した形となる（図5-1のグラフBからCになるパターン）．

5.2.2 胃排出遅延および吸収遅延を避けるべき医薬品

胃からの薬物の排出遅延（第4章4.2.3 (3), (4)）および小腸からの吸収遅延は，食物の存在で生じる．食物による吸収遅延は，定常状態（例：急激な変化のない慢性疾患）にある長期療法では大した問題ではないし，むしろ利点であることもある．その理由は，緩徐かつ一様な吸収によって滑らかな血中濃度が得られるからである．しかし，緊急かつ一過性の安定的な吸収，または，高い有効成分濃度が重要であるような鎮痛薬，抗生物質，糖尿病治療薬および不眠症治療薬などでは吸収遅延は好ましくない．

1）鎮痛薬

アセトアミノフェンは解熱・鎮痛薬，イブプロフェンは消炎・解熱・鎮痛薬（非ステロイド性抗炎症薬：NSAIDs）である．アセチルサリチル酸（アスピリン）は，大用量（0.5～1.5 g）で消炎・解熱・鎮痛薬（NSAIDs）であり，小用量（0.1 g）では血栓予防薬として使用されている．これらは，偏頭痛などの鎮痛剤として吸収遅延による作用発現の遅れは不都合である．また，ジク

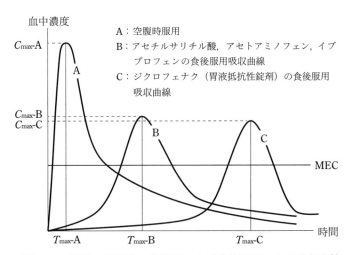

図5-1　解熱・鎮痛薬の空腹時および食後服用による吸収曲線

ロフェナクは強力な鎮痛作用を有する消炎・解熱・鎮痛薬（NSAIDs）であり，慢性関節リウマチなどに使用される．これらの薬剤は，食後に服用すると食物との相互作用で2〜4時間吸収が遅れるので空腹時に服用することが勧められている．

図5-1に示したように，これらの医薬品の，空腹時の服用で得られた血中濃度は曲線Aとなるが，食後の服用では曲線BまたはCとなる．曲線Bは，アセトアミノフェン，イブプロフェンおよびアセチルサリチル酸（アスピリン）の食後服用時に示される血中濃度曲線である．空腹時では，T_{max}はイブプロフェンおよびアセチルサリチル酸が0.5〜1.5時間と短く，胃からの吸収が示唆される．アセトアミノフェンと胃液抵抗性錠剤（胃の内部ですぐに溶解しない）のジクロフェナクのT_{max}は1.5時間であった．一方，血中量（AUC）は，4種の医薬品とも空腹時服用と比較し，食後服用でもほぼ同様の効果があったことが示されている（表5-2）．

とくに曲線Cはジクロフェナクによるもので，空腹時の服用では1.5時間にT_{max}となったが，食後の服用では8〜10時間以後にT_{max}が現れている．リウマチの治療のように，慢性疾患であれば薬効の緊急性を要しない使用法（剤形）もある．ジクロフェナクは，鎮痛・消炎作用は強力であるが，欠点として胃腸障害性が強いので，薬効を急ぐ場合や，内服のできない患者では坐薬（ボルタレン坐薬）として使用される．その際の血中濃度曲線は空腹時の曲線Aとなる．C_{max}はアスピリンとイブプロフェンで半減（0.43〜0.58）し，吸収が緩徐になっている．一般的に高脂肪食では胃からの排出が遅れるので，アセトアミノフェンも効果発現が1時間ほど遅れている．したがって，緊急に鎮痛するには空腹で，多量の水（200〜250mL：医薬品の溶解性を高める）を用いたほうが効果は高い．

表5-2 消化器での食物による医薬品の吸収遅延

医薬品名	使用目的	T_{max}（時間）空腹時[*1]（食後[*1]）	献立	最高血中濃度比率[*2]（血中量比率[*3]）	原著文献番号[*4]
アセチルサリチル酸（アスピリン）	消炎，解熱，鎮痛薬	0.5 (2)	炭水化物食	0.43 (1)	5-1)-(2)
アセトアミノフェン	解熱，鎮痛薬	1.5 (2.5)	高脂肪食	0.72 (1)	5-1)-(3)
イブプロフェン	消炎，解熱，鎮痛薬	1 (2〜4)	高炭水化物食	0.58 (1)	5-1)-(4)
ジクロフェナク（胃液抵抗性錠剤）	〃	1.5 (8〜10)	標準食	0.64 (1)	5-1)-(5)

[*1] 水200〜250mLで服用
[*2] 空腹時服用後の最高血中濃度に対する食後服用後最高血中濃度の比率
[*3] 水を用いて服用した場合のAUCに対する食後服用後のAUCの比率
[*4] 文献1)中に記載された原著の文献番号（本章末に記載）
文献1) p.9-12の記述より作成

2) 抗生物質

抗生物質では，内服により作用発現の遅延と生物学的利用率の低下を起こすものが多い．その中でもカプセル剤の2例（表5-3）は，吸収遅延が認められても血中量（AUC）は空腹の場合に比べてそれほど低下していない．食後のC_{max}は0.54〜0.64倍に低下するが，血中量（AUC）は空腹時服用とほぼ同じである．T_{max}の遅延より，C_{max}低下の方が，問題となる．

表5-3 消化器での食物による抗生物質の吸収遅延

医薬品名	使用目的など	T_{max}（時間） 空腹時[*1] （食後[*1]）	献立	最高血中濃度比率[*2] （血中量比率[*3]）	原著文献番号[*4]
セファクロル （セフェム系：カプセル）	ブドウ球菌， インフルエンザ菌	0.5 (1)	標準食	0.54 (1)	5-1)-(6)
ロラカルベフ （カプセル）	合成の抗生物質	1.25 (2)	標準食	0.64 (1)	5-1)-(7)

* 1 水200〜250 mLで服用
* 2 空腹時服用後の最高血中濃度に対する食後服用後最高血中濃度の比率
* 3 水を用いて服用した場合のAUCに対する食後服用後のAUCの比率
* 4 文献1）中に記載された原著の文献番号（本章末に記載）
文献1）p.12-14の記述より作成

3) 糖尿病治療薬

インスリンは51個のアミノ酸から構成されるポリペプチドであり，内服では消化酵素により分解して失活するので，もっぱら注射が採用される．また，経口的には主として，2型の糖尿病治療にインスリンの分泌を促進させる医薬品が用いられる．

糖尿病では，食後一時的に血糖値が急上昇しないように内服用インスリン分泌促進剤を投与しつつ食物を摂取する方法がとられている．その際に，内服薬の種類によってはインスリン分泌促進作用がタイムリーに生じるように服用時間を守るよう指示されている（表5-4）．

表5-4 経口糖尿病治療薬服用と食事時間の関係

服用時間	医薬品名	服薬時間設定の理由
食事直前のみ	ナテグリニド（インスリン分泌促進薬）	血糖上昇にタイムリーにインスリンの分泌を促す
食事中	グリソキセピド（スルホニウレア系薬：国内未承認）	薬物の吸収が速いので，インスリンの分泌が早めに起きることから食事中に服用
最初の一口の食事とともに	アカルボース（α-グルコシダーゼ阻害薬） ミグリトール（ 〃 ）	食物中の二糖類および多糖類の加水分解酵素に拮抗阻害してグルコースの吸収を遅延させる
食事の直後	メトホルミン（ビグアナイド系薬） ブホルミン（ 〃 ）	糖新生およびグリコーゲン分解を抑制し，グルコース上昇を抑制する
食事とは無関係	ピオグリタゾン（インスリン抵抗性改善薬）	インスリン受容体の感受性を改善

文献1）p.14-15の記述より作成

- ナテグリニド（スターシス）：内服後の作用発現が早いので食直前（10分以内）の内服が指示されている．
- アカルボース（グルコバイ），ミグリトール（セイブル）：腸管内で二糖類および多糖類の加水分解を抑制して，一度に血中にグルコースが吸収されないようにした医薬品であるため，食直前（または同時）に服用する．
- ビグアナイド系医薬品（メトホルミン（グリコラン），ブホルミン（ジベトンS））：糖新生およびグリコーゲン分解を抑制し血糖上昇を防ぐので（内因性の血糖上昇防止），食物摂取による外因性の血糖上昇は抑制できない．したがって，食後に服用し，胃への刺激を軽減する方法がとられる．
- ピオグリタゾン（アクトス）：インスリン受容体の感受性を高め，筋肉と脂肪細胞にグルコースの取り込みを促進する作用を目的としているので，食事時間とは直接関係はない．

4） 不眠症治療薬および鎮静薬

不眠症治療薬としては，ベンゾジアゼピン系薬のニトラゼパム（ネルボン），フルラゼパム（ダルメート），エスタゾラム（ユーロジン）およびトリアゾラム（ハルシオン）が，また，非ベンゾジアゼピン系，バルビツール酸系（現在はほとんど処方されない）の医薬品が使用されるが，薬物吸収遅延が生じないよう空腹時に服用すべきである．

抗ヒスタミン薬（H_1遮断薬）のジフェンヒドラミン（レスタミン）も同様に，空腹時の服薬がよい．

5.2.3 その他の吸収遅延を起こす医薬品

胃潰瘍・十二指腸潰瘍治療薬のシメチジン（タガメット），利尿薬のフロセミド（ラシックス），抗菌剤のサルファ剤（スルファジメトキシン（アプシード））なども食物により吸収遅延が起きる．その他，多くの医薬品が食事により吸収遅延するとともに生物学的利用率も低下する．これらについては次節で詳しく述べる．

5.3 消化管内に食物が存在した場合の医薬品の吸収低下

5.3.1 抗感染症薬の薬効の低下

ここでは，牛乳やニンニクといった特定の食品ではなく，食事そのものが全体的に医薬品の効果に影響を与える例を述べる．表5-5には，抗感染症薬服用時の食物により生物学的利用率が低下するものを示した．

これらの医薬品は空腹時の服用で治療効果が得られるが，人によっては胃に対する刺激による消化器障害の発生を考慮する必要がある．

ペニシリン系抗生剤は消化管内では不安定である（酸性で分解されやすく，経口投与では胃液で分解されて無効になる）ことはよく知られている．その欠点を補うために開発された内用のペニシリ

表 5-5 抗感染症薬服用時の食物による生物学的利用率の低下

医薬品名	医薬品の形態，その他	食物による低下		原著文献番号[*4]
		最高血中濃度比率[*1]	血中量（AUC）比率[*2]	
アンピシリン		0.45	0.44	5-1)-(8)
ペニシリン V	小児用シロップ	0.52	0.63	5-1)-(9)
セファレキシン	小児用シロップ	0.71	0.70[*3]	5-1)-(10)
		0.38	0.57	5-1)-(9)
ジダノシン		0.46	0.53	5-1)-(11)
エリスロマイシン塩基	胃液抵抗性顆粒	0.43	0.57	5-1)-(12)
	胃液抵抗性顆粒-錠剤	0.27	0.28	5-1)-(13)
	製剤に依存しない	0.78～1.20	0.70～0.91	5-1)-(14)
ステアリン酸エリスロマイシン		0.4	0.3	5-1)-(15)
テトラサイクリン		0.41	0.44	5-1)-(16)
イトラコナゾール（溶液）		0.56	0.7	5-1)-(17)
リンコマイシン	空腹時		0.38[*3]	5-1)-(18)

[*1] 空腹時服用後の最高血中濃度に対する各食後服用後最高血中濃度の比率
[*2] 空腹時服用して得られた AUC に対する各食後に得られた AUC の比率
[*3] 尿中の量を測定
[*4] 文献 1) 中に記載された原著の文献番号（本章末に記載）
文献 1) p.39 より

ン V（初期型で現在は使用されていない）でもなお血中量（AUC）は低下している．AUC 値の割合が 50％（血中量比率：0.5）を下回るものは内用の方法を工夫する必要がある．

1) 生物学的利用率が低下する抗感染症薬

有効成分が胃内で食物と接触すると，食物成分との反応または分解促進によって生物学的利用率が低下することがある．

2) 服薬時間のまとめ

表 5-5 に記載したもの，およびその他の医薬品について概要をまとめると次のようである．

空腹時に服用限定：アンピシリン（ビクシリン），リンコマイシン（リンコシン）

空腹時の服用：イソニアジド（抗結核薬：イスコチン，表 5-5 には示してない）

食前の服用：エリスロマイシン製剤（ステアリン酸エリスロマイシン（エリスロシン錠）），エリスロマイシンの誘導体（ロキシスロマイシン（ルリッド））

食前または食事中の服用：プロピシリン（わが国では非承認薬で，表 5-5 には示していない）

5.3.2 抗感染症薬を除く医薬品の薬効の低下
(1) 生物学的利用率が低下する医薬品

表5-6には抗生物質以外の医薬品について、血中量（AUC）の低下を示した．ブロマゼパム（レキソタン）などの医薬品は、ほとんどが空腹時服用に対する食後服用時の血中量比率が0.5〜0.7と低く、消化器に異常がなければ空腹時服用の方が吸収は良い．

表5-6 食物による各種医薬品の生物学的利用率の低下

医薬品名	使用目的	与薬条件（注意事項）	最高血中濃度比率[*1]（血中量比率[*2]）	原著文献番号[*4]
ブロマゼパム	抗不安薬		0.65 (0.67)	5-1)-(19)
クロラムブシル	慢性リンパ性白血病薬		(0.73)	5-1)-(20)
デシプラミン	抗うつ病薬	（穀類の繊維質は薬効を消失）	0.45[*3]	5-1)-(21)
ドキセピン	〃		0.33〜0.67[*3]	5-1)-(21)
フロセミド	利尿薬	（利尿作用低下）	0.45 (0.56) 0.22 (0.55)	5-1)-(22) 5-1)-(23)
ヒドララジン	降圧薬	（アセチル化代謝速度の遅い人）	0.31 (0.52) 0.17 (0.71)	5-1)-(24) 5-1)-(23)
ケトプロフェン	非ステロイド性抗炎症薬	朝食の0.5時間後 標準的食事に	0.59 (0.56) 0.67 (0.90)	5-1)-(25) 5-1)-(26)
ランソプラゾール	消化性潰瘍治療薬		0.55 (0.73)	5-1)-(27)
メルファラン	抗悪性腫瘍薬		(0.68)	5-1)-(28)
ニカルジピン	Caブロッカー降圧薬		0.4 (0.65)	5-1)-(29)
タクリン	コリンエステラーゼ阻害薬		0.63 (0.76)	5-1)-(30)

[*1] 空腹時服用後の最高血中濃度に対する各食後服用後最高血中濃度の比率
[*2] 空腹時服用して得られたAUCに対する各食後に得られたAUCの比率
[*3] 定常状態の血中濃度，最後の投与の8〜12時間後までの間
[*4] 文献1) 中に記載された原著の文献番号（本章末に記載）
文献1) p.41 より

(2) 血中量（AUC）低下とその対策

表5-6に示していない事例で，対応がそれぞれ異なるものについて以下に述べる．

実用化されている数種類の高コレステロール血症薬は，食物の生物学的利用率への影響がそれぞれ異なる．

- ロスバスタチン（クレストール）では血中量（AUC）が上昇する．
- 親水性物質であるアトルバスタチン（リピトール），フルバスタチン（ローコール）では，炭水化物含有の飲料や，食事後4時間の服用でも血中量（AUC）が低下する．
- プラバスタチン（メバロチン）では食事の影響はない．

このように，同じスタチン類でも吸収は食物の存在で異なるが，実際には，患者の症状に合わせて1日1～2回服薬させる．厳密な服薬時間は示されていない．

カプトプリル（カプトリル）などのACE阻害性降圧薬13種中11種は，食物により血中量（AUC）は低下するものの臨床的には実用可能である．イミダプリル（タナトリル）は食前の服薬が必要であり，また，脂肪量の高い食事によって吸収が低下する．

現在実用化されているロサルタン類（ACE系降圧薬）は，血中量（AUC）が50～19％低下するものの臨床的には使用されている．

免疫抑制薬のタクロリムス（プログラフ）は食事によって血中量（AUC）が27～35％低下し，C_{max}は50％低下する．したがって，空腹時に服用する方が吸収がよい．

ドパミンは消化管から吸収されず，血液脳関門も通過しない．したがって，パーキンソン病治療薬にプロドラッグの形でL-ドーパ（レボドパ）が投薬される．L-ドーパは腸管で50～70％が脱炭酸を受けるので，末梢での脱炭酸酵素阻害剤のカルビドパと併用して内服し，L-ドーパがなるべく多く血液脳関門に入れるように工夫されている．カルビドパとともに内服する（レボドパ・カルビドパ複合剤，ネオドパストン）と，約5％が血液脳関門を通過し，脱炭酸を受けてドパミンとなって作用する．併用するとL-ドーパの有効使用量が1/10に節約できる．

抗癌薬メルファラン（アルケラン）は，食事によって血中量（AUC）が68％低下する．これは，食品中のアミノ酸の細胞内取り入れと競合するからである．それでも一般的には食後に服用されている．

(3) 服薬時間のまとめ

ブロマゼパム，ジダノシン（抗HIV薬），インジナビル（抗DNAウイルス薬），α-リポ酸（肝庇護薬：チオクト酸），メルファラン，ペニシラミン（関節リウマチ薬），タクロリムス（免疫抑制薬：サイトカイン生成抑制），レボドパ（パーキンソン病治療薬），およびプロトンポンプ阻害薬（胃潰瘍治療薬：胃酸分泌抑制；オメプラゾール，ランソプラゾールなどH^+, K^+ATPase阻害薬）などは空腹時服用のほうが吸収が良い．

以上，本章では医薬品の吸収効率を改善する観点からの知見を紹介したが，服薬の時間については，製薬メーカー独自の剤形加工などによって欠点が補われていることが多い．とくに必要な

事項は添付書に記載されているので，基本的にはその指示に従うことが望ましい．空腹時の服薬は，胃における何らかの違和感を生じることは避けられない．判断ができにくい場合は，かかりつけの薬局などで服薬方法を確認することを推奨する．

文　献

1) 江戸清人，金谷節子監訳，Horst Wunderer 著：Arzneimittel richtig einnehmen Wechselwirkungen zwischen Medikamenten und Nahrung，医薬品と飲食物の相互作用―正しい医薬品の服用方法―，じほう（2002）
〔本文献を参考にした箇所：p.7-41〕
〔本文献の主旨から引用し作成した表およびその解説：第5章（表5-1, 5-2, 5-3, 5-4, 5-5, 5-6）〕

原著文献

5-1)-(1) Sun, W. M., *et al*.: Gut , **37**, 329-334 (1995)
5-1)-(2) Koch, P. A., *et al*.: J. Pharm. Sci., **67**, 1533-1535 (1978)
5-1)-(3) Wessels, J. C., *et al*.: Int. J. Clin. Pharmacol. Ther. Toxicol. , **30**, 208-213 (1992)
5-1)-(4) Walter-Sack, I.: Eur. J. Med. Res., **2**, 215-219 (1997)
5-1)-(5) Willis, J. V., *et al*.: Eur. J. Clin. Pharmacol. , **19**, 33-37 (1981)
5-1)-(6) Barbhaiya, R.H., *et al*.: Antimicrob. Agents Chemother. , **34**, No.6, 1210-1213 (1990)
5-1)-(7) Roller, S., *et al*.: Eur. J. Clin. Pharmacol. Infect. Dis. , **11**, 851-855 (1992)
5-1)-(8) Welling, P. G., *et al*.: J. Pharm. Sci. , **66**, 549-552 (1977)
5-1)-(9) McCracken, G. H., *et al*.: Pediatrics, **62**, 738-743 (1978)
5-1)-(10) Meyers, B. R., *et al*.: Clin. Pharmacol. Ther. , **10**, 810-816 (1969)
5-1)-(11) Shyu, W. C., *et al*.: Clin. Pharmacol. Ther., **50**, 503-507 (1991)
5-1)-(12) Digenis, G. A., *et al*.: J. Clin. Pharmacol. , **30**, 621-631 (1990)
5-1)-(13) Randinitis, E. J., *et al*.: J. Clin. Pharmacol. , **29**, 79-84 (1989)
5-1)-(14) Tuominen, R. K., *et al*.: J. Antimicrob. Chemother. **21**, Suppl., 45-55 (1988)
5-1)-(15) Welling, P. G., *et al*.: J. Pharm. Sci. **67**, 764-766 (1978)
5-1)-(16) Welling, P. G., *et al*.: Antimicrob. Agents Chemother. , **11**, 462-469 (1977)
5-1)-(17) Balone, J.A., *et al*.: Pharmacotherapy , **18**, 295-301 (1998)
5-1)-(18) McGree, R. F.: Am. J. Med. Sci. , **256**(1), 279-292 (1968)
5-1)-(19) Fujii, J., *et al*.: J. Pharmacobiodyn , **13**, 269-271 (1990)
5-1)-(20) Adair, C. G., *et al*.: Cancer Chemother. Pharmacol. , **17**, 99-102 (1986)
5-1)-(21) Stewart, D. E., *et al*.: J. Clin. Psychopharmacol. , **12**, 438-440 (1992)
5-1)-(22) Beermann, B., *et al*.: Eur. J. Clin. Pharmcol., **29**, 725-727 (1986)
5-1)-(23) McClindle, J. L., *et al*.: Br. J. Clin. Pharmacol. , **42**, 743-746 (1996)
5-1)-(24) Jackson, S. H. D., *et al*.: J. Cardiovasc. Pharmacol. , **16**, 624-628(1990)
5-1)-(25) Caille, G., *et al*.: Am. J. Med. , **86**, (Suppl.6A), 38-44 (1989)
5-1)-(26) Bannwarth, B., *et al*.: Eur. J. Clin. Pharmacol. , **33**, 643-645 (1988)
5-1)-(27) Delhotal-Landes, B., *et al*.: Eur. J. Drug Metab. Pharmacokinet. Spec., No.3, 313-320 (1991)
5-1)-(28) Reece, P. A., *et al*.: Cancer Chemother. Pharmacol. , **16**, 194-197 (1986)
5-1)-(29) Buice, R. G., *et al*.: Biopharm. Drug Dispos. , **17**, 471-480 (1996)
5-1)-(30) Wetly, D, F., *et al*.: J. Clin. Pharmcol. , **34**, 985-988 (1994)

第6章 高脂肪食および高タンパク質食が薬効を変化させる

6.1 高脂肪食の影響

6.1.1 高脂肪食が薬の生物学的利用率を上げる

一般に高脂肪食を食べると，胃酸の分泌の低下，食物の胃から十二指腸への排出遅延，さらに，消化活動の一環として行われる胆汁酸の分泌増加による難溶性医薬品のミセル形成による薬物吸収の増加が考えられる．表6-1は，とくに脂肪食を医薬品の服用前に摂取した場合の血中量（AUC）比率の変化を示したものである．

(1) 脂溶性薬物の挙動

脂溶性薬物（非解離型薬物も含む）は，ミセル化した脂肪分と同じように吸収されるものと推察される．微粒子化といえば，牛乳の脂肪分は微粒子化（ホモゲナイズ）されている．牛乳を飲むとグリセオフルビン（現在は販売されていない）の血中量（AUC）が10倍になったという報告もあり〔文献1〕p.267］，これは，水に難溶性で，かつ酸性および塩基性の性質を示さないグリセオフルビンが微粒子化した脂肪粒とともに吸収され，かつ胆汁酸の吸収促進作用が働いて血中量（AUC）を増加させた現象と考えられる．

(2) 抗感染症薬の生物学的利用率の上昇

表6-1中，水で服用した場合より脂肪性食品摂食後に血中量（AUC）が高まった医薬品はアルベンダゾール（エスカゾール，5倍），ダナゾール（ボンゾール，2.7倍），リバビリン（レベトール，1.7倍），ネルフィナビル（ビラセプト，2～4倍）およびサキナビル（インビラーゼ，6.7倍）などであり，血中量（AUC）が低下した医薬品はリファンピシン（リファジン，0.8～0.9倍）と硫酸インジナビル（クリキシバン，0.22倍）であった．これらは分子内に第1級アミン（$-NH_2$），第2級アミン（>NH）および第3級アミン（>N-）をもつ塩基性医薬品であり，高脂肪含有食によって胃酸分泌が抑制されることから，酸塩基反応が抑制される．したがって，分子型の医薬品として脂肪と胆汁系の吸収ルートに乗りやすい．高脂肪食で腸内滞留時間が延長すると，吸収率が高まると考えられる．

イソニアジド（イスコチン，0.88倍）は食物によって吸収が抑制されるが，とくに高炭水化物含有食および高脂肪含有食の摂取による吸収の影響は少ないという．

硫酸インジナビルは塩として服用されるので，むしろ高脂肪食で吸収が抑制される．

表 6-1 医薬品服用時の脂肪食摂取による生物学的利用率の変化

医薬品名	医薬品の用途	献立（その他）	食物による変化 最高血中濃度比率[*1]（血中量比率[*2]）	原著文献番号[*3]
アルベンダゾール	抗包虫薬	高脂肪食	5.94 (5)	6-2)-(1)
イソニアジド	抗結核薬	高炭水化物食	0.8 (0.81)	6-2)-(2)
		高脂肪食	0.49 (0.88)	6-2)-(3)
リファンピシン	抗結核薬, 抗ハンセン病薬	高脂肪朝食	0.75 (0.77)	6-2)-(4)
		重い朝食	0.7 (0.74)	6-2)-(5)
		高脂肪食	0.64 (0.94)	6-2)-(6)
アトバコン	抗カリニ肺炎薬, トキソプラズマ感染症薬	高脂肪食	5.3 (3.3)	6-2)-(7)
ハロファントリン	抗マラリア薬	高脂肪朝食	6.6 (2.9)	6-2)-(8)
グリセオフルビン	抗真菌薬	高脂肪食	2.7 (2.2)	6-2)-(9)
ダナゾール（カプセル製剤）	合成女性ホルモン剤	高脂肪食	3.1 (2.7)	6-2)-(10)
エキセメスタン	乳癌治療薬	脂肪含有食	(1.4)	6-2)[*4]
リバビリン	抗ウイルス薬（C型肝炎）	脂肪含有食	(1.7)	6-2)[*4]
ネルフィナビル	抗ウイルス薬	〃	(2〜4)	6-2)-(11)
サキナビル	〃	〃	(6.7)	6-2)-(12)
硫酸インジナビル	抗HIV薬	朝食（48g脂肪）	0.14 (0.22)	6-2)-(13)
		朝食（2g脂肪）	0.8 (0.98)	6-2)-(13)

[*1] 空腹時服用後の最高血中濃度に対する各食後服用後最高血中濃度の比率
[*2] 空腹時服用して得られたAUCに対する各食後に得られたAUCの比率
[*3] 文献2）中に記載された原著の文献番号（本章末に記載）
[*4] 文献2）p.50の記述より作成
文献2）p.39, 54, 59の表およびp.48, 49の記述より

(3) 服薬時間のまとめ

硫酸インジナビル（クリキシバン），イソニアジド（イスコチン），およびリファンピシン（リファジン）は空腹時に服用する．

アルベンダゾール（エスカゾール），ダナゾール（ボンゾール），リバビリン（レベトール），ネルフィナビル（ビラセプト），およびサキナビル（インビラーゼ）は食直後に服用する．

6.2 高タンパク質食の影響

6.2.1 高タンパク質摂取と薬

ここでは，高タンパク質食の影響について解説する．

一般的には，1日当たりのタンパク質所要量は男性 70 g/65 kg（体重）（1.1 g/kg），女性 60 g/50 kg（1.2 g/kg）を目安としている．高タンパク質食の明確な定義はないが，病態栄養の面から高タンパク質食を必要とする肝炎，肝硬変の患者の食事療法を参考にすると，1.5～2.0 g/kg で十分といわれるので，1.5 g/kg 以上と考えてもよい．タンパク質摂取を制限すると腎血流量が減少し，クレアチニンクリアランスが低下することが知られており，そのため，食物として摂取するタンパク質の量によって薬物の体内からの排泄が変動する．

高タンパク質食摂取が薬物効果に対して影響を及ぼす様式は一様ではなく，①薬物の代謝および動態への影響，②肝血流量の増加により肝細胞における薬物の取り込みと代謝が遅延するもの，逆に③肝細胞取り込みが早く代謝速度の速いもの，④栄養素であるアミノ酸吸収と競合して吸収遅延を起こすもの，⑤胃内の滞留時間が長くて薬物吸収が遅延するもの，⑥薬物とタンパク質成分の結合で吸収が抑制されるもの，がある．表6-2にこれらをまとめた．

・アロプリノール（尿酸合成阻害薬）

　高尿酸血症治療薬のアロプリノール（ザイロリック）はオキシプリノールに代謝されるが，その動態は摂取したタンパク質の差による違いがあるという報告がある〔文献1）p.272〕〔原著文献6-1)-(33)〕．

　600 mg のアロプリノールを服用させ，アロプリノールおよびその代謝物のオキシプリノールの血中濃度と尿排泄量を 14 日間測定した．アロプリノールは低タンパク質食摂取者（19 g 摂取）のほうが，高タンパク質食摂取者（268 g 摂取）より血中量（AUC）は 1.4 倍増加し，腎クリアランスは 28％低くなった．オキシプリノールは，低タンパク質食では高タンパク質食に比べて半減期および血中量（AUC）が 3 倍となり，腎クリアランスが 64％低下し，尿中排泄量は 50％減少した．低タンパク質食摂取では，オキシプリノールの尿細管からの再吸収が高まり，体内蓄積が生じたものと考えられる．アロプリノールおよびオキシプリノールは共にキサンチン酸化酵素を阻害して薬効を現す．したがって，とくに栄養不良者，タンパク質制限患者などではオキシプリノールの蓄積が予想されるので，皮疹，蕁麻疹の症状が始まる重篤な過敏症の発現の可能性を示唆している．

表 6-2 高タンパク質食摂食時の薬物効果への影響

医薬品名	食事内容（与薬量）	薬物効果への影響		
		血中量（AUC）	腎クリアランス	効果への理由
①アロプリノール	高タンパク質食 総カロリー： 2,700 kcal （600 mg を 14 日間）	高タンパク質摂食者に対し 血中量：1.4倍増加	高タンパク質摂食者に対し 腎クリアランス：28％低下	尿中への排泄が遅延し尿酸生成拮抗阻害作用が促進される（効果増加）
①の代謝物 オキシプリノール	低タンパク質食 総カロリー： 1,500 kcal （600 mg を 14 日間）	高タンパク質摂食者に対し 血中量：3倍 半減期：3倍	高タンパク質摂食者に対し 腎クリアランス：64％低下 （尿中排泄量50％低下）	オキシプリノールにもなお尿酸生成拮抗阻害作用がある（効果増加）
②プロプラノロール	高タンパク質食	低タンパク質摂食者に対し 血中量：75％増加 C_{max}：約2倍上昇		肝血流量増加による初回通過効果の減少（代謝遅延）（効果増加）
③テオフィリン	高タンパク質食	血中半減期 35～40％短縮		肝血流量の増加で代謝促進（効果減少）
④レボドパとメチルドパ	高タンパク質食			アミノ酸吸収における薬物の競合的吸収遅延（効果減少）
⑤フェニトイン	高タンパク質食			胃内容物の滞留時間遅延による薬物吸収の遅延（効果減少）
⑥水酸化アルミニウムゲル	高タンパク質食			タンパク質のリン酸イオンとアルミニウムの結合で制酸力低下（効果減少）

文献 1) p.272-275 の記述より作成

・プロプラノロール（インデラル，非選択性β遮断薬系高血圧症，狭心症，不整脈薬）

　高タンパク質食では最高血中濃度は約 2 倍，血中量（AUC）は 75％増加した．しかし，絶食時と高タンパク質食時に尿中排泄量には両者に差がないことから，肝血流量の増加による初回通過効果の減少によるものと推定された〔原著文献 6-1)-(34)-(36)〕．

・テオフィリン（テオドール，喘息治療薬）

　高タンパク質食摂取で肝臓での代謝が促進され，その血中半減期は約 35～40％短くなると報告されている．テオフィリンの薬効を十分発揮させるためには，有効血中濃度を保つ必要から高タンパク質食を摂取せず，適当量のタンパク質を摂るほうが望ましい〔原著文献 6-1)-(37)〕．

・レボドパとメチルドパ（パーキンソン病治療薬）

　レボドパ（ドパゾール）は，アミノ酸の吸収と同じ様式で細胞膜の水孔から吸収されることが推察でき，競合的効果で吸収遅延が起きる．また，レボドパと同様の化学構造をもつメチルド

パ（アルドメット）も高タンパク質食により吸収が阻害されるといわれている．したがって，服薬時には食時制限の必要があると思われる〔原著文献 6-1)-(38)〕．

・フェニトイン（アレビアチン，抗てんかん薬）

　高タンパク質食により胃内滞留時間が遅れ，吸収遅延がみられた〔原著文献 6-1)-(39)〕．

・水酸化アルミニウムゲル（制酸剤）

　水酸化アルミニウムゲルの制酸作用が低下した．その理由は，タンパク質のリン酸イオンとアルミニウムが不溶性のリン酸アルミニウムを形成することが原因と考えられる〔文献1)，原著文献 6-1)-(40)〕．

　これらの例からもわかるように，薬物それぞれの性質が異なり，食事中のタンパク質の量の多少が薬物効果に一定の影響を与えるというより，タンパク質代謝が薬物の代謝，腎からの排泄に微妙に影響すると考えられる．したがって，個々の薬物により影響性は異なると考えるほうがよい．

6.3　食物消化と薬物動態

　小腸通過の遅れと消化器還流血液量の増加は薬物の血中量（AUC）に影響する．

　薬物の大部分は小腸上部の「吸収ウインドー」から，また，一部の薬物は小腸の特定部位から吸収される．

　小腸上部での薬物の移動速度が遅いほど腸管粘膜との接触時間が長くなり，吸収率は高くなる．ここで，薬物の分解や代謝系の変化が生じなければ血中量（AUC）は上昇する．

　食物の消化吸収活動の際には消化器への血流量が増し，肝臓で代謝される薬物の量が減少し，ある種の薬物では結果として血中量（AUC）が上昇する場合もある．さらに血流速度は通常，薬物，運動および食物などによって影響され，食後，血流速度が増す．しかし，激しい運動の直後では，逆に血流量は減少する〔文献3)〕．

　薬物が濃度の高い腸管内から低い血管内に移動する受動拡散では，吸収された薬物が血液によって速やかに吸収部位から運び去られるほど吸収は速い．すなわち，腸管腔粘膜側と血液の間での濃度勾配が大きいほうが吸収が良い．そのため，膜透過性の高い薬物では血流による薬物の除去が律速段階（薬物の移行速度を規定する要因）となり（血流が遅いと腸管側からの薬物の移動が速くて，両側の薬物濃度差が小さくなって移動が抑制される），薬物は血流速度が速いほど両側の薬物濃度差が大きくなって吸収速度が高まる．逆に，膜透過性の低い薬物では，膜透過性の過程が律速となるため，吸収は血流速度に無関係となる．

　一方，エネルギーを消費する能動輸送による吸収では，血流量が低下すると細胞内へのエネルギー供給が低下して，吸収は低下する場合がある．

　表 6-3 には，主な組織器官の血液分布を示した．薬物の分布は，腎臓，肝臓および脳が主要な場所であり，血液がその主要な運搬を担っている．

表 6-3　組織の重量，血流量および単位重量当たりの血流量（ヒト）

組織	重量 (kg)	血流量 (mL/min)	単位臓器重量当たりの血流量 (mL/min・kg)
脳	1.5	750	500
肝臓	1.5	1,450	970
腎臓	1.0	1,170	1,170
筋肉	33.0	700	20
皮膚	3.0	60	20
脂肪	12.2	250	20

文献 3) p.329 より

(1) 小腸の通過遅延による薬物の生物学的利用率の上昇

　表 6-4 に，小腸通過遅延および血流増加により血中量（AUC）が上昇した医薬品の例を示した．
　セフェム系抗感染症薬は，食物とともに服用すると吸収が改善される．そのほかにも，エリスロマイシンエステル（エリスロマイシンに各種の有機酸を結合させたもの），ガンシクロビル（デノシン）などで，小腸通過遅延による血中量（AUC）の上昇がみられたという．一般的には，重い食事（高タンパク質，高脂肪含有食）では小腸通過遅延が生じやすく，空腹時よりも長時間薬物が腸内に留まるので，吸収できる機会が長くなる．

(2) 血液還流量の増加による生物学的利用率の上昇

　一般に，食物は初回通過時に代謝を抑制する．それは，食物の消化に必要な内臓領域への血流量が増加し，それが肝臓通過を加速させ，代謝のための時間が短縮されるからである．したがって，薬物代謝も低下し，有効成分の血中量（AUC）が高められる．また，見た目が美しい，美味しそうな食べ物を目視しただけでも，あるいは匂いをかいだだけでも肝臓の血液還流を高めるといわれる．
　エストラジオール（ジュリナ），テストステロン，ニトログリセリン，リドカイン（キシロカイン）は初回通過効果の高い典型的な例であるが，β遮断薬のプロプラノロール（インデラル）も初回通過効果の高い医薬品といわれ，肝臓への移行性（抽出率）の高い薬物であり〔文献3〕，約 2/3 が初回通過時に代謝分解される．表 6-4 には，食後服用で生物学的利用率が改善された結果を示した．すなわち，肝臓における初回の代謝分解をして余るくらいの血流が薬物の血中量（AUC）を高めているのである．
　初回通過効果の高い薬物には，上記の品目のほかに次のようなものがある．アスピリン（解熱・鎮痛薬），アミトリプチリン（トリプタノール，抗うつ薬），アルプレノロール（スカジロール，β遮断薬：抗不整脈薬，抗高血圧薬），イソプレナリン（アスプール，β作動薬：抗喘息薬），イミプラミン（トフラニール，抗うつ薬），サリチルアミド（解熱・鎮痛薬），シタラビン（キロサイド，抗ウイルス薬），硝酸イソソルビド（アイトロール，狭心症薬），ニカルジピン（ペルジピン，降圧薬），ニフェジピン（アダラート，降圧薬），ベラパミル（ワソラン，抗不整脈薬），ペンタゾシン（ペンタジン，非麻薬性合成鎮痛薬），メトプロロール（セロケン，表6-4），モルヒネ（麻薬性鎮痛薬），レボドパ（ドパゾール，パーキン

表 6-4 各種内用薬服用時の食物による生物学的利用率の上昇

医薬品名	医薬品の用途	献立，その他	AUC増加の原因	食物による上昇 最高血中濃度比率[*1] (血中量比率[*2])	原著文献番号[*3]
セフロキシムアキセチル	セフェム系抗感染症薬	(成人)	小腸通過遅延	1.40 (1.37)	6-2)-(14)
セフポドキシムプロキセチル	〃	低脂肪含有食	〃	1.24 (1.33)	6-2)-(15)
セフェタメトピボキシル	〃		〃	1.31 (1.41)	6-2)-(16)
クロロキン	抗マラリア薬			1.51 (1.42)	6-2)-(17)
クラリスロマイシン	抗ピロリ菌薬		小腸通過遅延	1.52 (1.24)	6-2)-(18)
エリスロマイシンエストレート	抗感染症薬		〃	2.25 (2.80)	6-2)-(19)
エチルコハク酸エリスロマイシン	〃		〃	1.70 (2.00)	6-2)-(20)
ガンシクロビル	抗サイトメガロウイルス感染症薬		〃	1.97 (1.97)	6-2)-(21)
イトラコナゾール	抗真菌薬	固形製剤		2.10 (1.70)	6-2)-(22)
アシトレチン	皮膚乾癬症治療薬			1.70 (1.91)	6-2)-(23)
イソトレチノイン	ニキビ治療薬			2.24 (1.86)	6-2)-(24)
メトキサレン	尋常性白斑治療薬		血液還流量増加	4.40 (3.85)	6-2)-(25)
メトプロロール	本態性高血圧薬 狭心症薬		〃	1.31 (1.38)	6-2)-(26)
プロプラノロール	〃		〃	1.45 (1.33〜2.50)	6-2)-(26)
	〃	高タンパク質食		1.34 (1.34)	6-2)-(27)
プロパフェノン	心室性期外収縮改善薬	(代謝速度の速い個人)	血液還流量増加	1.91 (1.56：最高 6.00)	6-2)-(28)
スピロノラクトン	利尿薬（K保持性）		〃	2.19 (1.71)	6-2)-(29)
チクロピジン	抗血小板薬（血栓防止薬）			1.21 (1.20)	6-2)-(30)
ビンポセチン	脳還流血改善薬		血液還流量増加	1.87 (2.00)	6-2)-(31)
ズクロペンチキソール	統合失調症治療薬			1.16 (1.26)	6-2)-(32)

*1 空腹時服用後の最高血中濃度に対する各食後服用後最高血中濃度の比率
*2 空腹時服用して得られた AUC に対する各食後に得られた AUC の比率
*3 文献 2) 中に記載された原著の文献番号（本章末に記載）
文献 2) p.54, 59 より

ソン病治療薬）などがある．

　肝臓に移行性の高い医薬品は，リドカイン（キシロカイン，抗心室性不整脈薬），プロプラノロール（インデラル，抗高血圧薬），ペチジン（オピスタン，麻薬性合成鎮痛薬），ペンタゾシン（ペンタジン，非麻薬性鎮痛薬）などであり，肝臓で代謝を受けやすい．

　テオフィリン（テオドール，喘息治療薬），フェニトイン（アレビアチン，抗てんかん薬），ワルファリン（ワーファリン，血栓防止薬，抗血液凝固薬）は肝臓に低抽出性であり，血液中のアルブミンとの結合性が強いので肝臓での分解が少ない．

(3) 食直後の服用が推奨されるもの

- 消化器に副作用のある薬物：イトラコナゾール（イトリゾール），メフロキン（メファキン，抗マラリア薬）
- セファロスポリン（セフェム系抗感染症薬）系のプロドラッグ：セフロキシムアキセチル（オラセフ），およびセフポドキシムプロキセチル（バナン）
- エリスロマイシン（抗感染症薬）の誘導体：エチルコハク酸エリスロマイシン（エリスロシン），クラリスロマイシン（クラリス）
- メトキサレン（オクソラレン），メトプロロール（セロケン），プロプラノロール（インデラル），プロパフェノン（プロノン），スピロノラクトン（アルダクトンA），チクロピジン（パナルジン）

文　献

1) 古泉秀夫, 荒　義昭, 飲食物・嗜好品と医薬品の相互作用研究班編：飲食物・嗜好品と医薬品の相互作用, 改訂3版, じほう（2002）
〔本文献を参考にした箇所：p. 258-316, 400-401〕
〔本文献の主旨から引用し作成した表およびその解説：第6章（表6-2）〕

2) 江戸清人, 金谷節子監訳, Horst Wunderer 著：Arzneimittel richtig einnehmen Wechselwirkungen zwischen Medikamenten und Nahrung, 医薬品と飲食物の相互作用―正しい医薬品の服用方法―, じほう（2002）
〔本文献を参考にした箇所：p.39-59〕
〔本文献の主旨から引用し作成した表およびその解説：第6章（表6-1, 6-3, 6-4）〕

3) 森本雍憲 他：新しい図解薬剤学, 改訂第3版, p. 302, 329, 南山堂（2003）

原著文献

6-1)-(33) Berlinger, W. G. : N. Engl. J. Med., **313**, 771-776 (1985)
6-1)-(34) Walle, T. : Clin. Pharmacol. Ther., **30**, 790-795 (1983)
6-1)-(35) McLean, A. J. : Clin. Pharmnacol. Ther., **30**, 31-34 (1981)
6-1)-(36) Freely, J. : Br. J. Clin. Pharmacol., **15**, 383-385 (1983)
6-1)-(37) 高野正彦：からだの科学, No.105, 23-27 (1982)
6-1)-(38) 細田純一：医薬ジャーナル, **19**, 121-127 (1983)
6-1)-(39) Kennedy, M. C. et al.: Aust. N. Z. J. Med., **12**, 258-261 (1982)
6-1)-(40) Halter, F., et al.: Scandinavian J. Gastrointestinal & Abdominal Surgery, **27**, 263-269 (1992)
6-2)-(1) Lange, H., et al.: Eur. J. Clin. Pharmacol., **34**, 315-317 (1988)
6-2)-(2) Zent. C., et al. : Tuber. Lung Dis., **76**, 109-113 (1995)
6-2)-(3) Peloquin, C. A., et al.: Int. J. Tuberc. Lung Dis., **3**, 703-710 (1999)

6-2)-(4) Siegler, D. I., *et al*.: Lanset II, 197-198 (1974)
6-2)-(5) Polasa, K., *et al*.: J. Clin. Pharmacol., **23**, 433-437 (1983)
6-2)-(6) Peloquin, C. A. , *et al*.: Chest, **115**, 12-18 (1999)
6-2)-(7) Rolan, P. E., *et al*.: Br. J. Clin. Pharmacol., **37**, 13-20 (1994)
6-2)-(8) Milton, K. A., *et al*.: J. Clin. Pharmacol., **28**, 71-77 (1989)
6-2)-(9) Ogunbona, F. A., *et al*.: J. Pharm. Pharmacol., **3**, 283-284 (1985)
6-2)-(10) Charman, W. N., *et al*.: J. Clin. Pharmacol., **33,** 381-386 (1993)
6-2)-(11) Perry, C. M.: Drugs, **54**, 81-87 (1997)
6-2)-(12) Perry, C. M.: Drugs, **55**, 461-486 (1998)
6-2)-(13) Yeh, K. C., *et al*.: Antimicrob. Agents Chemother., **42**, 332-338 (1998)
6-2)-(14) Williams, P. E. O., *et al*.: Antimicrob. Chemother., **13**,191-196 (1984)
6-2)-(15) Hughes, G. S., *et al*.: Clin. Pharmacol. Ther., **46**, 674-685 (1989)
6-2)-(16) Koup, J. R., *et al*.: Antimicrob. Agents Chemother., **32**, 573-579 (1988)
6-2)-(17) Tulpule, A., *et al*.: Eur. J. Clin. Pharmacol., **23**, 271-273 (1982)
6-2)-(18) Chu, H., *et al*.: J. Clin. Pharmacol., **32**, 32-36 (1995)
6-2)-(19) Welling, P. G., *et al*.: J. Pharmac. Sci. , **68**, 150-155 (1979)
6-2)-(20) McCracken, G. H., *et al*.: Pediatrics, **62**, 738-743 (1978)
6-2)-(21) Jung, D., *et al*.: J. Clin. Pharmacol., **39**, 161-165 (1999)
6-2)-(22) Zimmermann, T., *et al*.: Eur. J. Clin. Pharmacol., **46**, 147-150 (1994)
6-2)-(23) MacNamara, P. J., *et al*.: J. Clin. Pharmacol., **28**, 1051-1055 (1988)
6-2)-(24) Melaner, A., *et al*.: Acta Med. Scand., **200**, 93-97 (1976)
6-2)-(25) Ehrsson, H., *et al*.: Eur. J. Pharmacol., **46**, 375-377 (1994)
6-2)-(26) Melaner, A., *et al*.: Clin. Pharmacol. Ther., **22**, 108-112 (1977)
6-2)-(27) Liedholm, H., *et al*.: Eur. J. Clin. Pharmacol., **38**, 469-475 (1990)
6-2)-(28) Axelson, J. E., *et al*.: Br. J. Clin. Pharmacol., **23**, 735-741 (1987)
6-2)-(29) Overdiek, H. W., *et al*.: Clin. Pharmacol. Ther., **40**, 531-536 (1986)
6-2)-(30) Shah, J., *et al*.: J. Clin. Pharmacol., **30**, 733-736 (1990)
6-2)-(31) Lohmann, A., *et al*.: Arzneim.-Forsch., **42**, 914-917 (1992)
6-2)-(32) Aaes-J φ rgensen, T., *et al*.: Drug-Nutr. Interact., **5**, 157-160 (1987)

第7章　食品中の特定成分が薬効を変化させる

7.1　飲料の薬物効果に及ぼす影響

7.1.1　お茶と鉄剤

医薬品と飲食物の関係の中で，最も以前から広く知られている事例に「鉄剤とお茶」があげられる．鉄剤は投薬される場合の薬袋に「禁茶」とか「本剤服用の前後30分（1時間）は，お茶を飲まないでください」などの注意が示されている．市販の鉄剤の添付文書にも茶を服用しないこと，茶を飲む時間を鉄剤の服用時間から外すことが指示されている．

(1)　鉄剤とお茶の同時摂取

鉄剤と茶中のタンニンとの結合はよく知られており，鉄剤の補給時にお茶で服用することを避けるように多くの鉄剤の服用指示書に示されている．しかし，近年の臨床実験では，お茶の使用がいかなる場合にも鉄の吸収を妨げる訳ではないという報告もある．その中で得た知見をまとめると，次のようであった．

① 鉄欠乏貧血者は，生理的に体が鉄を要求するように変化しており，約100 mgの鉄を含む鉄剤の場合，通常のお茶の飲量であれば，たとえタンニンによる鉄吸収妨害があったとしても鉄の吸収は抑制されなかった．

② 鉄の吸収は胃内のpHが酸性のときに良く，食直後のpHがアルカリ性に移行した状態（酸性が弱まった）のときは鉄とタンニンの結合が高くなり，鉄吸収が抑えられる．しかし，食後2時間経過すれば，お茶による鉄の吸収抑制は鉄剤の補給効果を妨げなかった．

(2)　人体における鉄の分布と1日の必要量

貧血改良剤として1回の鉄剤投薬量はどれくらいが適当かという問題がある．1回の投薬量を検討するためには，人体における鉄の量を知る必要がある．表7-1に人体内の鉄の分布量を示した．

鉄の必要量については，成人男性が1日に摂る食事中の鉄含有量が10～20 mgで，吸収される鉄の量は1日約1 mgとされている．一方，

表7-1　人体内の鉄の分布

鉄含有成分名	男 (mg)	女 (mg)	分布割合 (%)
ヘモグロビン	2,400	1,700	65.0
貯蔵鉄	1,000	300	30.0
フェリチン	500		
ヘモシデリン	500		
ミオグロビン	150	120	3.5
酵素			
チトクロムc系	20	15	0.5
血清鉄	4	3	0.1

文献1) p.421より

毎日約 1 mg の鉄が汗，尿，糞便などとともに体外に排出される．さらに，成人女性では月経による鉄の喪失があるため，吸収すべき鉄の量は 1 日 1.5〜2.5 mg くらいである．ヘモグロビン 1 g 中には 3.4 mg の鉄が含まれており，ヘモグロビン含有量 15 g/dL の血液 10 mL を失うと 5 mg の鉄が喪失したことになる．（1 dL = 100 mL）

これらを踏まえて，女性の 1 日必要量からみれば，およそ 100 mg の投薬量で十分である．したがって，多量の鉄に対してタンニンが妨害したとしても余りある鉄より吸収が生じると推定される．なお，参考のため，表 7-2 に飲料中のタンニン含有量を示した〔原著文献 7-2)-(1)-(4)〕．タンニンと鉄の結合比は明確ではないが，タンニン酸鉄の場合，鉄とタンニンの結合重量比は鉄 8〜10％に対して，タンニン 70〜80％ということから（The Merck Index 13th Ed., p.714 より．化学系の研究者には必携の化学辞典で，メルク社より出版されている），タンニン：鉄の結合比（重量）はおよそ 8：1 である（図 7-1）．表 7-2 に示したように，緑茶のタンニン含有量 100 mg/dL に対して 12 mg 程度の鉄がタンニンに結合すると推計される．これらのことを考慮すれば，100 mg の鉄剤を服用すれば，飲料中のタンニンの影響を過大視しなくてもよいことになる．コーヒーも同様である．しかし，鉄剤を服用する際には，あえて茶を用いるより白湯か水のほうが無難である．

また，通常の 1 回の食事では，鉄の摂取量は数 mg 以下と推定されるので，食事時にはタンニンの多い飲料は避けたほうが無難である．ちなみに，2005 年度マーケットバスケット方式による国民の鉄の 1 日摂取量は 4.38 mg であるので，食物の鉄の

表 7-2　各種飲料中のタンニン含有量

飲料名	濃度（mg/dL）
コーヒー	110
インスタントコーヒー	52
紅茶	37
緑茶	18
濃い緑茶	100
煎茶	31
ウーロン茶	32
麦茶	0
ハト麦茶	0
あまちゃづる茶	0

文献 2) p.237 より

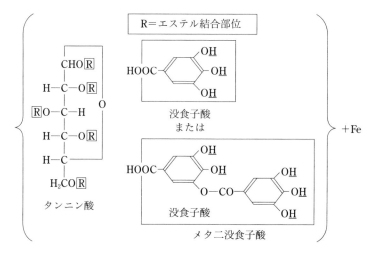

図 7-1　タンニン酸鉄の推定構造
　　　重量比　タンニン酸：鉄 ≒ 8：1
　　　H：H の代わりに鉄の結合可能な部位

吸収のみを考えると，渋茶を飲む時間帯は食間が無難である．

(3) お茶の成分カフェインと医薬品

茶類やコーヒーなどにはカフェインが含まれており，これらを薬物服用中に飲用すると薬物の作用を強めたり，薬物がカフェインのもつ中枢神経作用を強めたりする．表7-3には，各種飲料中に含有されているカフェインの量を示した．紅茶には，カフェインがコーヒーより多く含まれていることに注意する．

カフェインは大脳皮質に作用して精神機能を高め，中枢興奮により眠気が去り，意識が澄明となる．日本薬局方には1回85〜250 mgの薬用量が記載されている．他剤との相互作用を生じることがあるので，お茶以外の飲料についても注意が必要である．以下に，飲料中のカフェインと薬物の相互作用事例を紹介する．

- シメチジン（ヒスタミンH_2ブロッカー：十二指腸潰瘍，胃潰瘍治療薬）：シメチジン（タガメット）の服用は，カフェインの代謝酵素（CYP1A2, 2C9, C19, 2D6（強））を阻害する．そのためカフェインの作用が強く発現することとなり，茶やコーヒー中のカフェインの中枢興奮作用がより強く発揮され，振戦，不整脈，虚脱，めまい，不眠，不安および瞳孔散大などを発症させる．不眠作用は，覚醒を意図する飲料に利用されている．
- ジスルフィラム（禁酒補助薬）：アルコール依存症の治療に使用されるジスルフィラム（ノックビン）は，肝臓のアルコール脱水素酵素作用で生じたアセトアルデヒド（CH_3CHO）を酢酸に

表7-3 各種飲料中のカフェイン含有量

飲 料 名	含有量（mg/100 mL）	抽 出 条 件
緑茶―玉露	160	10 gに60℃のお湯60 mLで2.5分
煎 茶	20	10 gに90℃のお湯430 mLで1分
釜炒り茶	10	〃
番 茶	10	15 gに90℃のお湯650 mLで0.5分
焙じ茶	20*	〃
玄米茶	10	〃
ウーロン茶	20	15 gに90℃のお湯650 mLで0.5分
紅 茶	50	2.5 gに90℃のお湯100 mLで2分
コーヒー	40	10 gを100 mLでドリップ
インスタントコーヒー	16	小匙山盛り1杯（2 g）を100 mLで

文献2) p.238 より

* 文献にはこの数値が記載されているが，疑義がある．なぜなら，焙じ茶は番茶を加熱焙煎し，製造される．カフェインは容易に昇華するので，番茶より焙じ茶のほうがカフェイン含有量は減少する．表示の数値は再検討する必要がある．

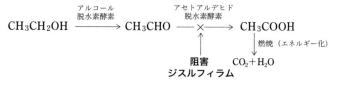

図7-2 アルコール（エタノール）の代謝

変化させるアセトアルデヒド脱水素酵素を阻害するので，体内にアセトアルデヒドが蓄積されて不快感を催すことで禁酒意向を強める．その反応は図7-2のようであるが，ジスルフィラムはカフェインの代謝も抑制するのでカフェインを体内に蓄積させる可能性がある．

- ジアゼパム（鎮静薬，抗うつ薬）：ジアゼパム（セルシン）は鎮静薬であり，カフェインは中枢興奮物質である．両者の共存では作用が拮抗するので，効果が減弱する可能性がある．
- プロプラノロール（抗高血圧薬，抗不整脈薬）：プロプラノロール（インデラル）は，コーヒーの飲用で心拍数の減少がみられたという報告がある．
- テオフィリン（喘息治療薬）：テオフィリン（テオドール）はカフェインとの共存で中枢作用が相乗的に現れ，テオフィリンの副作用である頭痛，不眠，心悸亢進および胃腸不快感などを強める可能性がある．

これらのほかにも，かぜ薬にはカフェインが処方されているものが多いので，茶類やコーヒーの多飲は控えたほうがよい．また，市販のドリンク剤の多くにはカフェインが配合されている．さらに，最近，「エナジードリンク」と称される清涼飲料水が，若者を中心に利用されているが，これには多量のカフェインを含んでいるものがあるので注意が必要である．エナジードリンクによるカフェイン中毒，死亡例の報告が増えている．

7.1.2 グレープフルーツジュースと医薬品

Bailey（1989）は，抗高血圧薬のフェロジピン（スプレンジール）（Ca拮抗薬またはCaブロッカー）の研究中に，グレープフルーツジュースがフェロジピンの降圧作用を増強することを発見し，その後多くの研究が進められるようになった〔文献3）p.59〕．

(1) グレープフルーツジュースが薬物代謝に及ぼす影響

チトクロムP450は，薬物などの酸化（第1相反応）により水酸化体を形成して，体外に排除する初期の段階を受け持つ酵素で，最も重要な薬物代謝酵素であるチトクロムP450・3A4（CYP3A4）は，多くの薬物を代謝し失効させることが知られている．グレープフルーツジュース中のある種の化学物質が，小腸壁にあるこのCYP3A4を阻害することにより，初回通過効果を減少させることが証明された．また，一部の薬物では，小腸におけるP糖タンパク質を介する逆輸送（腸の細胞に吸収された薬物を，腸管腔側に戻す排出作用のこと）を阻害する可能性があるという．

柑橘類の中でもグレープフルーツジュースだけがこの作用を示し，オレンジジュースは示さない．グレープフルーツの苦味成分であるフラバノグリコシド類のナリンジン，そのアグリコン（中心骨格の部分）であるナリゲニンおよびベルガモチン，6,7-ジヒドロキシベルガモチン，およびその二量体（分子が2個重なったもの）など，一連のフラノクマリンにその作用があるのではないかとの研究が行われている．

当初は，「肝臓における薬物代謝酵素CYP3A4を阻害する」という説が広まったが，それを否定する根拠が実証され，現在では小腸におけるCYP3A4の代謝阻害と考えられている．CYP3A4は多くの薬物代謝に関与しているので，グレープフルーツが影響を与える薬物もその数が多い．

表 7-4　各種内服薬服用時のグレープフルーツジュースによる生物学的利用率の上昇

医薬品名	医薬品の用途	身体的所見	食物による上昇　最高血中濃度比率[*1]（血中量比率[*2]）	原著文献番号[*4]
アムロジピン	抗高血圧薬	呼吸数，心拍数に変化なし	1.15 (1.14)	7-3)-(5)
フェロジピン	〃	呼吸数減少，心拍数増加	2.91 (3.34)	7-3)-(6)
ニカルジピン	〃		1.52 (1.96)	7-3)-(7)
ニフェジピン	〃		2.00 (2.02)	7-3)-(8)
ニモジピン	〃		1.24 (1.51)	7-3)-(9)
ニソルジピン	〃		3.50 (1.76)	7-3)-(10)
ニトレンジピン	〃	呼吸数，心拍数に変化なし	2.06 (2.25)	7-3)-(11)
アトルバスタチン	脂質異常症改善薬		1.06 (2.46)	7-3)-(12)
ロスバスタチン	高コレステロール血症薬	400 mL のグレープフルーツジュースを3回	11.8 (15.30)	7-3)-(13)
		朝に 200 mL のグレープフルーツジュース，夜にロバスタチン服用	2.25 (1.91)	7-3)-(14)
アルテメーテル	抗マラリア薬		2.54 (1.89)	7-3)-(15)
ブスピロン	抗不安薬	作用増強	4.30 (9.20)	7-3)-(16)
カルバマゼピン	抗てんかん薬	定常状態	1.40 (1.40)	7-3)-(17)
シクロスポリン	免疫抑制薬		1.43 (1.60)	7-3)-(18)
ジアゼパム	抗不安薬		1.54 (3.24)	7-3)-(19)
ミダゾラム	〃		1.52 (1.56)	7-3)-(20)
		内服1時間後にグレープフルーツジュース飲用	2.27 (2.39)	7-3)-(14)
トリアゾラム	〃	疲労感増強	1.25 (1.48)	7-3)-(21)
サキナビル	抗HIV薬		2.21 (2.20)	7-3)-(22)
テルフェナジン	抗アレルギー薬		3.43 (2.50)	7-3)-(23)
			1.17[*3] (1.28[*3])	7-3)-(24)

[*1] 空腹時服用後の最高血中濃度に対する各食後服用後最高血中濃度の比率
[*2] 空腹時服用して得られた AUC に対する各食後に得られた AUC 比率
[*3] 代謝物のテルフェナジンカルボキシラートの値
[*4] 文献3)中に記載された原著の文献番号（本章末に記載）
文献3) p.61 より

表7-4に主なものを示した.

グレープフルーツの問題が発見されてから，改めて薬物に対する腸管吸収および薬物代謝と食物との関係が一層研究の対象となっているが，食物の摂取量（とくにグレープフルーツの品質のバラツキ）の不均一性や，人体における薬物効果を検知するという困難さもあって未解決な点が多い．

(2) グレープフルーツジュース摂取による薬物代謝酵素阻害に影響される医薬品

- カルシウム拮抗薬（抗高血圧薬）：カルシウム拮抗薬ではグレープフルーツジュースによって血圧降下が顕著に現れ，典型的な副作用（頻脈，頭痛，紅潮および末梢浮腫）もさらに強く現れるが，アムロジピン（ノルバスク）は影響が少ないという．血中量比率がニカルジピン（ペルジピン）は2倍，ニフェジピン（アダラート）は2倍，ニトレンジピン（バイロテンシン）は2.3倍，ニソルジピン（バイミカード）は1.8倍になり，特にフェロジピン（スプレンジール）は3.3倍と高くなった．また，血中量（AUC）やC_{max}の増加率は，生物学的利用率の低いフェロジピンやニソルジピンのような，Caブロッカーなどの薬物において顕著に認められたという報告がある〔文献4）p.79〕．

- コレステロール生合成阻害剤（HMG-CoA還元酵素阻害薬）：スタチン類の過量投与は，横紋筋融解を伴うミオパチー（筋障害）の危険性があり，ロスバスタチン（クレストール），フルバスタチン（ローコール），およびプラバスタチン（メバロチン）でミオパチーが報告されている．

先に示した表7-4には，スタチン類の服用とグレープフルーツジュースの同時飲用で血中量比率がアトルバスタチン（リピトール）で2.5倍，ロスバスタチン（クレストール）で15.3倍と，吸収が高まったことが示されている．なお，表には示していないが，シンバスタチン（リポバス）もグレープフルーツジュース同時摂取によって血中量比が16倍に高まったと報告されている．とくに，肝機能障害者および妊婦には使用してはならない．わが国では，最も安全性の高いといわれるプラバスタチン（メバロチン）が汎用されていたが，アトルバスタチン（リピトール）が汎用されるようになり，またロスバスタチン（クレストール）も使用されるようになったことから，スタチン類の服用時にはグレープフルーツとそのジュースを摂取することは避けるべきである．

- ジアゼパム（セルシン），ミダゾラム（ミダフレッサ），トリアゾラム（ハルシオン）（抗不安薬：表7-4）：ジアゼパムの血中量比率は3.2倍に上昇し，ミダゾラムおよびトリアゾラムは1.5倍上昇した．

- サキナビル（インビラーゼ）では血中量比率が2.2倍上昇した．

- その他の薬物：表7-4のほかにも，抗癌薬のイマチニブ（グリベック），イリノテカン（カンプト），エベロリムス（アフィニトール），スニチニブ（スーテント），テムシロリムス（トーリセル），および催眠薬のラメルテオン（ロゼレム）もグレープフルーツジュースによる作用の増強が注意書きされている〔参考文献1）〕．

(3) 服薬時の留意点

以下の薬剤は，服用前1時間はグレープフルーツジュースを飲んではならない．

カルバマゼピン（テグレトール），フェロジピン（スプレンジール），ニカルジピン（ペルジピン），

ニフェジピン（アダラート），ニソルジピン（バイミカード），ニトレンジピン（バイロテンシン），シクロスポリン（ネオラール），タクロリムス（プログラフ，免疫抑制薬），サキナビル（インビラーゼ），アトルバスタチン（リピトール），ロスバスタチン（クレストール）

7.1.3　カルシウム含有飲料と医薬品
(1)　乳飲料・乳製品と医薬品

食品中のカルシウム（Ca^{2+}）やマグネシウム（Mg^{2+}）などの無機成分は，ある種の薬物と消化管内で不溶性の化合物を形成し，薬効を減弱させることが知られている．ミルクはその代表的な飲料である．

一方，微粒脂肪含有量の多さと長い胃内滞留時間のため，アルベンダゾール（エスカゾール，抗包虫薬），セフェム系抗生物質のセフロキシムアキセチル（オラセフ），およびロキシスロマイシン（ルリッド）などはかえって血中量（AUC）を上昇させる．したがって，ミルクと服用時間を同じにしないほうがよい医薬品については，常に注意を払わねばならない．

(2)　薬物吸収の抑制

ビスホスホネート類であるアレンドロネート（フォサマック），エチドロネート（ダイドロネル），リセドロネート（アクトネル）などのドロネート類は，ベーチェット病，骨吸収（骨からカルシウムが溶出すること），骨粗鬆症および骨転移腫瘍での高カルシウム血症に破骨細胞阻害薬として使用される．これらのドロネート類の絶対的生物学的利用率（F_{abs}）は 0.6〜6%（静脈注射による投与に対する空腹時の経口投与の吸収率）と，非常に低い．このような低率の F_{abs} は，Ca^{2+} や Mg^{2+} を含有している食物によりさらに低下する．したがって，服用はミルクまたは乳製品と同じ時刻にせず，間隔をあける．例えば，チルドロネート（国内未承認薬）では，相対的生物学的利用率（F_{rel}：水で服用した場合を1.0としたときの利用比率）が0.2倍しかない（表7-5）．

添付文書では，すべてのドロネート類およびビスホスホネート類（リン酸の重合体）服用の際は水だけを用いるよう指示している．

アレンドロネート（フォサマック）の服用方法を変えた場合：相対的生物学的利用率（F_{rel}）が最もよかったのは食後の2時間後であり，血中量比率は0.6（60%）であった．

リセドロネート（アクトネル）の場合：朝食4時間前の服用で，血中量比率は0.68と最もよかった．

エストラムスチン（エストラサイト，前立腺癌治療薬）はカルシウムと結合し，難溶性の錯体を形成する．わずか40mg/Lという低濃度のカルシウム（通常のミルクでは1,000 mg/L）でも不溶性の沈殿を生じる．

ミルクを含まない朝食時服用：血中量比率は0.64であった．

ミルクの飲用時に服用：血中量比率は0.12（12%）であった．

したがって，すべての製剤で食事の1時間前または2時間後の服薬が適当であり，ミルク，乳製品，またカルシウム含有量200m g/Lを超えるミネラルウォーターは使用しないほうがよい．

シプロフロキサシン，ノルフロキサシン，テトラサイクリン類（抗感染症薬）については以下のようであった．

- シプロフロキサシン（シプロキサン）の血中量（AUC）は，ミルクの飲用で血中量比率 0.67，標準的朝食摂取で 0.85 となった．一方，ミルクのない朝食では低下しなかった．
- ノルフロキサシン（バクシダール，ジャイレース（細菌の DNA 複製酵素の 1 つ）阻害薬）は，ミルクまたはヨーグルトにより血中量比率は 0.52 または 0.62 に低下した．
- テトラサイクリン（アクロマイシン）は，16 mL のミルク（Ca 量が 40 mg）で血中量比率が 0.44 に低下した．

表 7-5 各種内服薬服用時の乳製品摂食による生物学的利用率の変化

医薬品名	医薬品の用途	献立，その他	食物による変化 最高血中濃度比率[*1]	血中量比率[*2]	原著文献番号[*4]
アレンドロネート	骨粗鬆症治療薬	コーヒー，オレンジジュースと同時 2 時間後 0.5〜1 時間前		0.15[*3] 0.60[*3] 0.40[*3]	7-3)-(25)
リセドロネート	〃	朝食の 1 時間前 朝食の 0.5 時間前 夕食の 2 時間後	0.86 0.68 0.24	0.68 0.44 0.48	7-3)-(26)
チルドロネート	〃			0.20	7-3)-(27)
シプロフロキサシン	抗生物質	ミルク 朝食	0.64 0.80	0.67 0.85	7-3)-(28)
ノルフロキサシン	〃	ミルク 乳製品	0.49 0.59	0.52 0.62	7-3)-(29) 7-3)-(30)
ミノサイクリン	〃	ミルク 標準食	0.57 0.75	0.73 0.87	7-3)-(31)
テトラサイクリン	〃	ミルク 標準食	0.39 0.69	0.35 0.54	7-3)-(31)
セフロキシムアキセチル	〃	ミルク，比較的年齢の高い小児		1.97	7-3)-(32)
ロキシスロマイシン	〃	朝食＋ミルク	0.63	0.77	7-3)-(33)
エストラムスチン	前立腺癌治療薬	ミルク 朝食		0.12 0.64	7-3)-(34)

[*1] 空腹時服用後の最高血中濃度に対する各食後服用後最高血中濃度の比率
[*2] 空腹時服用して得られた AUC に対する各食後に得られた AUC の比率
[*3] 尿排泄から計算した相対的生物学的利用率
[*4] 文献 3) 中に記載された原著の文献番号（本章末に記載）
文献 3) p.39, 41, 54 より

ドキシサイクリン（ビブラマイシン）とミノサイクリン（ミノマイシン）は親油性であり，Ca^{2+}の影響を受けない．潰瘍誘発性があるので食事中に服用する．以上をまとめて表7-5に示した．

(3) 服薬方法

・テトラサイクリン（アクロマイシン）とオキシテトラサイクリン（テラマイシン）は必ず空腹時にミルクを用いずに服用し，ドキシサイクリン（ビブラマイシン）とミノサイクリン（ミノマイシン）は食事中に服用する．

・シプロフロキサシン（シプロキサン），およびノルフロキサシン（バクシダール）はミルクを用いずに服用する．

・エストラムスチン（エストラサイト）は空腹時にミルクまたは他のカルシウム含有飲料を用いずに服用する．

・ビスホスホネート類のクロドロネート（国内未承認薬），エチドロネート（ダイドロネル），およびチルドロネート（国内未承認薬）などのドロネート類は，食事の2時間前までに，ミルク，オレンジジュースまたはコーヒーを用いずに服用する．

・アレンドロネート（フォサマック）およびリセドロネート（アクトネル）は，朝食の30分前でも服薬できる．

7.1.4 ジュース類（グレープフルーツジュースを除く）と医薬品

理論的には，酸性の果物ジュースは胃の内容物のpHを低下させ，それによって解離性薬物（塩基）の溶解を促進し，一方で酸性の薬物は解離が抑制されると思われる．しかし，実際には，正常な酸度の胃内では，飲み物によって胃液が希釈されてpHは高められるから，ジュース程度の酸度では少なくとも胃液の1/10くらいなので大して問題ではない．胃酸のpH緩衝力が強いからである．

1) コカコーラ（クラシックタイプ）と医薬品

一般に「弱塩基性（弱アルカリ性）の薬物は，胃酸（強酸）により可溶性の強酸弱塩基の塩を形成して水溶性が高まり吸収が改善される」と理解されてきた．親油性で水に溶けにくく，弱アルカリ性を示すイトラコナゾール（イトリゾール）の吸収がコカコーラ（クラシックタイプ）によって改善されたのは，コーラのpHがリン酸添加により2.5と低いことが原因とされてきた．

また，ニコチンガムの使用時における弱塩基化合物ニコチンの血中への移行は，コーラやコーヒー（pH 4.86〜5.45）の併用では，何も飲用しない唾液のみの存在下で噛む場合より抑制されたという報告から，1つのpH理論だけでは検証できない複雑な現象が絡んでいることが考えられる〔文献5) p.138〕．

イトラコナゾール（イトリゾール）とコーラを併用すると，AUCの基となる吸収曲線は重い食事の影響下とほぼ一致した結果が得られたという（表7-6）．この結果は，コーラのリン酸の効果よりも糖質の影響による血中量（AUC）の上昇が原因と，する説が有力である．

表 7-6 イトラコナゾール服用時のコカコーラ（クラシックタイプ），および重い食事摂取による生物学的利用率の上昇

医薬品名	医薬品の用途	献立，その他	食物による上昇		原著文献番号[*3]
			最高血中濃度比率[*1]	血中量比率[*2]	
イトラコナゾール	抗真菌薬	コカコーラとともに服薬	2.21	1.80	7-3)-(35)
		重い食事	2.10	1.70	7-3)-(36)

*1 空腹時服用後の最高血中濃度に対する各食後服用後最高血中濃度の比率
*2 空腹時服用して得られた AUC に対する各食後に得られた AUC の比率
*3 文献3)中に記載された原著の文献番号（本章末に記載）
文献3) p.49, 54 より作成

2) 果物ジュースと医薬品

胃酸過多症に使用される水酸化アルミニウムやケイ酸アルミニウムのアルミニウムは，単独では腸管からの吸収は制限されるが，柑橘類ではクエン酸が2価または3価の金属イオンとの複合体を形成して，腸管からの吸収が促進され，アルミニウム過剰症を誘発する危険性がある．柑橘類にはクエン酸が多く含まれるので注意が必要である．臨床研究レベルでの試験では，健康な被験者では排尿中のアルミニウム量を10倍にしたという．腎不全患者の場合，アルミニウムの排出能が低いため，アルミニウムの急激な血中濃度の上昇はアルミニウム脳症が起きる危険性を考慮すべきである．

3) 服薬上の注意

清涼飲料水は服薬用の適当な飲み物ではない．また，アルミニウム含有リン酸結合剤の投与を受けている患者（制酸薬：水酸化アルミニウム，ケイ酸アルミニウム製剤を服用している胃病患者）には，クエン酸を含有する果実，ジュースの摂取を避けてもらう．

7.1.5 アルコールと医薬品

アルコールの飲用と医薬品の服用については種々の問題が存在し，とくにアルコールと医薬品の相互作用については注意が必要である．また，相互作用については種々の要因が複雑に関与していることが報告されている（表7-7）．

(1) アルコールの肝臓毒性における生化学的理解

古くからアルコールは"聖なる水"として神事に用いられ，また"百薬の長"として愛飲されてきた．薬との関係で俗な言い方をすると，「飲ん兵衛は麻酔にかかりにくい」「薬が効きにくい」などといわれてきた．しかし，一般人の知識ではそれ以上の理解がないのが普通である．

エタノールはそのままでは人体から排出されず，主として肝臓で代謝しなければならない．この代謝は2段階からなり，その第1段階はアルコールデヒドロゲナーゼ（アルコール脱水素酵素）が関与する．その反応は細胞質およびミトコンドリアにて行われる．

アルコール常飲者では肝細胞内で NADH + H$^+$ が常に過剰供給されることになり，正常な糖および脂質代謝に支障を来す．

第2段階では，生じた酢酸がアセチル-CoA に変化して，NADH の過剰供給は糖質代謝で生じたピルビン酸のエネルギー代謝を止めてしまい，乳酸の蓄積を介して糖新生の低下と乳酸アシドーシスが起きる．また，脂肪酸の酸化消費も阻止され，肝臓に中性脂肪が蓄積し"脂肪肝"となる．

第1段階（細胞質にて）

$$CH_3CH_2OH + NAD^+ \xrightarrow{\text{アルコール脱水素酵素}} CH_3CHO + NADH + H^+$$
エタノール　　　　　　　　　　　　　　　　　　　アセトアルデヒド

第2段階はアセトアルデヒドデヒドロゲナーゼ（アセトアルデヒド脱水素酵素）が関与してミトコンドリア内で起きる．

$$CH_3CHO + NAD^+ + H_2O \xrightarrow{\text{アセトアルデヒド脱水素酵素}} CH_3COO^- + NADH + H^+$$
アセトアルデヒド　　　　　　　　　　　　　　　　　酢酸（イオン化）

この経路はエタノールの供給で生じた誘導性の代謝コースであり，ミクロソームエタノール酸化系（MEOS：Microsomal ethanol-oxidizing system）と呼ばれる CYP2E1 依存性の経路で，生成物はアセトアルデヒドを経てできた酢酸であるが，補酵素 NADPH を消費して NADP$^+$ を生成する．NADPH は生体では生合成に利用される還元力を有する大切なものであるが，これを不必要に消費してしまい，酸素ラジカルのスカベンジャー（除去物質）であるグルタチオン（酸素ラジカルを還元して無害の物質に変える）を再生できなくしてしまう．結果として，肝細胞の酸化ストレスを増やすことになる（細胞膜の酸化破壊）．

一方，酢酸はアセチル-CoA となって TCA サイクルに入ろうとするが，過剰の NADH は TCA サイクルの調節に重要な酵素であるイソクエン酸脱水素酵素と 2-オキソグルタル酸脱水素酵素（両酵素とも NADH を生成促進する作用をもつ）の働きを停止する．TCA サイクルはアセチル-CoA の炭素を燃焼して，そのエネルギーの相当分を使って NAD と FAD を NADH と FADH$_2$ に転換する重要な機構である．TCA サイクルが円滑に回転しないと乳酸の蓄積によるアシドーシスが起き，それに次いでアセトアルデヒドが増え，身体の働きに必要なタンパク質と共有結合を生じてタンパク質の機能を損なう．結果として肝細胞の死に至るのであるが，初期の段階では脂肪肝，次にアルコール性肝炎，そして，ついには死んだ肝細胞の周りに線維構造と瘢痕組織が生じ，肝硬変となるのである〔文献 6) p.867-869〕．

(2) アルコール摂取と薬物代謝

アルコールを摂取したときに現れる薬物代謝への影響を表 7-7 に示した〔原著文献 7-3)-(37)，(38)〕．

〔A：薬物の代謝遅延（急性的酩酊状態：薬効を増強）〕

表 7-7 医薬品とエタノールとの相互作用

エタノールの作用	エタノールの影響下に生じた薬物作用と薬物名	
A：酵素阻害 （急性的酩酊状態）	〈代謝遅延〉 アミトリプチリン（抗うつ薬） バルビツレート（催眠薬） 抱水クロラール（催眠薬） クロルジアゼポキシド（抗不安薬） コデイン（鎮痛薬）	ジアゼパム（抗不安薬） ロラゼパム（抗不安薬） メサドン（合成鎮痛薬） モルヒネ（鎮痛薬） ワルファリン（血栓予防薬）
B：酵素誘導 （慢性的乱用状態）	〈代謝促進〉 イソニアジド（抗結核薬） フェノバルビタール（催眠薬） フェニトイン（抗てんかん薬）	プロプラノロール（抗高血圧薬） テオフィリン（抗喘息薬） ワルファリン（血栓予防薬）
C：肝毒性 （慢性的乱用）	〈他の薬物，特にアセトアミノフェンおよびイソニアジドの肝毒性増強〉	
D：胃粘膜障害	〈潰瘍誘発作用の増強〉 アセチルサリチル酸（解熱・鎮痛薬，非ステロイド性抗炎症薬） インドメタシン（同上）	

文献 3) p.85-86 より

バルビツール酸類，ベンゾジアゼピン系：アルコールは急性的にバルビツール酸類（催眠薬）やベンゾジアゼピン系（抗不安薬）薬物の代謝を阻害する．

ベンゾジアゼピン系のトリアゾラム（短時間睡眠導入薬：ハルシオン）では，記憶・意識障害，ふらつきなどが現れる．

γ-アミノ酪酸（GABA）受容体と急性アルコール中毒：急性的な酩酊状態では，アルコールは脳の神経伝達物質（鎮静化作用）である GABA 受容体に作用して，塩素イオンチャンネルを開け，バルビツール酸など多くの中枢性鎮痛薬物の作用を増強し，場合によっては致命的な影響を来すことがある．一般に，飲酒運転者はアルコール酩酊時に覚醒状態の中枢機能が悪影響を受け，それによって自動車または機械の操縦能力が低下する．

〔B：薬物代謝促進（慢性的乱用状態：薬物効果の減少）〕

アルコールは酵素誘導物質として薬物代謝を促進する．したがって，表 7-7 の B 群の医薬品の効果を減じる．

〔C：肝毒性物質の増加（慢性的乱用：医薬品の中間代謝毒性物質の分解遅延）〕

アセトアミノフェン（カロナール：解熱・鎮痛薬）：アセトアミノフェンでは，CYP2E1 によって酸化され，肝毒性物質 N-アセチル-p-ベンゾキノンイミンができ，次いで抱合体の形成により無毒化される．この際，アルコールの代謝で CYP2E1 が競合するばかりか，先に（1）で述べたグルタチオンの低下により，上記キノンイミン抱合体の形成が抑制される．とくに，アルコール性

肝炎の患者では肝障害増悪の危険性を高めるので，アセトアミノフェンの使用は危険である．

同様な危険性は，イソニアジド（イスコチン，抗結核薬）の代謝にも現れるので，結核治療中の患者の飲酒は禁止すべきである．

〔D：胃腸粘膜障害（急性的酩酊状態：アルコールが潰瘍誘発剤として助長）〕

非ステロイド性抗炎症薬（NSAIDs）：アルコールは強力な潰瘍誘発剤であり，そのため中等度の用量でもアセチルサリチル酸（アスピリン），イブプロフェン（ブルフェン，解熱・鎮痛薬），および他の非ステロイド性抗リウマチ薬による胃粘膜損傷の危険を高める．

〔AとB両者に現れる薬物代謝への影響〕

ワルファリン（抗血液凝固薬）：本薬物よる治療はアルコールによって妨げられる．アルコールは代謝を阻害し，アルコールの短時間の摂取では抗凝固作用が増強し，慢性的飲酒では減弱される．

(3) 薬物によるアルコール代謝への影響

薬物を使用することによって正常のアルコール代謝を変化させることがあり，それらを表7-8に示した．

① アルコールデヒドロゲナーゼの阻害

- 抱水クロラール（エスクレ，催眠，鎮静薬）：本剤はアルコールの最初の分解段階を阻害することによってアルコールの作用を増強し，次にアルコールが抱水クロラールの活性代謝物トリクロロエタノールへの代謝を促進し，互いに作用を増強しあう．
- アセチルサリチル酸（別名：アスピリン（解熱・鎮痛薬））：1 g（解熱・鎮痛作用量）のアセチルサリチル酸を内服し，1時間後にアルコール飲料を摂取すると，アルコールの最高血中濃度が40％上昇し血中量（AUC）は約25％上昇するが，その原因は胃のアルコールデヒドロゲナーゼ阻害によってエタノールの酸化が抑制されるからである〔原著文献7-3）-(39)〕．
- シメチジン（タガメット），ファモチジン（ガスター），ニザチジン（アシノン），およびラニチジン（ザンタック）（以上はヒスタミンH_2ブロッカーで十二指腸潰瘍，胃潰瘍治療薬）：これらは，胃のアルコールデヒドロゲナーゼを阻害し，血中アルコール濃度を30〜40％上昇させる〔原著文献7-3）-(40)〕．

表7-8 各種薬物使用による体内エタノール代謝の阻害

エタノールの代謝阻害作用	エタノール代謝に影響する薬物
エタノール分解（アルコールデヒドロゲナーゼ）の阻害	抱水クロラール，アセチルサリチル酸，シメチジン，ラニチジン，ニザチジン，ファモチジン
アセトアルデヒド分解（アセトアルデヒドデヒドロゲナーゼ）の阻害によるジスルフィラム症候群	イミダゾール系の薬物（メトロニダゾール，ケトコナゾール） スルホニルウレア系の薬物（トルブタミド） ヒトヨタケのコプリン（自然毒）

文献3) p.87-88より

② アセトアルデヒドデヒドロゲナーゼの阻害
- ジスルフィラム症候群の発症：とくに危険なのは，アセトアルデヒドデヒドロゲナーゼの作用遮断による毒性物質アセトアルデヒドの増加である．アセトアルデヒドが増加するとジスルフィラム症候群（悪心，嘔吐，めまい，頻脈，低血圧）が出現する．
- コプリン（食中毒起因毒キノコの有毒成分）：コプリンは数種のヒトヨタケ属，とくに *Coprinus atramentarius* に存在し，アセトアルデヒドデヒドロゲナーゼの活性を低下させるので要注意である．同時飲酒で食中毒を起こした報告がある．

7.2 その他の食物の薬物効果に及ぼす影響

7.2.1 チラミン含有食物と医薬品

(1) モノアミンオキシダーゼ (MAO) 阻害薬とチラミンの生理活性の関係

モノアミンオキシダーゼのA型酵素であるMAO-A（小腸に多く分布し，食物中のチラミンなどを分解代謝する），およびB型酵素のMAO-B（脳内に多く分布し，ドパミンなどを代謝分解する）は体内に広く存在し，カテコールアミン（ドパミン，ノルアドレナリン，アドレナリンなど）の酸化分解により，交感神経興奮による血圧上昇，心悸亢進など一連の作用抑制に働いている．

MAO阻害性の薬物としては，MAO阻害性を意図しないがMAO阻害性を副作用として有するものにイソニアジド（イスコチン，抗結核薬）があり，また，MAO-B阻害性を薬理作用とする塩酸セレギリン（エフピーOD，パーキンソン病治療薬）などがある〔文献7）p.198〕．

食物には，熟成チーズや発酵食品中に含まれるチラミンがある．チラミンは，主に食品の熟成過程で微生物のデカルボキシラーゼ（脱炭酸酵素）によってチロシンから生成される．チラミンは間接的な交感神経興奮物質として，交感神経末端の貯蔵顆粒からノルアドレナリンを遊離させる．食品中のチラミンは，腸管壁ではとくにMAO-Aによって，肝臓ではMAO-Bによって速やかな酸化的脱アミノ反応を受けている．したがって，MAO阻害薬物を投与されていない人がチラミン含有食品を摂食しても吸収後直ちに分解してしまい，チラミンの有害作用である血圧上昇作用は防がれる．血圧を30 mmHg上昇させるには食品中に1,000 mg以上のチラミンの存在が必要であり，また，空腹時の投与では500 mgが必要といわれる〔原著文献7-2)-(41)(42)〕．

外来性（食物摂取による）のチラミンに対する感受性の個人差は4倍くらいといわれているが，MAO阻害薬の服用はチラミンの作用を発現させる場合がある．MAO阻害薬は腸管におけるモノアミン分解阻害によってチラミンの血中量（AUC）を上昇させるだけではなく，血管付属構造中の交感神経末端のMAO-A阻害によってチラミンの血管収縮作用を増強し，血圧上昇などの作用を発現する．

(2) 各種医薬品とMAO阻害作用

① イソニアジド（イスコチン，抗結核薬）

イソニアジドは，抗結核薬としてエタンブトール（エサンブトール），リファンピシン（リファジ

ン）などと併用して使用される．イソニアジドにはMAO阻害作用があり，イソニアジドの服用でチラミンがMAOの代謝を受けないで体内に留まることがある．

チラミンは，チーズなどの発酵食品では必須アミノ酸のフェニルアラニンからチロシンを経て生合成される第1級アミンであり，生体内に取り込まれると種々の生理作用を発現する．チラミンは，腸管中に多量に含まれるMAOによって不活性化されるが，イソニアジドのようなMAO阻害薬の服用によって全身的なMAO欠乏状態となった体内では，チラミンの大部分が腸より吸収され，アドレナリン作動性の神経終末部に取り込まれ，ノルアドレナリンの放出を促進させる．ノルアドレナリンによる交感神経作用としては，発汗，動悸，上腹部痛，頭痛，血圧上昇，悪心，嘔吐などである．

チラミンを含む食品には，チーズ，ワイン，ビール，コーヒー，ソラマメ，鶏肉およびイチジクなどがある．とくにチーズの含有量が高い（表7-9）〔原著文献7-2)-(43)〕．外国ではチラミン中毒による死亡例もあるというが，わが国では重篤な中毒例は報告がない．

イソニアジドの服用中は，体内に入ったヒスタミン（モノアミンの仲間）が分解されずに中毒を起こすことが知られている．例えば，あまり新鮮でないマグロの刺身は食中毒細菌の一種（*Morganella morganii*）が繁殖してヒスタミンを産生する．イソニアジドの服用によって酵素阻害を受けたMAOがヒスタミンを分解しないので，ヒスタミン中毒症状を起こした報告がある．症状としては，頭痛，顔面紅潮，発疹，蕁麻疹，悪心・嘔吐，発汗，動悸，全身倦怠感などである〔文献4) p.160〕．

なお，ドーパを含むソラマメのさや，およびヒドロキシトリプトファン含有食品であるバナナ，パイナップルの摂取では，MAO阻害作用のあるイソニアジドの服用でノルアドレナリンや

表7-9 食品中のチラミン含有量

食　　品	チラミン含有量（μg/g）
チェダーチーズ（長期間発酵品）	1532
チェダーチーズ（中期間発酵品）	192
チェダーチーズ（短期間発酵品）	120
〔その他のチーズ類〕	
プロセス	26
ゴーダ	20
ブルー	93〜256
ロマノ	238
ポー・デュ・サリュー	1116
スチルトン・ブルー	2170
パルメザン	4〜290
ビール（4銘柄品）	6.5〜11.2
ワイン（赤，白各2品）	ND〜0.6
ジュース（パイナップル）	0
ニシン塩漬	470
肉エキス（3銘柄品）	95〜304

文献2) p.276 より

セロトニンが増加し，血圧上昇が起こることがある．

② 塩酸フェニルプロパノールアミン（*dl*-塩酸ノルエフェドリン）

MAO阻害作用とは関係ないが，チラミンの交感神経刺激作用と同様の作用を現す医薬品が投与されると，その期待した以上の交感神経作用が現れる．交感神経刺激作用のある塩酸フェニルプロパノールアミンによる報告があり，チーズを食べて鼻炎治療剤を服用したところ，頭痛，胸の息苦しさの症状が現れ，血圧が急に上昇した．塩酸フェニルプロパノールアミンは，感冒時に鼻粘膜の充血を取り除く目的で，鼻炎や副鼻腔炎などの上気道炎治療薬として配合されているので注意を要する．なお，塩酸フェニルプロパノールアミンには脳出血の副作用があり，現在では使用されていない．

7.2.2　食物繊維と医薬品
(1)　食物繊維概説

食物繊維（ダイエタリーファイバー：DFと略す）は，ヒトの消化酵素で消化されない食品中の多糖体（セルロース，ヘミセルロース，リグニン，レジスタントスターチ（ヒトの消化作用抵抗性のデンプン））および非消化性タンパク質（レジスタントプロテイン）である．

DFは水溶性DFおよび水に溶けない不溶性DFに大別される．このうち不溶性DFは，大腸で水分を吸収して便量が増すので，便秘緩和対策に利用されることが多い．また，食物由来の発癌物質を吸着して排泄を促進するので，大腸癌防止に効果があるといわれている．

未加工の食品素材には水溶性と不溶性のDFが混在しているが，それらの存在比は，およそ不溶性DFが水溶性DFの1.5倍から数倍以上である．精白米には両DFが極めて少ないが，未精白の玄米ご飯や，キノコ飯，豆ご飯などは，不溶性DFの効果を期待して，便秘緩和に有効な食品として調理される．和食での不溶性DFを含む食材には加工したコンニャク，きのこ，豆類などがあるが，便秘緩和に最も有効な自然食材には手軽に調理できるゴボウがあげられる．ゴボウは水溶性DFに対する不溶性のDFは約1.5倍で，不溶性の割合が決して高い方ではないが，便秘緩和効果は高い．第二次世界大戦の戦争裁判で，日本軍が英国軍の捕虜の食材にゴボウを使用したことについて，英国は「栄養価値のない木の根っこを食べさせた」という捕虜虐待の罪状をわが国の戦争責任者に突きつけた．食文化の違いから起きた問題であったが，わが国では保健用食品が登場する以前から，ゴボウの有用性は先人の知恵として継承している．

一方，水溶性DFは特定保健用食品（後述の第9章を参照）の素材に利用されている．その機能を発揮させるには，食品素材からの抽出濃縮・精製といった特殊な加工技術を必要とするので，水溶性DFは経済的付加価値の高い食品産業の重要な素材となっている．以下，水溶性DFの生理作用などについて述べる．

水溶性DFは，腸内のアミノ酸やブドウ糖吸収などとは異なって腸から吸収されず，腸内で水と親和して水を多く含んだ粘度の高いゲル状になる．そして腸内の消化中の食物成分，胆汁成分および投与された薬物などをゲル中に抱合あるいは吸着してそれらの血中への拡散移行を遅延さ

せるか，そのまま腸からの吸収を抑制して排便させて体外への排泄を促す．また，腸内細菌にも影響して菌叢のバランスを調整する．

水溶性 DF には腸管内での直接的な物質抱合あるいは吸着作用と，その二次的な作用によるヒトの体内での生化学的変化（例えば次の②に述べる血中コレステロール降下作用）がある．最近では，難消化性デキストリンが多くの特定保健用食品素材として使用されている．

その生理作用の大略は，腸内菌叢改善，水分の吸着と膨潤性効果，イオン交換作用，栄養素の吸着阻害，粘性による胃粘膜保護作用などである．これらの諸作用から薬物とのかかわりを述べる．

① 血糖上昇抑制作用

水に溶けて高粘度となる水溶性 DF は，食べた食物との混ざりが良く，胃からの排出が遅延し〔粘度の高い胃内容物は排出が遅延される：第 4 章 4.2.3(4), p.109〕，小腸上部からの栄養素の吸収も遅延する．その結果，食後の急速な血糖上昇が抑制される．

② 血中コレステロール降下作用

過剰のコレステロールは胆汁に溶け込んで十二指腸に分泌される．この際，水溶性の DF は腸内で食物中の脂肪の一部も吸着して，共に糞便中に排泄される．この作用によっては，それまで腸肝循環で再吸収されていた胆汁酸が不足し，体内に蓄積された末梢のコレステロールを肝臓に回収して胆汁酸の生成を促進するようになり，血中のコレステロールを減らす効果につながる．

③ 栄養成分の吸収抑制

水溶性 DF は，有益な作用としてコレステロール排泄促進効果がある一方，栄養成分の吸収抑制を起こす不利な作用もある．また，胆汁酸の体外への排出を促進し，同時に小腸からの胆汁酸再吸収，脂溶性ビタミンの吸収も阻害する可能性がある．このほかに，吸着やイオン交換作用により他の重金属，ミネラルの吸収にも影響することが考えられる．

④ 各種医薬品の吸収抑制

以上，DF の吸収阻害，吸着，イオン交換などによる体外排出促進作用を考えた場合，服用された医薬品と DF との併用で，食物と同様に医薬品の吸収も影響されることが十分推定できる．

(2) 医薬品の吸収効果

DF の好ましくない作用に，服用中の医薬品や栄養素の吸収抑制があげられる．表 7-10 には，医薬品の服用と DF 摂取時の医薬品の吸収低下事例を示した．

これらの結果から，繊維質含量が高い食物ほど，薬物の吸収遅延あるいは吸収抑制効果がみられる．したがって，看護師，薬剤師や管理栄養士は，DF の薬物との相互作用を常に意識しておく必要があると同時に，担当医師と情報を共有すべきである．なお，表 7-10 の例は自然食材をふすまつき，または皮つきの粉砕物として使用しており，素材中 100 g 中には不溶性 DF は 5 〜 8 g，水溶性 DF は 2 〜 3 g が混在したと推定されるので，両 DF の糞中への薬物排泄効果があったと推察される．なおわが国では，入院患者の使用中の全医薬品および全サプリメントを薬剤師管理下おいて治療の妨げにならぬように運営される病院が増えている．

表 7-10　食物繊維による医薬品の吸収抑制

食物繊維名	食物繊維の組成など	吸収抑制される医薬品名	影響効果	原著文献番号[*1]
ミューズリー[*2]	燕麦のフレーク，干しブドウ，アーモンド	アセトアミノフェン（解熱・鎮痛薬）	吸収遅延	7-3)-(44)
食物繊維	7.8～36gに増量（必要量：約20～25g）	アモキシシリン（抗生物質）	吸収低下(20%)	7-3)-(45)
多繊維食	オートフレーク，燕麦，ふすま，小麦ふすま	ドキセピン，デシプラミン（抗うつ薬）	吸収低下(26～67%)	7-3)-(46)
		ジゴキシン（強心薬）アミトリプチリン（抗うつ薬）	吸収低下	＊3
多繊維食	燕麦，大豆，ふすま，小麦あらびき粉	L-レボチロキシン（甲状腺製剤）	腸肝循環の抑制による吸収低下	7-3)-(47)
多繊維食	燕麦ふすま，ペクチン	ロスバスタチン（抗コレステロール血症薬）	吸収抑制による薬効減少	7-3)-(48)

＊1　文献3)中に記載された原著の文献番号（本章末に記載）
＊2　ヨーロッパ諸国の朝食に出されるメニューで，ミルクに燕麦のフレークと干しぶどう，アーモンドを混ぜたもの
＊3　文献8)より
文献3) p.43の記述から作成

7.2.3　キャベツと医薬品

　キャベツには，チオオキサゾリジンやインドール系の物質が含まれており，ある種の医薬品の効果を減少させることが知られている．表7-11にはその事例を示した．

　このような物質は，キャベツのほか芽キャベツ，カリフラワー，およびカブラ菜などアブラナ科の植物に含まれる．チオオキサゾリジンはヨウ素の吸収を妨害する．したがって，甲状腺製剤服用者はこれらの野菜類を大量に摂食することは避けるべきである．

　また，インドール系物質では，第1相の薬物代謝酵素CYPタイプと第2相のグルクロン酸抱

表 7-11　キャベツ中成分の薬物効果に与える影響

キャベツ中の成分名	影響を受ける薬物	薬物効果	原著文献番号[*1]
チオオキサゾリジン	甲状腺製剤（甲状腺ホルモン）	消化管からヨウ素の吸収を抑制する，薬効の減少	7-2)-(49)
インドール系化合物	アセトアミノフェン（解熱・鎮痛薬）	肝の薬物代謝（グルクロン酸抱合），尿中排泄促進，薬効の減少	7-2)-(50)
	オキサゼパム（抗不安薬）	肝の薬物代謝酵素（CYP1A2）作用を促進，薬効の減少	

＊1　文献2)中に記載された原著の文献番号（本章末に記載）
文献2) p.84-86の記述から作成

合代謝系の酵素作用を促進する場合がある．

文　献

1) 大内尉義, 伊賀立二編：疾病と治療薬―医師・薬剤師のためのマニュアル―　改訂第 5 版, p. 421, 492, 677-678, 南江堂（2003）
2) 古泉秀夫, 荒　義昭, 飲食物・嗜好品と医薬品の相互作用研究班編：飲食物・嗜好品と医薬品の相互作用, 改訂 3 版, じほう（2002）
〔本文献を参考にした箇所：p.232, 258-316, 400-401〕
〔本文献の主旨から引用し作成した表およびその解説：第 7 章（表 7-2, 7-3, 7-9, 7-11）〕
3) 江戸清人, 金谷節子監訳, Horst Wunderer 著：Arzneimittel richtig einnehmen Wechselwirkungen zwischen Medikamenten und Nahrung, 医薬品と飲食物の相互作用―正しい医薬品の服用方法―, じほう（2002）
〔本文献を参考にした箇所：p.1-89〕
〔本文献の主旨から引用し作成した表およびその解説：第 7 章（表 7-4, 7-5, 7-6,　7-7, 7-8, 7-10）〕
4) 澤田康文：薬と食の相互作用,（上）, 薬と食：嗜好品の出会いで起る有害作用, 初版第 2 刷, p.79, 医薬ジャーナル（2006）
5) 澤田康文：薬と食の相互作用,（下）, 薬と食：嗜好品の出会いで起る治療の失敗, p.138, 医薬ジャーナル（2005）
6) 入江達郎, 岡山博人, 清水孝雄監訳, Jeremy M. Berg, John L. Tymoczko, Lubert Stryer 著, ストライヤー生化学, p.867-869, 東京化学同人（2004）
7) 杉山正康編著, 神谷大雄監修：薬の相互作用としくみ, p.198, 医歯薬出版（2005）
8) 食品・栄養・食事療法事典, 第 19 章, p.455-474, 産調出版（2010）

参考文献

1) JAPIC「一般用医薬品集」日本医薬情報センター（2013）：新規 OTC 医薬品情報源として

原著文献

7-2)-(1)　石橋丸應ら：病院薬学, **13**(2), 87-91 (1987)
7-2)-(2)　石橋丸應ら：薬事新報, No.1434, 520-524 (1987)
7-2)-(3)　石橋丸應ら：薬事新報, No.1438, 609-612 (1987)
7-2)-(4)　中村幸一：薬事新報, No. 1441, 679-680 (1987)
7-3)-(5)　Josefsson, M., *et al.*: Eur. J. Clin. Pharmcol., **51**, 189-193 (1996)
7-3)-(6)　Edgar, B., *et al.*: Eur. J. Clin. Pharmcol., **42**, 313-317 (1992)
7-3)-(7)　Uno, T., *et al.*: Clin. Pharmcol. Ther., **61**, 209 (1997)
7-3)-(8)　Sigusch, H., *et al.*: Pharmazie, **49**, 522-524 (1994)
7-3)-(9)　Fuhr, U., *et al.*: Int. J .Clin. Pharmacol. Ther., **36**, 126-132 (1998)
7-3)-(10) Bailey, D. G., *et al.*: Clin. Pharmcol. Ther., **54**, 589-594 (1993)
7-3)-(11) Soons, P. A., *et al*: Clin. Pharmcol. Ther., **50**, 394-403 (1991)
7-3)-(12) Lilja, J. J., *et al.*: Clin. Pharmcol. Ther., **66**, 118-127 (1999)
7-3)-(13) Kantola, T., *et al.*: Clin. Pharmcol. Ther., **63**, 397-402 (1998)
7-3)-(14) Rogers, J. D., *et al.*: Clin. Pharmcol. Ther., **66**, 358-366 (1999)
7-3)-(15) van Agtnael, M. A., *et al.*: J. Clin. Pharmcol., **55**, 405-410 (1999)
7-3)-(16) Lilja, J. J., *et al.*: Clin. Pharmcol. Ther., **64**, 655-660 (1998)
7-3)-(17) Garg, S. K., *et al.*: Clin. Pharmcol. Ther., **64**, 286-288 (1998)
7-3)-(18) Ducharme, M. P., *et al.*: Clin. Pharmcol. Ther. , **57**, 485-491 (1995)
7-3)-(19) Özdemir, M., *et al.*: Eur. J. Drug Metab. Pharmacokinet., **23**, 55-59 (1998)
7-3)-(20) Kupferschmidt, H. H., *et al.*: Clin. Pharmcol. Ther., **58**, 20-28 (1995)

7-3)-(21) Hukkinen, S. K., *et al*.: Clin. Pharmcol. Ther., **58**, 127-131 (1995)
7-3)-(22) James, J. S., *et al*.: Aids Treatment News, No.235, 17, Nov. (1990)
7-3)-(23) Clifford, C. P., *et al*.: Eur. J. Clin. Pharmcol., **52**, 311-315 (1997)
7-3)-(24) Honig, P. K., *et al*.: J. Clin. Pharmacol., **36**, 345-351 (1996)
7-3)-(25) Gertz, B. J., *et al*.: Clin. Pharmacol. Ther., **58**, 288-298 (1995)
7-3)-(26) Mitchell, D. Y., *et al*.: Br. J. Clin. Pharmacol., **48**, 536-542 (1999)
7-3)-(27) Sansom, D. Y., *et al*.: Bone, **17**, 479S-483S (1995)
7-3)-(28) Neuvonen, P. J., *et al*.: Clin. Pharmacol. Ther., **50**, 498-502 (1991)
7-3)-(29) Kivisto, K. T., *et al*.: Antimicrob. Agents Chemother., **36**, 489-491 (1992)
7-3)-(30) Minami, R., *et al*.: J. Clin. Pharmcol., **33**, 1238-1240 (1993)
7-3)-(31) Leyden, J. J., *et al*.: J. Am. Acad. Dermatol., **12**, 308-312(1985)
7-3)-(32) Ginsburg, C. M., *et al*.: Antimicrob. Agents Chemother., **28**, 504-507 (1985)
7-3)-(33) Lassmann, H. B., *et al*.: J. Clin. Pharmcol., **28**, 141-152 (1988)
7-3)-(34) Gunnarsson, P. O., *et al*.: Eur. J. Clin. Pharmcol., **38**, 189-193 (1990)
7-3)-(35) Jaruratanasirikul, S., *et al*.: Eur. J. Clin. Pharmcol., **52**, 235-237 (1997)
7-3)-(36) Zimmermann, T., *et al*.: Eur. J. Clin. Pharmcol., **46**, 147-150 (1994)
7-3)-(37) Lieber, C. S., *et al*.: J. Toxicol.-Clin. Toxicol., **32**, 631-681 (1994)
7-3)-(38) Adams, W. L., *et al*.: Int. J. Addict., **30**, 1903-1923 (1995)
7-3)-(39) Roine, R., *et al*.: J. Am. Med. Assoc., **264**, 2406-2408 (1990)
7-3)-(40) Burnham, D. B., *et al*.: Aliment. Pharmacol. Ther., **8**, 55-61 (1994)
7-3)-(41) Berlin, I., *et al*.: Clin. Pharmacol. Ther., **46**, 498-502 (1989)
7-3)-(42) Bieck, P. R., *et al*.: Phychair Prax. **16**(Suppl 1), 25-31 (1981)
7-2)-(43) Sen, N. P.: J. Food Sci., **34**, 22-26 (1969)
7-3)-(44) Walter-Sack, I. E., *et al*.: Int. J. Clin. Pharmacol. Ther. Toxico., **27**, 544-550 (1989)
7-3)-(45) Lutz, M., *et al*.: Clin. Pharmacol. Ther., **42**, 220-224 (1987)
7-3)-(46) Stewart, D. F., *et al*.: J. Clin. Psychopharmacol., **12**, 438-440 (1992)
7-3)-(47) Liel, Y., *et al*.: J. Clin. Endocrinol. Metab., **81**, 857-859 (1996)
7-3)-(48) Richter, W. O., *et al*.: Lancet, **338**, 706 (1991)
7-2)-(49) 細田順一：医薬ジャーナル, **19**, 121-128 (1983)
7-2)-(50) Pantuck, E. J., *et al*.: Clin. Pharmacol. Ther., **35**, No.2, 161-169 (1984)

第8章 ビタミン含有食品と医薬品

　ビタミンは人体における生命活動に欠かせない必須の物質であることから，医薬品との併用で，もしも医薬品がビタミンの作用を妨害するような不都合が現れたときは，その医薬品の使用を中止すべきである．理想的にはそうであろうが，体内のビタミンレベルの低下なら不足は補給などで対応できる．しかし，ビタミンの生理作用の妨害であれば，別の治療法を施さねばならない．食品中のビタミンは大部分が結合型として存在し，水溶性のビタミン B_1, B_2, B_6 などはリン酸エステルとして，脂溶性のビタミンAは脂肪酸エステルとして存在する．これらのビタミンは消化管において遊離型となって吸収される．

8.1 ビタミンKを含有または産生する食品と医薬品

8.1.1 血栓防止と納豆

　血液中にある可溶性タンパク質であるフィブリノーゲンがトロンビン（酵素の1種）によって不溶性のフィブリン線維に変化し，血液凝固が始まる．このトロンビンはプロトロンビンが活性化されて生成する．プロトロンビンは肝臓中で作られ，血液中に放出される．プロトロンビンの産生にはビタミンKを必要とする．ワルファリンは，肝臓でビタミンKと拮抗して血液凝固因子生成酵素と結合しプロトロンビン産生を抑制して血液凝固機能低下を来す（図8-1）（第3章3.1.4抗血液凝固薬の項を参照）．

　ワルファリンによる血液凝固能低下を回復させるには，ビタミンKの静脈内投与が行われている．ワルファリン投与時に納豆を食すると，ワルファリンの抗血栓作用が減弱する．このことは，納豆にはビタミンKは含まれていないが，納豆菌が腸内でビタミンKを産生してワルファ

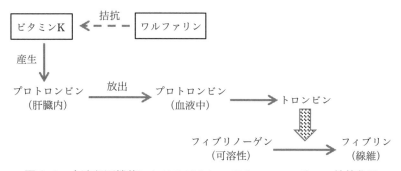

図 8-1　血液凝固機能におけるビタミンKとワルファリンの拮抗作用

リンの抗血液凝固機能を阻害していることが推測できる．

ワルファリン（ワーファリン）と納豆に関する症例を以下に示す．

① 症例1：心臓手術を受けた人は血栓を生じやすい．そのため血栓予防薬のワルファリンを服用し（3～4mg/日），常時，血液凝固機能（TT値評価；Thrombin test）を正常人の15%まで下げる治療が行われていたが，週に2～3回納豆を摂取したところ凝固機能が上昇した．納豆の摂取を中止させたところTT値は12%に下降し，その後も安定であった．

② 症例2：健常人にワルファリンを投与し，TT値が当初の38%に下降してから納豆100g（市販品1袋）を摂食させたところ，TT値は5時間後に40%，24時間後に86%と上昇し，ワルファリンの投与量は不変にもかかわらず，48時間後には90%，72時間後には70%を示した．この理由として，納豆菌（*Bacillus subtilis*）は細菌中で最もビタミンK合成能力が強い枯草菌に属しているので，腸内において納豆菌による多量のビタミンKの合成が起き，ワルファリンの作用が阻止されTT値が変動したのではないかと推定された．

8.1.2 ビタミンK含有食品とワルファリン

緑色野菜の摂取により，ワルファリン服用患者のTT値に影響した事例報告がある．表8-1には，緑色野菜中のビタミンKの含有量を示した．

緑色野菜の摂取に関する症例を以下に示す．

① 症例1：ワルファリン投与により，5～15%程度TT値を低下させたグループを二分し，毎日ブロッコリー250 g（ビタミンK_1を160～500 μg含有（所要量：男性65 μg，女性55 μg）），およびホウレンソウ250 g（ビタミンK_1を300～800 μg含有）を摂取させた．摂取開始後5～6日でホウレンソウ摂取グループ（$n=10$）のTT値は26%，ブロッコリー摂取グループ（$n=10$）のTT値は23%となった．

② 症例2：ワルファリン2 mgを投与し血液凝固機能（部分トロンボプラスチン時間：PTT）が20%低下した患者で，外泊後にPTT値が50%に上昇したことから，食事について質問したところ，緑色野菜を多く摂取したとの回答が得られたという．

その後，多くの研究者によって同様の研究が続けられてきたが，ワルファリンの血液凝固機能

表8-1　緑色野菜中のビタミンK含有量

野菜名	含有量 (mg/100g)	野菜名	含有量 (mg/100g)
パセリ	0.73	カブ（葉）	0.31
シソ	0.65	メキャベツ	0.30
アシタバ	0.59	コマツナ	0.28
クレソン	0.39	ホウレンソウ	0.26
トウミャオ	0.38	ニラ	0.25
ミツバ	0.37	ブロッコリー	0.23
シュンギク	0.35	サニーレタス	0.21

文献1) p.259 より

調節に関するビタミン K 含有食物摂取の影響についての作用機序はまだ確立していない。したがって，ビタミン K を多く含むような食物の摂取は避けるほうが安全である〔文献 1) p.258-259〕．

8.2 その他の食品中ビタミンと医薬品

ここでは，ビタミン K 以外のビタミンと医薬品の相互作用について述べる．実際に食品中に含まれる程度のビタミン量では，薬物効果が大幅に増減するという例はそれほど多くない．表 8-2 には，ビタミンと医薬品の相互作用のうち，主としてビタミンの存在が薬物効果に影響する例を示した．

表 8-2 食品中のビタミンによる薬物効果への影響

ビタミン名	影響を受ける医薬品	薬物効果または体調の変化と症状
ビタミン A	テトラサイクリン[*1]	薬物誘起性頭蓋内高血圧 激しい頭痛
	エトレチナート[*2] (乾癬症治療薬：角質層改良)	胎児の催奇形性（使用後 2 年間は妊娠禁止）
	ワルファリン[*1]（抗血栓薬）	血液凝固阻止作用の増加
ビタミン B_6	レボドパ[*1]（抗パーキンソン病薬）	薬効の減少を起こす ビタミン B_6 脱炭酸酵素の補酵素であり，レボドパの分解作用を増大
ビタミン B_6 大量投与	フェニトイン[*1]	フェニトイン効果を減少
ビタミン B_{12}	シメチジン[*1]（H_2 遮断性胃・十二指腸潰瘍治療薬）	ビタミン B_{12} の吸収を抑制する
ビタミン C	フェノチアジン系抗精神病薬[*1] (トリフロペラジン)	フェノチアジン系抗精神病薬の効果減少
ビタミン D	ジゴキシン フェニトイン[*1]	ジゴキシンの毒性増大 ビタミン D の活性が減少
ビタミン E	ワルファリン[*1]	血液凝固阻止作用の増加
ビタミン K	ワルファリン[*1]	ワルファリンの効果減少
ビタミン A, D, E, K	フラジオマイシン[*1]（抗生物質）	脂溶性ビタミンの吸収抑制
葉　酸	フェニトイン[*1]（抗てんかん薬）	フェニトイン効果の減少

*1　文献 1) p.247-259 の記述より
*2　文献 2) p.180 の記述より

8.2.1　ビタミン A

ビタミン A では，テトラサイクリン（アクロマイシン）との併用で，薬物誘起の頭蓋内高血圧（激しい頭痛）を強めることがある〔原著文献 8-1)-(1)〕．

エトレチナート（チガソン）は強力なビタミン A 剤で，角質層の改善，乾癬の治療に用いられ

る．しかし，胎児の催奇形性作用があるので，使用後2年間は妊娠を避けるように指導されている．本剤を服用した女性が，服用中止後51日目に妊娠に気づいたが，中絶せずに出産した．新生児は頭蓋，顔面，耳などに奇形が認められた．妊娠初期でのビタミンAの過剰摂取は催奇形性の危険性があるので食生活に注意が必要である．イシナギ（ギンダラに似た魚）には，ビタミンAが数十万単位以上含まれることがあり，妊娠中の摂取は避けるべきである〔文献2）p.180〕．

ビタミンAはワルファリンの効果を強めるので，ビタミンA含有量の多い飲食物を喫食する際には，使用薬物に注意すること．ビタミンAの多い食品には次のようなものがある．

干しヤツメウナギ	150,000 IU/100 g	マーガリン	6,000 IU/100 g
鶏　肝	47,000　〃	パセリ	4,200　〃
豚　肉	43,000　〃	ニンジン	4,100　〃
牛　肉	40,000　〃		

8.2.2　ビタミン B_6（ピリドキシン）

ビタミン B_6 は，アミノ基転移酵素および脱炭酸酵素の補酵素として作用するので，これらの官能基をもつ薬物の代謝を促進する．表8-3に，その酵素名と代謝物質名を示した．

表 8-3　ビタミン B_6 を補酵素とする酵素で代謝を受ける物質とその生成物

酵　素　名	関　連　物　質	
	代謝される物質	生成する物質
グルタミン酸デカルボキシラーゼ（GAD）	L-グルタミン酸	γ-アミノ酪酸（GABA）
GABAトランスアミナーゼ（GABA-T）	GABA	コハク酸
芳香族 L-アミノ酸デカルボキシラーゼ	レボドパ	ドパミン
〃	トリプトファン	セロトニン
ヒスチジンデカルボキシラーゼ	ヒスチジン	ヒスタミン

文献3) p.217 より

レボドパ（ドパゾール，パーキンソン病治療薬）は，パーキンソン病治療において脳のドパミン作用増強に投与される．経口および注射で血液を介して投与する場合，血液脳関門をドパミンが通過できないために，カルボン酸を付加したL-ドーパ（レボドパ）が用いられ，血液脳関門を通過後に脱炭酸されてドパミンとなる．ビタミン B_6 を多く摂取すると，血液脳関門通過以前の段階で脱炭酸を受けて無効となるので摂取を控えるべきである〔原著文献8-1)-(2), (3)〕．

　　ビタミン B_6 含有食品：米ぬか，小麦胚芽，酵母，肝臓

8.2.3　ビタミン B_{12}（シアノコバラミン）

シメチジン（タガメット，十二指腸・胃潰瘍治療薬）は，食物のビタミン B_{12} の吸収を阻害する．長期にわたりシメチジンの投薬をする場合は，ビタミン B_{12} の補給が必要である〔原著文献8-1)-(4)〕．

8.2.4 ビタミンC（アスコルビン酸）

ビタミンCの併用で血液凝固が早められ，ワルファリン（ワーファリン）の作用が減弱される．日常の食生活ではワルファリンの効果に悪影響を与えるとは考えにくい〔原著文献 8-1)-(1)〕．ビタミンCを多く含む果物（例，グアバの生果可食部には 270 mg/100 g）などには注意を要する．国民栄養調査のビタミンC摂取量を表 8-4 に示したが，最近は 100 mg 以下に低下している．そのため，ビタミンC強化食品やサプリメントが利用されることがある．大量摂取の場合は，医薬品との相互作用に注意する必要がある．

表 8-4 日本人のビタミンC 1 日摂取量の推移

年次	1995	2000	2005	2010	2015	2016
摂取量（mg）	135	128	124	109	98	89

国立健康・栄養研究所，栄養摂取状況調査より抜粋

8.2.5 ビタミンD（カルシフェロール）

ビタミンDの過剰摂取で高カルシウム血症が起きた場合，ジゴキシン（ジゴシン）の毒性が増すことがある．

フェニトイン（アレビアチン，抗てんかん薬）はビタミンDの活性を減少させる〔原著文献 8-1)-(1)〕．フラジオマイシン（ソフラチュール）と脂溶性ビタミンの併用で，脂溶性ビタミンの吸収を減少させる．

食品中に，薬物効果に悪影響するほどのビタミンDが存在するとは考えにくいが，フェニトインとフラジオマイシンの投薬においては，ビタミンDの補給が必要である．

　　ビタミンD含有食品：肝油，肝臓，イワシ，しらす干し，カツオ，マグロ．

8.2.6 ビタミンE（トコフェロール）

ワルファリン（ワーファリン）とビタミンEとを併用すると，血液凝固阻止作用を増大させた〔原著文献 8-1)-(1)〕．

　　ビタミンE含有食品：大豆油（114 μg/100 g），ごま油（28.9 μg/100 g），大豆（22.8 μg/100 g），ウナギかば焼き（8.19 μg/100 g），玄米（1.3 μg/100 g）

8.2.7 葉　　酸

フェニトイン（アレビアチン，抗てんかん薬）服用中の治療患者が，1 日 1 mg の葉酸（フォリアミン，製剤）の服薬により，4 名中 3 名でフェニトインの血中濃度が 7.5～47% 減少した．これは，葉酸によりフェニトインの酸化が亢進したものと思われる〔原著文献 8-1)-(1), (5)〕．

文　献

1) 古泉秀夫, 荒　義昭, 飲食物・嗜好品と医薬品の相互作用研究班編：飲食物・嗜好品と医薬品の相互作用, 改訂3版, じほう (2002)
   〔本文献を参考にした箇所：p.232, 258-316, 400-401〕
   〔本文献の主旨から引用し作成した表およびその解説：第8章 (表8-1, 8-2)〕
2) 澤田康文：薬と食の相互作用, (上), 薬と食：嗜好品の出会いで起る有害作用, 初版第2刷, p.79, 医薬ジャーナル (2006)
3) 田中千賀子, 加藤隆一編：New 薬理学, 改訂第4版, p.138, 217, 南江堂 (2003)

原著文献

8-1)-(1) 医薬品情報：薬局, **34**(8), 139-141 (1983)
8-1)-(2) 細田順一：医薬ジャーナル, **19**, 121-128 (1983)
8-1)-(3) 小澤　光：日本薬剤師会雑誌, **30**, 17-25 (1983)
8-1)-(4) Streeter, A. M., *et al.*: Dig. Dis. Sci., **27**, 13-16 (1982)
8-1)-(5) 高杉益光：医薬ジャーナル, **20**, 135-138 (1984)

第9章　健康食品と医薬品

9.1　食品と医薬品

　近年，自己健康管理への関心が高まり，疾病の予防などの効果をうたった食品が出現してきた．「健康食品」と一般にいわれ，医薬品との区別が曖昧になっている．通信販売やインターネットを通じた購入の増加などにより，健康食品を利用する機会も増えきた．しかし，健康食品の区分は極めて広く，これらの組成や成分含有量が明らかでない場合もあり，健康食品に関する情報は十分ではない．そのため，医薬品と健康食品との相互作用に関する注意が重要になってきている．

　最近のサプリメントブームによって，健康被害を訴えるサプリメント愛好者が増加しつつある．その原因は，消費者の無知および供給者の経済的利益追求の行き過ぎによることが多い．サプリメントはアメリカで普及したが，日常での保健意識を向上させ，健康管理をより充実させ，疾病に罹患(りかん)しないようにすることが医療費節減につながるという効果を狙ったものといわれている．

　貿易が自由化される中で，わが国においても2001年から「保健機能食品制度」が発足した．販売形態が大きく変わり，一定の店舗を拠点に販売する従来型の安定供給者に加えて，通信販売や外国からの製品をインターネットで直接，かつ自由に入手できるようになった．その結果，通販，インターネットおよびクチコミ販売は不確かな販売拠点が多く，行政による監視が十分にできないという無法地帯となっている．この点については厚生労働省も，無責任な販売形態のものには安易に手を出さないように忠告しているが，病める人の「弱者の心理」を利用する商法は後を絶たない．

　わが国では，ギンコール酸を含むイチョウ葉や，スギ花粉を食材とした健康食品によるアレルギー発症被害，アマメシバによる肺機能障害（閉塞性気管支炎を含む），ピロリジジンアルカロイドを含むコンフィツム（コンフリー製品）による肝障害などの事例が発生している．アメリカでは，中枢興奮性のエフェドリン系化合物を含む「エフェドラ」がダイエット食品として販売され，多数の健康被害者が発生し，発売中止の措置がとられた．これらの被害例は，その原因が天然の食材中に存在する成分にあり，内外を問わず民間薬としても用いられてきたものが多く，法律上強制的に発売禁止という措置はとりにくい．食品中にある生理活性物質を濃縮して薬のような使用形態（カプセルや錠剤，エキス）にするということ自体に無理があり，サプリメントという食品の区分にあっても医薬品としてのイメージは変わらない．医薬品による健康被害の発生に対しては発

売者や行政の責任が法的に定められており，被害者の補償問題に発展する．しかし，サプリメントでは，被害にあったとき補償を求める民事訴訟は起こしにくく，"責任は買い手にある"という域を脱していない．このことから，「保健機能食品制度」は，販売者と行政が共同責任を取る薬事行政と同様の保障形態を，一応は有していると考えられる．

地方自治体や厚生労働省の調査で，「減肥（肥満解消）」を標榜したダイエット食品に，その効果を高める目的で故意に薬物が混ぜられていたものが見つかった（薬物を添加すれば法的には医薬品の区分となる）．この薬物添加食品の販売は，わが国の医薬品医療機器等法に違反し犯罪行為であり，食品衛生法にも抵触するものであった．これらの違法健康食品は中国などから輸入されたものであり，中枢興奮薬のフェンフルラミン，マジンドールおよびシブトラミン，新陳代謝を促進する甲状腺ホルモン剤などが含まれていた．

本章では，食品（サプリメントも含む）と医薬品の法律上の相違について述べる．

9.2 保健機能食品の制度化とその概要

9.2.1 保健機能食品誕生の経緯

図 9-1 に，保健機能食品，すなわち特定保健用食品および栄養機能食品の制度創設に至った歴史的経過を示した．

まず，1952 年に「栄養改善法」が制定された．その主旨は，"国民の栄養改善思想を高め，国民の栄養状態を明らかにし，かつ，国民の栄養を改善する方法を講じて国民の健康及び体力の向上を図り，もって国民の福祉に寄与する"というものであった．

同時期に創設された「特殊栄養食品制度」は，とくに栄養的に優秀な食品について，それが表示事項と間違いないことを保証し，消費者が安心して入手できるように考慮した栄養成分表示制度である．そのうち「特別の用途に適する旨の表示」は，乳児用，幼児用，妊産婦用，病者用等として，主に特定の対象者（病者）の栄養補給等に適する旨の表示をしたものである．また，「補給できる旨の表示」は，単なる客観的な栄養成分を含有する事実の表示ではなく，特定の栄養成分の補強を行い，その栄養成分が積極的に補給され得る旨の表示をしたもの（「カルシウム強化」等）である．

1991 年には，上記の栄養成分表示制度から発展して「栄養強化食品の創設」となった．すなわち，栄養成分を「補給できる旨の表示」をする食品を「栄養強化食品」，「特別の用途に適する旨の表示」をする食品を「特別用途食品」とし，「特定保健用食品」を特別用途食品の中に位置付け，個別の大臣許可を要するものとした．さらに 1994 年には，特別用途食品中に「高齢者用食品」が加えられた．

1996 年に特殊栄養食品制度が廃止されたが，「特別用途食品」は継続維持された．一方，「栄養強化食品」は廃止され，新たに「栄養表示基準」が創設され，栄養成分の表示は自己認証制の健常人用の栄養強化食品として発足した．

9.2 保健機能食品の制度化とその概要   161

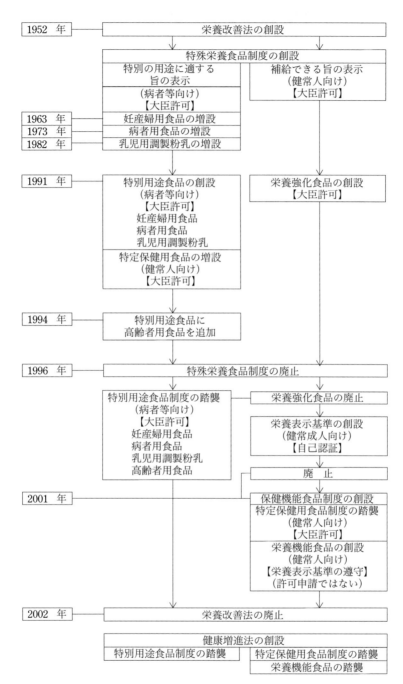

図 9-1 保健機能食品制度創設の経緯

2001年には「栄養表示基準」が廃止され,「特定保健用食品制度」と並行して「栄養機能食品」の創設が行われた.それによって,各種健康食品と医薬品との区別が明確にされるよう表示方法がより厳格になった（後で詳述）.

さらに 2002 年には,第二次大戦後の貧しい栄養状態から飽食の時代となり,メタボリックシンドロームといった成人病対策など,21 世紀における国民の健康政策に合致した新しい時代の

「健康増進法」が「栄養改善法」に代わって制定された．また，病者用の特別用途食品と健常人用の特定保健用食品，栄養機能食品の格付けが行われ，それらの充実が図られることとなった．

保健機能食品制度ができる前には，健康食品を販売するときは使用できる成分や原料，食品の形態（錠剤やカプセルなど，医薬品的効果を標榜するものの禁止規制），効能，効果に関する表示などに規制が行われてきた．しかし，保健機能食品制度が制定されたことで，さらなる新しい食品のあり方について見直しが行われ，従来の食品と医薬品の区分について，医薬品以外では認められなかったカプセルや錠剤のような形態も認められるようになった．このことは，従来規制されていた医薬品の剤形（カプセルや錠剤などのこと）に関して，一般の消費者にとって，薬とサプリメントの区別が紛らわしい要因となっている．業界では，この点において，サプリメント・アドバイザー，あるいは健康食品管理士制度（健康食品管理士認定協会が認定する民間資格）などを自主的に導入して，サプリメントの適正な使い方を教育宣伝するアドバイザーを育成しつつある（ここで，フェニルケトン尿症などの先天性代謝機能障害者用の乳製品などは医薬品の一部として扱われるので，病者用食品には含まれないことを付け加えておく．）．しかし，日本の法律には「健康食品」という用語はなく，「保健機能食品」という用語が用いられている．また，2009年9月1日より，これまで厚生労働省で行っていた食品表示等に関する業務が消費者庁へ移管された．

9.2.2　保健機能食品制度

そもそも法的に，食品とは「口から摂取するもので，医薬品でないもの」である．しかし，一部の漢方薬や民間薬は食品であるか薬品であるか曖昧なところがあったが（図9-2），保健機能食品制度が誕生したことで明確性が増した〔文献1)〕．

また表9-1に示したように，医薬品と食品の法的区別が明確となった．すなわち，医薬品，保健機能食品および一般食品は法的に別のものとされたのである．保健機能食品は医薬品と食品の間に位置しているが，これらの中で消費者庁の認めたものが保健

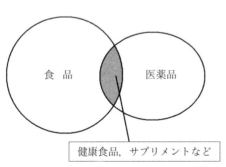

図9-2　従来の食品と医薬品の区分

表9-1　保健機能食品と医薬品の概要

	医薬品		食品			
	医薬品	医薬部外品	保健機能食品			一般食品
			特定保健用食品	栄養機能食品	機能性表示食品	
法律	医薬品医療機器等法		健康増進法・食品衛生法		食品表示法	食品衛生法
効能効果の表示	国の認可により表示可能		定められた栄養成分の機能のみ可能		食品成分の機能が表示可能	できない（違法）
販売の規制	薬局のみ	一般小売店で販売可能				

表 9-2　医薬品の範囲に関する基準（要旨）

1. 原材料による分類
　「判断基準」に基づいて医薬品と食品のリストを発表
2. 効能効果に関する表示
　対象：容器，包装，添付文書，パンフレット等の広告宣伝物等
　以下の表示は食品には認められない
　①疾病の治療または予防，②身体の組織機能の一般的増強，増進，
　③医薬品的な効能効果の暗示
3. 形状　　形状の規制は削除
4. 用法，用量
　医薬品と誤認させることを目的としないことを原則とし，用法・用量の記載ができる

機能食品である．また，保健機能食品は，特定保健用食品，栄養機能食品および機能性表示食品に分けられている．

2001年3月27日厚生労働省医薬局長通知「医薬品の範囲に関する基準」の要旨を，表 9-2 に示した．原材料では具体的なリストが示され，その内訳は以下の3区分に分けられた（なお各区分には動植物が一緒に集計されている）〔文献1)〕．

① 専ら医薬品として使用される成分本質（原材料）リスト　……569品目
② 医薬品の効能効果を標榜しない限り食品と認められる成分本質（原材料）リスト
　　……………………………………………………………………1,606品目
③ 動植物の部位や同一呼称植物の部位によって，医薬品か否かの判断が異なっている
　　…………………………………………………………………………84品目

9.2.3　特別用途食品と保健機能食品
(1)　特別用途食品

保険機能食品とは別に，「特別用途食品」がある．

特別用途食品とは，乳児，幼児，妊産婦，病者などの発育，健康の保持・回復などに適するという特別の用途について表示するものである．特別用途食品として食品を販売するには，その表示について国の許可を受ける必要がある．

図 9-3 に，特別用途食品の分類を示した．

(2)　特定保健用食品
1)　内容および表示の管理制度

特定保健用食品は，身体の生理学的機能などに影響を与える保健機能成分を含んだ食品であり，従来の「特別用途食品（病者用食品，妊産婦・授乳婦用粉乳，乳幼児用調製粉乳，高齢者用食品）」の一区分に加えられた食品である．これは，健康の維持と増進および特定の保健の用途に資するものである．従来は食品形態のもののみが許可されていたが，錠剤やカプセルなど医薬品的な形状

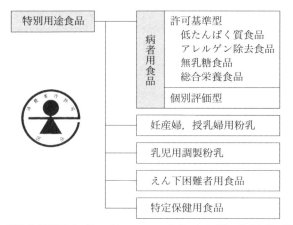

消費者庁 HP より（http://www.caa.go.jp/foods/pdf/syokuhin88.pdf）

図 9-3 特別用途食品の分類

のものも許可されるようになった．これら特定保健用食品は，これまでと同様に個別審査を行って許可を得る必要があるため個別審査型といえる．特定の保健の効果を表示することを消費者庁から認可された食品である．通称「トクホ」「特保」とよばれている．

それまで錠剤やカプセルなど医薬品的な形状の食品として販売されてきた健康食品のうち，有用性について科学的な根拠があり安全性が確かめられれば，特定保健用食品として効能効果（治療効果ではなく予防効果）などを表示することが可能となった．

表 9-3 に，特定保健用食品の表示事項を示した．

表 9-3 特定保健用食品の表示事項

1. 特定保健用食品である旨
2. 許可表示（特定保健用途の許可されたものの表示）
3. 栄養成分表示（保健機能に関与する成分を含む）
4. 1 日当たりの摂取目安量
5. 摂取方法
6. 摂取する上での注意事項
7. 製造者
8. 1 日当たりの栄養所要量に対する充足率
   （栄養所要量が定められたものに限る）

その他食品衛生法などに規定されている項目も必要

2） 特別用途食品と特定保健用食品の表示の違い

特別用途食品の許可証票は図 9-4 のように区分されており，特定保健用食品を除く特別用途食品には，特別用途食品表示を許可するマーク「特別用途食品許可証票」（通称「人形マーク」：図 9-4a）が表示され，「区分」の欄には「乳児用食品」などの表示を選択記入するようになっている．また特定保健用食品には，消費者庁が許可したことを示すマーク（通称「人間マーク」：図 9-4b）が表示されている．

現在までのところ 1,143 品目（2017 年 12 月）の特定保健用食品が許可されている．特定保健用

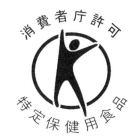

a 特別用途食品許可証票　　b 特定保健用食品許可証票

上記区分の欄「　」に食品の該当する以下の「区分」名を記入する．
「乳児用食品」，「幼児用食品」
「妊産婦用食品」，「病者用食品」

図9-4 特別用途食品および特定保健用食品の許可証票
（文献2）p.366 より引用改変）

食品が表示すべき内容は先に表9-3に示したように，特定の保健用途の表示，1日当たりの摂取量，摂取方法，摂取するうえでの注意事項などであり，表示方法としては医薬品に近いものである．

3) 特定保健用食品の種類

市販されている特定保健用食品としては，以下に示したように，おなかの調子を整えるもの，コレステロールや血圧，血糖値，中性脂肪などによる生活習慣病を回避するもの，ミネラルの吸収を助けるもの，虫歯になりにくい食品などが多く市販されている．

- 整腸作用（オリゴ糖，乳酸菌，食物繊維）
- 血中コレステロール上昇防止を期待するもの
- 高血圧予防
- ミネラルの吸収を改善
- 虫歯予防
- その他

(3) 栄養機能食品（サプリメント）

栄養機能食品は，高齢化，食生活の乱れなどにより通常の食生活を行うことが困難な場合に，不足しがちな栄養成分の補給・補充に資するものである．あらかじめ定められている規格に従う必要はあるが，とくに許可を受ける必要はない．

栄養機能食品の表示事項を，表9-4に示した．栄養成分の機能表示が認められ，規格は最低限含むべき成分量（1日摂取量として）と上限が定められている．さらに，消費者が安全に摂取するために「本品は，多量摂取で疾病が治癒したり，より健康が増進するものではない」「1日の摂取目安を守るように」などの注意事項も表示することになっている．

栄養機能食品で表示できる栄養成分は，以下の20種である．

　　ミネラル6種：カルシウム，亜鉛，銅，マグネシウム，鉄，カリウム
　　ビタミン13種：ナイアシン，パントテン酸，ビオチン，ビタミンA，ビタミンB_1，ビタミ

表 9-4　栄養機能食品の表示事項

1. 栄養機能食品である旨
2. 栄養機能表示
3. 栄養成分表示（機能表示する成分を含む）
4. 1日当たりの摂取目安量
5. 摂取方法
6. 摂取する上での注意事項
7. 1日当たりの栄養所要量に対する充足率
8. 本品は，特定保健用食品と異なり，消費者庁による個別審査を受けたものではない旨

その他食品衛生法などに規定されている項目も必要

ン B_2，ビタミン B_6，ビタミン B_{12}，ビタミン C，ビタミン D，ビタミン E，ビタミン K，葉酸

その他1種：n-3（ω-3）脂肪酸

消費者庁から個別に許可を受けるわけではなく，許可申請，届出は不要である．効能効果は表示できない．

医薬品と似た錠剤やカプセルになっているものが多いが，治療薬ではない．その有効成分の含有量が医薬品と異なる．品質管理などの検査が厳しくないので製造コストが安くすることができるため，価格は医薬品に比べて安価に設定されていることが多い．ただし，消費者が医薬品と栄養機能食品の区別がわかりにくくなっている．

(4)　機能性表示食品

2015年4月1日から，食品表示法により「機能性表示食品制度」がスタートした．機能性表示食品とは，事業者の責任において，科学的根拠に基づいた機能性を表示した食品である．その特徴は，以下のようなことである．

① 安全性および機能性の根拠に関する情報が消費者庁長官へ届け出られたものである．しかし，特定保健食品とは異なり，消費者庁長官の許可を受けたものではない．また，特定保健用食品と異なり，国が安全性と機能性の審査を行っていない．

② 科学的根拠に基づいた機能性については，実験結果による証明を必要とせず，専門家の論文発表があればよい．あるいは，その効果が期待できる原材料に関する研究結果が発表されていればよい．そして，その機能は特定の保健目的が期待できる（健康の維持と増進に役立つ）程度の食品成分が含まれていれば，その機能性を表示できる．

③ 健康な人が利用することを前提としており，未成年者，妊産婦，授乳婦は対象としていない．

機能性表示食品の表示項目を表9-5に示した．機能性表示食品の届出数は，2017年12月現在，325となっている．

しかし，この制度については，下記のような問題点が指摘されている．

9.2 保健機能食品の制度化とその概要　　**167**

表 9-5 機能性表示食品の表示事項

1. 機能性表示食品である旨
2. 届出番号
3. 届出表示
4. 特定保健用食品とは異なり個別審査をうけたのでないという注意書き
5. 機能性関与成分表示
4. 1日当たりの摂取目安量
5. 摂取方法
6. 摂取する上での注意事項
7. 疾病治療，予防としたものでない．未成年者，妊産婦，授乳婦は対象としていない，などの注意喚起文
8. お問い合わせ先

その他食品衛生法などに規定されている項目も必要

① 消費者には，特定保健用食品，栄養機能食品，機能性表示食品の違いがわかりにくい．
② 特定保健用食品として認可申請したが，許可されなかった食品が機能性表示食品として販売されている．
③ 費用対効果が不明で，「経済効果を狙ったものである」とか「消費者を騙して金を取る商法」という批判がある．

9.2.4 いわゆる健康食品
(1) いわゆる健康食品と消費者

「いわゆる健康食品」の呼称は，厚生労働省が正規の保健機能食品などと区別するために表現する「世間でいう健康食品」という意味合いをもっている．薬局，薬店およびスーパーマーケットなどには健康食品，栄養機能食品，特定保健用食品など様々なチラシが貼られ，書店には「○○健康法」という解説書が並べられ，別の所では対応する食品が販売されている．それは，食品の表示に直接薬効らしき表現を加えると医薬品医療機器等法に抵触することを避ける1つの方法でもある．その中には，消費者を惹きつける愛好者の体験談が載せられて，「身体に良いものだろう」という認識感覚を抱かせる心理誘導の記述がみられる．実際は，ほとんどその内容は理解せずに購入している場合が多い．また，食品であるにもかかわらず薬物的イメージを消費者に与え，付加価値を加えて高額な商品としている．価格を高くすると消費者は，いかにも薬効がありそうだと錯覚することもあり得る．

「健康になりたい」という強い願望から，本質をみずに宣伝や知人のクチコミや誘いを鵜呑みにして，"摂取し続けたら急性肝炎になって帰らぬ人となった"というような事件が時々起きる．2002年の夏以降，中国製ダイエット食品使用者の健康障害事例が相次いで発生した．入院，通院，体調不良発生例数796名，うち肝機能障害276名，甲状腺機能障害52名，その他468名の事例が厚生労働省に報告され，一連の商品で4名の死者が発生した（厚生労働省発表：2006年7月12日）．原因の特定はできなかったが，容器に「減肥」と効能が表示されているものや，甲状腺

ホルモン，N-ニトロソフェンフルラミンが検出されたものは，わが国では医薬品医療機器等法違反（「無承認医薬品」の無許可販売）である．今後，このような健康被害を起こさせないためにも原因究明が望まれる．

また，健康食品のみを偏食したり，医師の治療をやめたりして治療の機会を失い，健康被害を起こす不幸な患者がいる．健康食品はあくまでも健康を維持する食品の1つであり，治療を目的とした医薬品ではない．

この分野には，ビジネスチャンスとして他業種から多く参入してきているようであるが，生命や健康はビジネスの対象になってはいけない．利益の追求が優先され，製造責任，販売責任が不明確となっている場合がある．このようなことは，インターネット販売や通信販売に多くみられる．

食品として取り扱われるため，品質管理が医薬品ほど厳しくなく，同じ成分のサプリメントでも，純度，同一性，不純物含有に差があることがある．また，偽物販売の例もあるので，とくに輸入物は気をつけた方がよい．日本の法律が適用されず，利用者が保護されないことがある．

（2） いわゆる健康食品の素材

以下に示したものは「いわゆる健康食品」の原材料となるもので，人体に危害を及ぼした事例は少ない．中でも，キチン（食物繊維，整腸作用）およびDHA（ドコサヘキサエン酸：体脂肪改善，脳神経賦活）などは機能性があるとして特定保健用食品に使用され，トウガラシは日本薬局方に収載された医薬品（皮膚刺激性生薬）と食品（香辛料）の両者に区分されるものである．

きのこ類（菌類）：アガリクス，マイタケ，担子菌培養物，クロレラ

緑野菜類（青菜類）：モロヘイヤ，ケールまたはコラード，アシタバ，アロエ，大麦若葉エキス，タンポポ，甜茶（テンチャ）

木の葉・樹皮・根皮：イチョウ，ウラジロガシ，ギムネマ，黄杞茶（コウキチャ），シジュウム，タラノキ（樹皮），バナバ茶

果実または穀実：アマランサス，カラシとトウガラシ，ガラナ種子，ガルシニア果皮

魚介類の一部：核酸（サケの精子），サメ軟骨，カンニャボ（巻貝），キチン・キトサン（甲殻類の殻），DHA（魚眼）

その他：食物繊維，海藻，ヒバマタ（ソルティア），配合酢（ツカレ酢），鱗茎（ニンニク），蜂の巣（プロポリス），草の茎（マコモ）

9.3 健康食品と医薬品の相互作用

9.3.1 セント・ジョーンズ・ワート（St. John's wort：学名 *Hypericum perforatum*）

わが国ではセイヨウオトギリソウとよばれ，ハーブとして使用されている植物である．ヨーロッパ，西アジア，北アフリカ近辺を原産とするオトギリソウ科の多年生草で，ヨーロッパや南北アメリカ，オーストラリアでは大規模に栽培されている．日本の山野に自生するオトギリソウ

は民間薬に使われることがあるが，セイヨウオトギリソウとは別の植物である．セイヨウオトギリソウには抗うつ作用，抗ウイルス作用，抗炎症作用があり，ドイツをはじめとするヨーロッパでは医薬品として承認されている．アメリカ合衆国では栄養補助食品，わが国では，厚生労働省により「いわゆるハーブ」として，食品の区分に入れられている．

セント・ジョーンズ・ワートと医薬品の作用については，2000年5月，厚生労働省が発刊した医薬品・医療器具等安全情報No.160において注意喚起が行われている．本草には，生理活性を有するハイパーシン（hypercin），シュードハイパーシン（pseudohypercin），およびハイパーフォリン（hyperforin）などが含まれ，セロトニンの再取り込み阻害作用，モノアミンオキシダーゼ阻害作用などが知られており，抗うつ薬としての応用が期待されている〔文献3）〕．

しかし，一方では薬物代謝酵素であるチトクロムP450（CYP）の誘導作用，およびトランスポーターであるP糖タンパク質（薬物などの肝，腎，腸などの組織細胞からの排除を介助するタンパク質）の誘導作用を有することが知られている．CYP3A4の誘導には，ハイパーフォリンの関与が示唆

表9-6 セント・ジョーンズ・ワートの成分によって効果の減少が予想される医薬品

薬効分類	効果の減少する医薬品	文献
抗ウイルス薬	抗HIV薬 インジナビル，エファビレンツ，サキナビル，ネルフィナビル，ホスアンプレナビル，リトナビル・ロピナビル	＊3
	抗C型肝炎薬 オムビタスビル，グレカプレビル，ソホスブビル，パリタプレビル，ピブレンタスビル，ベルパタスビル，レディパスビル	＊3
血液凝固防止薬	ワルファリン	＊1
	ダビガトラン	＊3
免疫抑制薬	シクロスポリン，タクロリムス	＊1
プロトンポンプ阻害薬	エソメプラゾール	＊2
経口避妊薬	エチニルエストラジオール・ノルエチステロン エチニルエストラジオール・レボノルゲストレル	＊1
強心薬	ジゴキシン，ジギトキシン，メチルジゴキシン	＊1
利尿薬	エプレレノン	＊2
気管支拡張薬	アミノフィリン，コリンテオフィリン，テオフィリン	＊1
抗てんかん薬	カルバマゼピン，フェニトイン，フェノバルビタール	＊1
抗うつ薬	デュロキセチン，ミルタザピン	＊2
抗不整脈薬	アミオダロン，キニジン，ジソピラミド プロパフェノン，リドカイン	＊1
抗悪性腫瘍薬	イマチニブ，ゲフィチニブ	＊1
	イリノテカン，エベロリスム，スニチニブ ダサチニブ，テムシロリムス，ラパチニブ	＊2

＊1 文献4） p.1053より，＊2 文献5）より，＊3 添付書より

されている．したがって，CYPやP糖タンパク質の基質となる多くの薬物において，薬物血中濃度の低下，薬効の減弱を来すことが報告されている．本草との相互作用に注意が必要な薬物については，医療用医薬品添付文書に明記されている（表 9-6）．

以下に，セント・ジョーンズ・ワートと医薬品に関する例をいくつか紹介する．

① シクロスポリン（サンディミュン）とタクロリムス（プログラフ）（免疫抑制薬）を服用している臓器移植患者が，セント・ジョーンズ・ワートを摂取して拒絶反応を呈した．臓器移植後は免疫抑制薬の効果を維持して，拒絶反応を防止することが臨床上極めて重要である．免疫抑制薬が処方されている者にはセント・ジョーンズ・ワートを含む健康食品を服用しないように指導する必要がある．

② 強心配糖体であるジゴキシン（ジゴシン，強心薬）において，健常成人における臨床的研究で血中濃度の低下が起こり，セント・ジョーンズ・ワート服用継続でジゴキシンの血中濃度の低下が著しくなった．

③ セント・ジョーンズ・ワートの併用服用により，抗血液凝固薬であるワルファリン（ワーファリン，血栓予防薬）を投薬中，国際標準比（INR（International Normalized Ratio）：プロトロンビン時間値の相対比較数）の低下を来し，ワルファリンの増量を必要とした．

④ 経口避妊薬で避妊中にセント・ジョーンズ・ワートを併用したため，妊娠してしまった．

⑤ その他の医薬品では，表 9-6 には記載していないが，抗うつ薬のアミトリプチリン（トリプタノール）において本草の併用で血中濃度が低下した．

9.3.2 ニンニク

(1) サキナビルに対する作用

ニンニクには，アリシン（allicin）やアリイン（alliin），チオスルフィナートなど多数の成分が含まれており，コレステロール低下作用，抗癌作用，疲労回復作用など様々な効果を期待した健康食品として利用されている．近年，HIV 感染症治療薬であるサキナビル（インビラーゼ）において，血中濃度の低下がニンニクの併食で生じたという報告がなされた．この報告では，ニンニク（1日当たり 4g のニンニク片 2 枚分相当）の 2 週間の摂取により，AUC（血中量）が 10 日間の不摂取後も約 35％の低下が認められた例がある．この原因については明らかではないが，消失半減期の長いニンニク成分の 1 つが酵素誘導をもたらしたものではないかと推測されている〔文献 4）p.1053〕．

(2) 抗血液凝固作用

ニンニクは抗血液凝固作用を有することが知られており，そのため，外科手術を行う際には少なくとも 7 日前にはニンニクの摂取を中止するなど十分注意する必要がある．

9.3.3 チョウセンニンジン（朝鮮人参）

米国の 47 歳男性が心臓弁の手術を受けてから，ワルファリン 1 日 5 mg（毎週火曜日は 7.5 mg）の投与を受けていた．血液凝固の INR（国際標準比）は 3.0～4.0 になるように安定に保たれてい

た．安定時の INR は 3.1 であった．5 年後にサプリメントとして朝鮮人参の成分であるジンセノシドを 1 日 200 mg，3 回摂取した．2 週間後に INR が 1.5 に低下し，血液凝固危険域になったためサプリメント摂取を中止したところ，元の高い INR に戻った〔文献 6) p.241〕．

9.3.4　イチョウ葉
(1)　ワルファリンとの併用における抗血液凝固作用増加の例

　イチョウ葉は，末梢および中枢の循環改善作用があるとされており，記憶力増強や抗アルツハイマー作用などを期待した健康食品として用いられる．

　フラボノイドやテルペノイドを含有し，ギンゴライド B は血小板活性化因子（PAF）の阻害活性を有することが報告されている．イチョウ葉は抗血液凝固作用を有するため，手術時には少なくとも 36 時間前までに服用を中止すべきである．その服用が原因と疑われるとして，くも膜下出血や硬膜下血腫，前房出血などの症例も報告されている．

　ワルファリンを 5 年間にわたって服用し，血液凝固機能が安定していた患者では，イチョウ葉を 2 か月間服用した後に脳内出血がみられ，ワルファリンの効果を増強して，抗血液凝固時間の更なる延長がみられたことが報告されている．したがって，抗血液凝固薬を投薬する際には，イチョウの葉との併用による出血傾向に注意しなければならない．なお，『健康食品・中毒百科』〔文献 6) p.94-98〕には，イチョウ葉に関する抗血液凝固薬の作用増強事例が記載されている．

(2)　イチョウ葉エキスの一般的副作用

　イチョウ葉エキス摂取による副作用として，まれに軽度の胃腸障害，頭痛，アレルギー性皮膚炎が認められている．また，静脈内投与ではアナフィラキシー反応が現れるという報告がある．通常の，規格化されたイチョウ葉エキスの摂取量（120～240 mg/ 日）では，顕著な副作用の発現は認められないが，240 mg 以上のイチョウ葉エキスの摂取，あるいは品質的に含有量の規格がない製品では安全性が明確ではない．2002 年 11 月に国民生活センターから「イチョウ葉食品の安全性」に関して，アレルギー物質であるギンコール酸の含有量の問題が取り上げられた．イチョウ葉を自分で集めてエキスをつくり摂取する，などということは，安全性が確認されていないので止めるべきである．

9.3.5　クロレラ食品との相互作用

　クロレラ 100 g 中にビタミン K_1 を 3.6 mg 含有していたという報告があり，ワルファリンの抗凝血作用を減弱させる（文献 6) p.117）．

文　献
1) 西島基弘：保健機能食品制度と特定保健用食品，ファルマシア，Vol.38, No.11, p.1066-1070 (2002)
2) 東京都健康局・東京都生活文化局編：新版　健康食品取扱マニュアル―消費へのより良い健康食品の提供

を目指して一, 薬事日報社 (2002)
3) 日本サプリメントアドバイザー認定機構編：サプリメントアドバイザー必携, p121-122, 薬事日報社 (2004)
4) 山田安彦　他：薬物と健康食品の相互作用, ファルマシア, Vol.38, No.11, p.1053 (2002)
5) 食品・栄養・食事療法事典, 第19章, p455-474, 産調出版 (2010)
6) 内藤裕史：健康食品・中毒百科, 丸善 (2007)

第10章 食欲調節機構と抗肥満薬

10.1 中枢における摂食調節機構

中枢における摂食調節は，主に視床下部を中心に行われる．以前は，満腹中枢および摂食中枢が存在するといわれていたが，近年，視床下部において多数の神経ペプチドが関係した摂食調節作用の存在することが解明されてきた．これらの摂食調節作用の概略を述べ，抗肥満薬の薬理作用との関係を述べる．

摂食調節物質には摂食亢進系と摂食抑制系が存在する．それらの調節は中枢神経のみならず，消化管や脂肪細胞から多数の神経ペプチドが産生・分泌され，複雑に相互に促進および抑制的に摂食調節に作用している．また，迷走神経は消化中の食物によって胃を伸展させたり，消化管内に入るとその刺激が求心神経路を介して延髄孤束核に伝わり，シナプスを介して視床下部に情報が伝わって摂食調節が行われる〔文献1)〕．

10.1.1 摂食亢進系活性物質

1) ニューロペプチドY（NPY）

36個のアミノ酸残基からなる5種のタイプがあり，中枢神経系，とくに視床下部，弓状核，室傍核および視交叉上核で発現する．視床下部においては絶食の際に増加し，摂食後正常化する．とくに，NPYは炭水化物の摂食作用を増す．視床下部のレプチン受容体は，末梢の脂肪細胞から分泌されるレプチンで食欲抑制に働き，血中グルコース濃度の低下やオレキシンによって食欲が増進される．また，レプチン受容体はインスリンによって抑制される．

2) アグーチ関連タンパク質（AgRP）

現段階ではマウスでの研究レベルだが，全身的に発生する131個または132個のアミノ酸からなるペプチドで，エネルギー代謝や摂食に関する抑制受容体であるメラノコルチン受容体（MC1-R〜MC4-Rの4種）を遮断して肥満を起こす．ヒトではMC4-Rが知られている．

3) オレキシン

オレキシンA（33個のアミノ酸からなる）と，オレキシンB（28個のアミノ酸からなる）のサブタイプがある．視床下部のNPY受容体に単独またはNPYを介して作用し，摂食作用を示す．

4) メラニン凝集ホルモン（MCH）

MCHは，19個のアミノ酸からなるペプチドで2種のタイプがあり，腹内側核，弓状核，室傍核を含めた脳内の広範囲で産生される．MCH受容体に作用して食欲を亢進させ，エネル

ギー代謝を抑制するので，肥満の原因の1つとなる．この肥満作用を抑制するMCH抑制薬の開発が期待されている．

5) ガラニン

ガラニンは30個のアミノ酸からなり，弓状核，室傍核を含む脳内，および消化管で発現する．3種のガラニン受容体（GalR1, GalR2およびGalR3）がある．これらの受容体はNPYと共同作用して摂食を亢進する．とくにGalR2は脳障害，脳損傷および脳疾患の予防または薬物治療の際の薬物受容体として認識され，研究開発が進められている．

10.1.2 摂食抑制系活性物質

1) プロピオメラノコルチン（POMC），α-メラニン細胞刺激ホルモン（α-MSH）

POMCは241個のアミノ酸残基からなるタンパク質で，副腎皮質刺激ホルモン，α-MSH，β-MSH，γ-MSHなど共通する前駆物質である．下垂体前葉，弓状核，延髄室傍核などに発現し，POMCニューロンはレプチン受容体とインスリン受容体を発現している．両受容体は摂食抑制作用に働く．

2) CART（cocaine- and amphetamine-regulated transcript）

116個のアミノ酸からなるタンパク質で，視床下部，大脳前頭皮質，中脳などに発現し，摂食抑制作用を示す．

3) コルチコトロピン放出ホルモン（CRH），ウロコルチン（Ucn）

コルチコトロピン放出ホルモン（CRH）は，41個のアミノ酸からなるペプチドで，摂食抑制，不安や抑うつ亢進，熱産生作用をもつ．CRHには，2種の受容体CRH1RとCRH2Rとがある．

ウロコルチン（Ucn）はCRHファミリーに属し，Ucn I, Ucn IIおよびUcn IIIが知られており，中でもUcn IIIはCRH受容体のCHR2Rに強い親和性がある．ストレス抵抗性の副腎皮質ホルモン分泌に関連した疾患の，新規治療薬の開発に期待がもたれている．

4) ニューロペプチドB（NPB），ニューロペプチドW（NPW）

両物質は共に23個のアミノ酸残基からなり，視床下部に発現し，摂食抑制作用をもつ．

5) セロトニン（5-HT：5-ヒドキシトリプタミン）

セロトニンは体内に広く存在するが，脳内に体内の1～2%が存在し，視床下部の摂食中枢に関与し，POMCとCARTニューロンを活性化して摂食抑制作用を示す．セロトニンの減少で食欲亢進，増加で食欲抑制作用を示す．また，セロトニンは体内の90%が主に胃腸管（小腸に多い）に存在し，消化器活動の情報伝達に重要な働きをしている．ただし，セロトニンは血液脳関門を通過できないので，一般的な内服および注射（体幹部）による投薬はできない．

6) ヒスタミン

ヒスタミンニューロンは視床下部にあり，H_1受容体を介して摂食抑制作用を示す．この摂食抑制作用にはレプチンが関与しているらしい．

7) ノルアドレナリン（Nad）

脳内のノルアドレナリン作動神経は青斑核や延髄室傍核に局在し，視床下部に投射している（達している）．そこには以下の3つのアドレナリン受容体がある．

① $α_2$ 受容体：視床下部と脊髄に投射し，摂食亢進をしている．
② アドレナリン $α_1$ 受容体，および $β$ 受容体：$α_1$ 受容体は室傍核に，$β$ 受容体は外側野にあり，摂食抑制作用をする．

抗肥満薬のマジンドール（サノレックス）は全シナプス部位の Nad 再取り込みを抑制し，Nad の摂食抑制作用を強める．

8) ニューロメジン U（NMU）

NMU は 25 個のアミノ酸からなり，弓状核，内側隆起，延髄孤束核に発現し，摂食抑制と体温上昇，自発運動量の増加，酸素消費量増加とエネルギー消費を亢進する．

〔注意〕 神経節（シナプス）において神経終末から分泌された神経伝達物は，分泌された後役目が終了すると酵素によって分解され，その活性を失うか，または分泌された神経伝達物質が分解されない間に再び神経終末に回収・貯蔵される．この現象を「再取り込み」とよんでいる．再取り込みを抑制するとそれだけ神経刺激が継続できることになる．例をあげると，抗うつ薬のイミプラミンやアミトリプチリンは，セロトニン作動性神経終末においてセロトニンの再取り込みを抑制し，セロトニンをなるべく永くシナプスに存在させてうつ症状を軽減する薬物である．

10.2 末梢性摂食調節機構

10.2.1 摂食亢進系活性要因

1) グレリン

グレリンは胃に最も多く発現し，末梢組織で産生される唯一の摂食亢進物質であり，また，視床下部にも発現する．28個のアミノ酸からなり，成長ホルモンの分泌を促し，摂取亢進，体重増加作用を示す．

2) グルコース濃度低下

グルコース感受性ニューロンは，グルコース濃度低下と遊離の脂肪酸（FFA）濃度上昇で活性化し，その一部は迷走神経を介して視床下部に働いて，摂取亢進作用を示す．

3) 遊離の脂肪酸濃度上昇

前記2）と同要因．

10.2.2 摂食抑制系要因

1) レプチン

レプチンは 167 個のアミノ酸からなるタンパク質で，視床下部のレプチン受容器に作用して摂食抑制をする．その経路には，NPY，AgRP（摂食亢進），POMC，CART（摂食抑制）等が介在する．肥満者では高レプチン血症を呈し，レプチン抵抗性という概念が提唱されている（肥満

者はレプチンの作用が効かないということを示唆している.).

2) コレシストキニン (CCK)

腸管にタンパク質や脂肪酸の流入で小腸上部の腸管で分泌され,低分子（アミノ酸数 4 個, 8 個, 12 個）や大分子（アミノ酸数 33 個, 39 個, 58 個）のものがある.

迷走神経を介して中枢へ摂食抑制刺激が伝達され,摂食抑制に働く.

3) ペプチド YY (PYY)

PYY は下部腸管と直腸の粘膜細胞で分泌され, POMC ニューロンの Y2 受容体や弓状核にあるグレリンで活性化される神経を介して摂食抑制作用をする.

4) グルカゴン様ペプチド-1 (GLP-1: glucagon like peptide-1), オキシントモジュリン (OXM)

GLP-1：GLP-1 は,アミノ酸や脂肪酸の流入で下部小腸から分泌されるペプチドで,インスリン分泌刺激作用があり,この GLP-1 を分解する酵素 DPP-4 を阻害する医薬品が開発され実用化している（第 3 章 3.17.4 参照）

OXM：動物実験では,脳室内および腹腔内投与で摂食抑制したという.

5) プロラクチン放出ペプチド (PrRP)

PrRp は 31 個のアミノ酸からなり,視床下部から見出され,当初はプロラクチン分泌促進作用が報告された.また,摂食量と体重の低下,および酸素消費量を増加させる.

6) グルコース濃度上昇

グルコース受容ニューロンは視床下部などに存在し,グルコース濃度上昇で活動性亢進, FFA 濃度上昇で活動性の低下を起こし,また,レプチン受容体を有し摂食抑制作用をもつ.

7) インスリン

インスリンは膵臓の β 細胞から分泌され,筋肉,肝臓,組織などのインスリン受容体を介して摂食抑制を起こす.

8) グルカゴン

膵臓の α 細胞から分泌され,肝求心性迷走神経を抑制して摂食抑制に働く.

10.3 抗肥満薬

10.3.1 メタボリックシンドローム概念の基準化と関連疾患の診断治療の整備

メタボリックシンドローム（MS: Metabolic syndrome）は, 1980 年代後半より,シンドローム X, 死の四重奏,インスリン抵抗性症候群,内臓脂肪症候群（内臓肥満症候群）などとよばれてきたが, 2005 年に大阪で開催された日本内科学会総会で, MS の新診断基準が日本肥満学会,日本高血圧学会など 8 学会合同政策として発表された（表 10-1）〔文献 2〕.

新基準では,表 10-1 の MS の診断基準中①〜④の 4 項目のうち,①に加えて②〜④のうち 2 つ以上の条件に当てはまる場合を MS としている.

表 10-1 メタボリックシンドローム（MS）の診断基準

◇腹腔内脂肪蓄積
　①ウエスト周囲径……男性：85 cm 以上，女性：90 cm 以上
　　（可能な限り CT スキャンで内蔵脂肪測定を行うことが望ましい：100 cm^2 に相当）

◇上記に加え以下のうち 2 項目以上
　②脂質代謝　中性脂肪（TG）……150 mg/dl 以上（男女）　→　高 TG 血症
　　　　　　　かつ／または HDL コレステロール……40 mg/dl 未満　→　低 HDL 血症
　③血圧　　　収縮期血圧……130 mmHg 以上または
　　　　　　　拡張期血圧……85 mmHg 以上
　④空腹時血糖値……110 mg/dl 以上

日本内科学会総会にて合意発表された（2005 年 4 月 8 日）
（動脈硬化，糖尿病，肥満，高血圧，循環器，腎臓病，血栓止血，内科学会）
文献 2）p.30 より

10.3.2　肥満症の治療

1）　肥満軽減対策

　現在，肥満軽減のみを目的とした薬物治療法は確立しておらず，糖尿病，高血圧，脂肪肝，脂質異常症，冠動脈疾患，脳血管症，高尿酸血症（痛風）などが合併したときに，合併症の治療として体重減量を基本とした薬物治療が行われている．2004 年には，中高年の 20 ～ 30％ が MS 予備群としての肥満者であるという調査結果から，MS 軽減対策の最も初期段階の重要なケアとして，体重減量が国民に呼びかけられるようになった〔文献 3）〕．

2）　肥満解消健康維持への国民志向

　合併症を伴う MS 症では，医療による保険制度もあって受診しやすさはあるが，生活習慣を半永久的に持続的に改善することは，自己の遺伝的 MS 体質を鑑みると大変難しいのが実情である．そのため，特別な厳しいトレーニングなしに，食事制限やダイエット食の選択など手を出しやすい方向を選択する人も少なくない．

10.3.3　肥満とダイエット

1）　ダイエットの問題点

　急激な食事量の制限で体重の減少は可能であるが，体脂肪ばかりでなく筋肉や骨なども減少してしまう．体脂肪と筋肉の減少率はほぼ等しく，体力のバランスを失いやすい．

　また，食事量を急速にもとに戻すとリバウンド現象が起きて，主に体脂肪だけが増加し，筋肉や骨の回復は遅延する．

2）　ダイエットサプリメントに依存しやすい背景

　インターネット，その他の宣伝広告でダイエット食品を手軽に入手できる背景が生まれた．とくにインターネットは，国内法で対処できない販売形態がとられるので，無法地帯に近い状態といえる．ダイエット茶などには，エネルギー消費促進や食欲抑制をうたった無承認無許可医薬品が添加されていることがあるので，注意が必要である．

3) 薬物による肥満の治療方法はまだ確立されていない

世界的または日本においても肥満専門の臨床医が少ない．また，肥満に随伴する疾患の治療（専門医）があることから（例：糖尿病，高血圧，動脈硬化，心疾患，脂質異常症など），その疾患に罹らないと治療の対象になりにくい．

10.3.4 抗肥満薬

俗に「痩せ薬」という言い方もあるが，齋藤（表10-2の著者）は，メタボリックシンドロームに関する論説の中で，「抗肥満薬」という表現を用いている．また，「いわゆる健康食品」の中で「減肥」という表現を目にするが，漢方および東洋医学書に見ることはできなかった．おそらく中国産のサプリメントの商標用語と思われる．

表10-2には，現在世界で使用されているか，開発されつつある抗肥満薬を示した．その種類および数は少なく，薬物による肥満の治療体系が確立できていないことがうかがえる．また，図10-1には化学的合成の食欲抑制薬の化学構造を示した．

表 10-2　抗肥満薬

食欲抑制薬	熱産生亢進	中枢タンパク質	消化吸収阻害
セロトニン系	β-アドレナリン受容体促進剤	レプチン	リパーゼ阻害剤
フェンフルラミン	エフェドリン	NPY拮抗薬	オルリスタット
フェンテルミン	カフェイン	PYY	オレスタ
マジンドール		CB1-R拮抗薬	
シブトラミン			

NPY：Neuropeptide Y，PYY：Peptide YY（小腸から分泌される食欲中枢抑制物質）
CB1-R拮抗薬：カンナビノイド受容体拮抗薬
NPY拮抗薬：治験実施中
文献 4) p.655 より

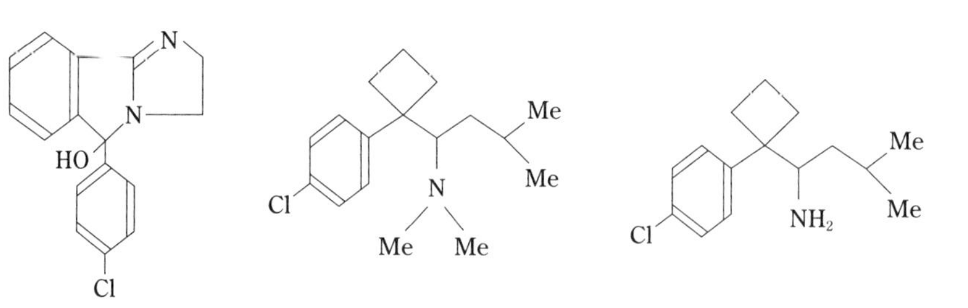

図 10-1　合成抗肥満薬と関連化合物

（マジンドール，シブトラミン，脱N-ジメチルシブトラミン，フェンフルラミン，N-ニトロソフェンフルラミン，メタンフェタミン）

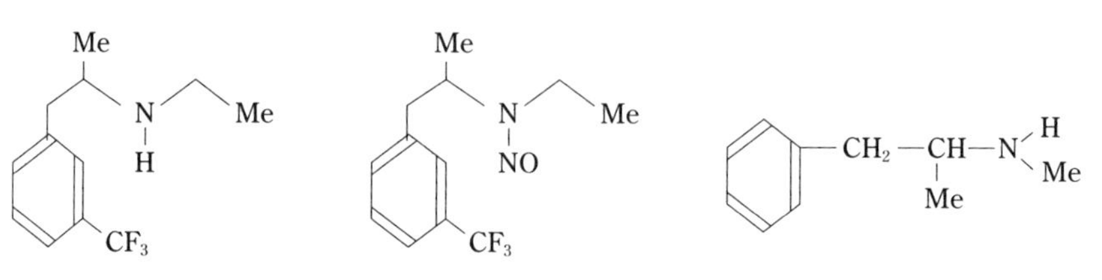

1) 食欲抑制薬

・マジンドール（サノレックス）

〔薬理作用〕 視床下部にある食欲中枢（満腹中枢，摂食中枢）への直接作用および神経終末におけるノルアドレナリン，ドパミン（DA），セロトニン（5-HT）を介して満腹中枢の亢進，摂食中枢を抑制する．この抑制剤はアンフェタミン類（日本薬局方では中枢興奮薬としてメタンフェタミンが登録されている．：通称ヒロポン）に作用が類似するという．また，交感神経 $β_3$ 受容体にも作用する．さらに，褐色脂肪細胞を刺激して，白色脂肪細胞の脂肪燃焼を促進させる．

〔日本の事情〕 マジンドールは，わが国で使用が許されている唯一の抗肥満薬である〔文献 5) p.393〕．

a) 保険適用条件：食事，運動療法の効果が不十分な高度肥満症に適応する．

b) 肥満度の条件：＋70% 以上または BMI が 35 以上とする．

　　肥満度（増減分）：（自己体重－標準体重）÷標準体重×100
　　標準体重：（身長：m）^{2} × 22
　　BMI（body mass index）：体重（kg）/（身長：m）^{2}
　　標準 BMI：22 〜 24.9

　　BMI が 35 以上の日本人は 0.2% であり，西欧諸国に比べて比率が小さい．

c) BMI の国際基準適応の人種的不整合性：日本人のメタボリックシンドローム MS 危険因子は肥満，喫煙，糖尿病，高血圧，脂質異常症．このうち糖尿病と肥満は正の相関にあり，日本人は BMI がそれほど高くなくても糖尿病を発症しやすい．BMI が 25 以上の日本人は 32% であるが，諸外国の BMI 30 以上に相当するともいわれている．

・フェンフルラミン

〔薬理作用〕 セロトニン作動性神経終末でのセロトニン放出促進と再取り込み阻害により脳内セロトニンの作用を強め，食欲減退を起こし，肥満症を改善する．

〔副作用〕 下痢，口渇，運動失調，抑うつ，不眠，頻脈，動悸，いらだちなどが知られている．

厚生労働省によると，フェンフルラミンおよび N-ニトロソフェンフルラミンの肝障害性は不明であるが，健康障害性の観点から規制．また，ニトロソ体は発癌の危険性がある．これらの薬剤は国内未承認であり，国内での販売は不可．

諸外国では，新しい抗肥満薬として世界的に一時承認されたが，フェンテルミン（国内未承認）との併用で心臓弁膜症を誘発したことから，1997 年に米国で使用禁止となった．しかし，輸入健康茶に混入されていることがあると報告されている．

・シブトラミン

〔薬理作用〕 脳内でのモノアミン（ノルアドレナリン：Nad, セロトニン：5-HT, ドパミン：DA）の再取り込みを抑制してその作用を高める．ただし，Nad や 5-HT などに対して分泌促進

作用がないので，嗜好性（習慣性）や依存性が少ない．交感神経β_3受容体にも作用し，熱産生促進による抗肥満作用を有する．

米国では1997年にFDAが認可し，治験が実施されている．一方，心臓障害で死者が出ていることで米国消費者団体から使用禁止の措置がとられるよう陳情が出されている．

フランスでは使用禁止となっており，欧州医薬品庁は使用中止勧告を出している．

日本では製造販売承認申請に対して却下しているが，国内でサプリメントとして販売している例が報告されている．未承認薬のため，医薬品副作用被害救済制度の適用対象外である．

〔副作用〕 モノアミンオキシダーゼ（MAO）阻害薬により，当該薬物の分解が抑制されるので，心拍増強，血圧上昇などに注意する．

モノアミンオキシダーゼ阻害薬：イソニアジド（抗結核薬），セレギリン（パーキンソン病治療薬）

・カンナビノイド受容体系作用薬

〔薬理作用〕 視床下部，大脳辺縁系などに分布するカンナビノイド（CBI）受容体に対する阻害剤である．CBIは脂肪やショ糖摂取に関わる受容体で，新しい形の食欲抑制薬として，この受容体に対する拮抗薬の開発が進んでいる．リモナバン（CBI拮抗薬）の治験が外国で実施されたが，副作用としてうつ症状を発症した例があり中止された．また，自殺企図が報告されている．

2） ペプチドホルモン

・レプチン

〔薬理作用〕 脂肪細胞の分泌するタンパクで，視床下部などに分布するレプチン受容体を介して中枢性摂食抑制，エネルギー代謝促進作用を示す．肥満度と血中レプチン濃度とは正の相関関係にある．肥満者ではレプチン感受性低下が認められる．肥満者に，正常者の20〜30倍の血中濃度になるように投与して，ようやく体重の5％程度の減少が認められたという．

3） 消化管に作用する薬物

・糖吸収阻害薬：アカルボース（グルコバイ）

α-グルコシダーゼ阻害薬．糖尿病の治療にすでに使用されているもので，腸管における麦芽糖，ショ糖などのα1-4結合の加水分解を抑制し，グルコース，果糖の吸収を抑制する．すでに実用化されている．

〔注意〕 β-ガラクトシダーゼは乳糖をグルコースとガラクトースに分解し，α-イソマルターゼはイソマルトースを2分子のグルコースに分解（デンプンのα1-6結合部分）する．両酵素はα-グリコシダーゼとは別の糖質加水分解酵素であり，小腸粘膜のグリコカリックス機構に存在する．

・脂肪吸収阻害薬：オルリスタット（リパーゼ阻害薬）

膵リパーゼの脂肪分解を抑制し，脂肪の消化を抑制して吸収を抑制する．海外では販売されているが，日本では製造承認されていない．厚生労働省は2009年に，この薬の個人輸入使

用に関して注意喚起を出している．肝障害が報告されているが，個人輸入された医薬品による健康被害はすべて個人責任であり，「健康被害救済制度」の対象にならない．

〔副作用〕 脂溶性ビタミン吸収阻害，脂肪便，頻回の下痢（下着を汚すことがある）．

4） 代謝促進薬（熱代謝）

・アドレナリン β_3 受容体刺激薬

〔薬理作用〕 褐色脂肪細胞の β_3 受容体の刺激で，ミトコンドリア内膜において UCP（uncoupling protein：脱共役タンパク質）を交感神経が刺激し，熱産生を活性化する．（ミトコンドリア内膜における呼吸鎖は，共役反応により ATP の生成に関与するが，脱共役タンパク質は共役作用を止め，熱産生に働く．）

UCP は，以下の3種類が見つかっている．

UCP-1：褐色脂肪細胞に存在する．

UCP-2：骨格筋，白色脂肪細胞などに存在する．

UCP-3：骨格筋に存在し，アドレナリン β_1（心拍数増加，心臓収縮），β_2（血管拡張，気管支拡張，解糖促進）作用が少なく，UCP-3 の活性化により白色脂肪の燃焼を促進する．（UCP-3 刺激剤は抗肥満薬として注目されている．）

アドレナリン β_3 受容体：発熱システム活性中心となる部位であり，褐色脂肪組織は交感神経支配によって寒冷から臓器を守り，脂肪を燃焼してエネルギーを放出する．アドレナリン β_1 および β_2 作用が少なく，選択的に褐色脂肪を活性化させ，白色脂肪の分解を促進させる β_3 受容体刺激物質が1984年，Arch らにより発見された（UCP-3）．この活性物質は皮下脂肪よりも内臓脂肪に多く発現する．褐色脂肪で発現し，白色脂肪での脂肪分解を促進する．アドレナリン β_3 受容体変質と肥満の遺伝子的因子とは関係があると考えられている．

・甲状腺ホルモン

基礎代謝促進作用はあるが，減量目的には使用しない．

〔副作用〕 発熱，動悸，脈拍増加，不整脈，ふるえ，不眠，頭痛，めまい，発汗，いらいら感，不安感，食欲不振，吐き気，体重減少，発疹，かゆみ が起ることがある．

・エフェドリン

〔薬理作用〕 アドレナリン α（α_1：血管収縮，瞳孔散大），β_1 および β_2 受容体に作用し，交感神経興奮作用を示す．また，食欲減退作用，熱産生促進作用がある．日本では抗肥満薬としては承認されていない．アンチドーピング禁止薬であり，覚醒剤原料として「覚醒剤取締法」の対象である．

漢方薬：マオウ（防風通聖散：エフェドリン含有）

〔副作用〕 血圧上昇，心拍数増加，気管支拡張作用があり，脳卒中や心筋梗塞を起こす．

5） 脂肪酸合成阻害剤

フィブラート類：肝における脂肪酸合成系を阻害する（高 TG 血症治療薬：リポタンパクリパーゼ LPL を活性化し，VLDL，LDL の血中濃度を低下），すでに実用化されている．

スタチン系製剤：肝臓での HMG-CoA 還元酵素を阻害し，コレステロール合成を抑制する

(高コレステロール血症治療薬），すでに実用化されている．

10.3.5 サプリメントから検出された抗肥満薬

サプリメントは，本来，病気に罹らない健康増進に利用される食品であるが，「いわゆる健康食品」（厚生労働省が保健機能食品として認定していないもの）の中には，わが国で食品への添加が認められていない薬物の混入したものが販売されていることがある．厚生労働省および地方自治体の検査で検出された薬物と製品について，表10-3と表10-4に示した．これらのうちフェンフルラミン，シブトラミンは，わが国では治療薬としては使用が認められていない．

- センナ：生薬として日本薬局方に指定された排便促進作用のある医薬品であるが，茎の部分は食用部分として医薬品医療機器等法の規制はない．
- ダイオウ：日本薬局方に指定された排便促進作用のある生薬（医薬品）である．

表10-3 ダイエット茶などに混入が報告された医薬品成分

分　類	医薬品成分	入手方法	副作用
緩下作用のある生薬	センナ（葉，粉末） ダイオウ	①，②	電解質異常，流早産
中枢性食欲抑制薬	フェンフルラミン シブトラミン（メリディア） マジンドール	④ ④ ③，④	冠状血管障害，依存性 頭痛，睡眠障害，依存性 頭痛，睡眠障害，依存性
エフェドリン類	麻黄 プソイドエフェドリン フェニルプロパノールアミン	②	不安，幻覚，中枢興奮，心臓障害，依存性など
利尿薬	フロセミド ウワウルシ	③ ①	電解質異常，脱水症状 電解質異常，ヒドロキノン有害作用
脂肪吸収阻害薬	オルリスタット	④	下痢
甲状腺ホルモン	乾燥甲状腺末 チロキシン	③	バセドウ病様症状，精神病様症状

入手方法：①市販医薬品，②個人輸入サプリメント，③医療用医薬品，④個人輸入医薬品
文献6) p.32より

表10-4 中国産ダイエット食品で検出された医薬品成分

製品名	甲状腺ホルモン	フェンフルラミン	N-ニトロソフェンフルラミン
御芝堂減肥こう嚢	検出	検出	3%検出
さん之素こう嚢	検出	0.01%検出	3%検出
茶素減肥	検出	0.004%検出	3%検出
茶素こう嚢	検出	検出	検出
蘭樹，LANSHU	—	検出	検出
思てい消はん健美素	検出	—	—

文献6) p.33より

- フロセミド：尿細管（ループ）に作用し利尿作用のある降圧利尿薬で，日本薬局方に収載されている．
- ウワウルシ：日本薬局方に規定された生薬（排尿改善薬）である．
- 乾燥甲状腺末：医薬品医療機器等法に規定された生物学的製剤である．
- チロキシン：日本薬局方に規定された甲状腺ホルモン剤である．

10.3.6　まとめ

サプリメントによる健康被害が肥満解消を目的とする領域で起こりやすい理由として，以下のことが考えられる．

① 肥満治療のための安全な薬物治療法の確立はまだ発展途上にあり，専門医の養成について，日本肥満学会では，2012年より肥満症専門医，および生活習慣病改善指導士の認定制度を開始したところである．

　　北海道，東北，関東，北陸，中部，近畿，関西，九州の各大学病院では肥満外来を対象として肥満治療が実施されるようになり，肥満症専門医が育成されつつあるので，近い将来，一般病院および医院でも肥満の程度に応じて通院治療が可能となるであろうが，サプリメントほど手軽に利用できるという訳にはいかない．

② 肥満防止に相応した薬物が開発されていないので，徹底した食事コントロールおよび運動による減量が要求される．ダイエットに成功しても一時的な緩解であって，減量が一生のテーマとなる遺伝的体質的要素が大きい．

③ 現存の抗肥満薬は，肥満調節における生理機構の複雑さから未だ十分な解明が進んでいないので，他の医療分野に比較して開発が遅れている．2000年代になってようやく世界的に治験薬の臨床応用が始められている．わが国では治療を必要とするような超肥満型（BMIが35を超えるタイプ）の発症が少なく，わが国独自での開発よりも西欧諸国での新薬開発に依存している．

④ 肥満は，神経系・ホルモン系を網羅する非常に広範かつ複雑な仕組みで起こる．遺伝子治療による体質改善も遠い将来というべきであろう．

文　献

1) 下村伊一郎, 松澤佑次編：メタボリックシンドローム　病態の分子生物学, p.128, 132, 南山堂 (2005)
2) 米島隆一：メタボリックシンドローム（Ⅰ）, 薬苑, 第527号, p28-39 (2005)
3) 中村保幸：メタボリックシンドロームとわが国の健康施策, 日本臨床, 64巻, 増刊号9, p44-46 (2006)
4) 齋藤　康：肥満が主体のメタボリックシンドロームの薬物療法抗肥満薬, 日本臨床, 64巻　増刊号9, p655-659 (2006)
5) 大内尉義, 伊賀立二編：疾病と治療薬―医師・薬剤師のためのマニュアル―改訂第5版, p.393, 南江堂 (2003)
6) 米島隆一：メタボリックシンドローム（Ⅱ）, 薬苑, 第528号, p27-35 (2005)

食生活に関わる体調を変化させる医薬品一覧表

1. 体重に影響を及ぼす医薬品

1) 食欲増進と体重増加を引き起こす医薬品

表 SE-1 体重を増加させる医薬品

区　分	医薬品名	用　途
向精神薬	アミトリプチリン	三環系抗うつ薬
	イミプラミン	〃
	オランザピン	抗精神病薬
	クロルジアゼポキシド[*1]	緩和な精神安定剤
	クロルプロマジン	抗精神病薬
	ジアゼパム[*1]	緩和な精神安定剤
	バルプロ酸製剤	抗てんかん薬
	リチウム製剤	抗躁薬（炭酸リチウム）
その他の薬物	β遮断薬	抗狭心症薬, 抗不整脈薬
	アルコール	飲食物
	インスリン	糖尿病薬
	エストロゲン	卵胞ホルモン剤
	テストステロン[*1]	タンパク同化ステロイド剤
	メチルプロゲステロン	黄体ホルモン剤

[*1] 文献1) p.204 より，その他　文献2) p.241 より

2) 食欲不振と体重を減少させる医薬品

表 SE-2 体重を減少させる医薬品

区　分	医薬品名	用　途
中枢興奮薬	アンフェタミン	覚せい剤（国内未承認）
	カフェイン	中枢興奮薬
	テオフィリン	気管支拡張薬（抗喘息薬）
	マジンドール[*1]	食欲抑制, 抗肥満薬
	メタンフェタミン	覚せい剤
	メチルフェニデート	抗うつ薬, ナルコプシー治療薬
その他の薬物	エトポシド	抗悪性腫瘍薬
	ジフェンヒドラミン	抗ヒスタミン薬
	シブトラミン	抗肥満薬（国内未承認）
	ゾニサミド	抗てんかん薬
	トラゾドン	抗うつ薬
	ニボルマブとイピリムマブの併用[*2]	抗悪性腫瘍薬
	ビチオノール	条虫駆除薬
	ピモジド	精神安定剤
	フルボキサミン	抗うつ薬

[*1] 文献3) p.655 より，[*2] 添付書より，その他　文献2) p.242 より

2. 味覚に影響を及ぼす医薬品

1) 味覚に影響を与える医薬品

味覚を感じなくなる.

表 SE-3 味覚喪失を引き起こす医薬品

医薬品名	用途
アヘン剤	麻薬性鎮痛薬
インスリン	糖尿病治療薬（ホルモン剤）
エチドロン酸	骨代謝改善薬
エナラプリル	降圧薬（ACE 阻害剤系）
オフロキサシン	合成抗菌剤
カプトプリル	降圧薬（ACE 阻害剤系）
カルバマゼピン	抗てんかん薬
ジサイクロミン	鎮痙・鎮痛薬
シスプラチン	抗癌薬
スピロノラクトン	降圧薬（K 保持性利尿系）
スリンダク	消炎・鎮痛薬
チアマゾール	抗甲状腺機能薬
テルビナフィン	抗真菌薬
トリアゾラム	睡眠導入薬
ニトログリセリン	狭心症薬
ニフェジピン	降圧薬（Ca 拮抗性）
バクロフェン	筋弛緩薬
フルニソリド	合成副腎皮質ホルモン剤（点鼻薬）
ブレオマイシン	抗生物質
プロプラノロール	高血圧症薬，狭心症薬，不整脈薬（非選択性β遮断薬系）
ベクロメタゾン	合成副腎皮質ホルモン剤
ペニシラミン	慢性関節リウマチ治療薬，ウィルソン病薬，金属中毒解毒薬
ペリンドプリル	降圧薬（ACE 阻害剤系）
ロサルタン	降圧薬（ACE Ⅱ受容体拮抗性）
ロスバスタチン	高コレステロール血症薬
ロメフロキサシン	合成抗菌剤

文献 2) p.244-245 より

2) 味覚不全を引き起こす医薬品

普段と異なった味覚を感じる.

表SE-4-1 味覚不全を引き起こす医薬品

医薬品名	用途
EDTA	金属吸着剤（キレート剤）
マジンドール	抗肥満薬
アセメタシン	消炎・鎮痛・解熱薬
アミオダロン	不整脈治療薬
アムロジピン	持続性 Ca 拮抗薬，高血圧治療薬
アメジニウム	低血圧治療薬
イドクスウリジン	単純ヘルペルウイルスによる角膜炎症治療薬
エスタゾラム	不眠症治療薬
エトドラク	非ステロイド性消炎・鎮痛薬
オフロキサシン	合成抗菌剤
オメプラゾール	胃・十二指腸潰瘍治療薬，逆流性食道炎治療薬
キナプリル	降圧薬（持続性 ACE 阻害剤系）
グアンファジン	降圧薬（持続性 α 刺激剤系）
グラニセトロン	抗癌薬治療時の制吐薬（5-HT_3受容体拮抗薬）
クロミプラミン	抗うつ薬，夜尿症治療薬
クロルタリドン	降圧薬，浮腫治療薬（利尿作用性）
コレスチラミン	高コレステロール治療薬
ザルシタビン	抗 HIV 薬
ジクロフェナク	消炎・鎮痛・解熱薬
ジドブジン	抗 HIV 薬
シプロフロキサシン	合成抗菌剤
セファドロキシル	抗生物質
セフポドキシム	〃
セレギリン	パーキンソン病治療薬
ダントロレン	末梢筋弛緩剤
ドキサゾシン	降圧薬（α遮断性）
トリアゾラム	睡眠導入薬
トルブタミド	経口糖尿病薬
ナブメトン	消炎・鎮痛薬
ナプロキセン	消炎・解熱・鎮痛薬
ニコチン	禁煙補助薬
ニトログリセリン	狭心症薬
ノルトリプチリン	抗うつ薬
パロキセチン	〃
ヒドララジン	降圧薬（末梢血管系直接作用性）
ファモチジン	胃・十二指腸潰瘍治療薬（H_2受容体拮抗性）
フィルグラスチム	コロニー刺激因子（好中球減少症治療薬）
プラバスタチン	抗コレステロール血症薬
フルルビプロフェン	消炎・鎮痛薬
プロプラノロール	高血圧症薬，狭心症薬，不整脈薬（非選択性β遮断剤系）

文献2) p.244-247 より

表 SE-4-2　味覚不全を引き起こす医薬品

医薬品名	用途
ベプリジル	狭心症薬，不整脈治療薬
ペルゴリド	パーキンソン病治療薬
ペンタゾシン	鎮痛薬（非麻薬性）
ホスカルネット	抗ウイルス薬
ミソプロストール	胃・十二指腸潰瘍治療薬（プロスタグランジン系）
ミノサイクリン	抗生物質
メキシレチン	不整脈治療薬
ラベタロール	降圧薬（α_1, β 遮断剤系）
リシノプリル	降圧薬（持続性 ACE 阻害剤系）
リンコマイシン	抗生物質
ロラタジン	アレルギー性疾患治療薬

文献 2) p.244-247 より

3) 味覚減退を引き起こす医薬品

表 SE-5-1　味覚減退を引き起こす医薬品

医薬品名	用途
アザチオプリン	移植後拒絶反応予防薬
アスピリン	消炎・解熱・鎮痛薬
アミトリプチリン	抗うつ薬
アムホテリシン B	抗真菌薬
アルプラゾラム	緩和な精神安定剤（マイナートランキライザー）
アンピシリン	抗生物質
イブプロフェン	消炎・解熱・鎮痛薬
インスリン	糖尿病治療薬（ホルモン剤）
インターロイキン 2	免疫増強薬
インドメタシン	消炎・解熱・鎮痛薬
エスゾピクロン[*1]	不眠症治療薬
エタンブトール	抗結核薬
エチドロン酸	骨代謝改善薬
エナラプリル	降圧薬（ACE 阻害系）
オーラノフィン	金製剤…慢性関節リウマチ治療薬
オキサプロジン	消炎・鎮痛薬
カルバマゼピン	抗てんかん薬
グリセオフルビン	抗真菌薬
クロフィブラート	脂質異常症改善薬
コカイン	局所麻酔薬
コルチコステロン	副腎皮質ホルモン剤
コルヒチン	痛風治療薬
ジアゼパム	緩和な精神安定剤（マイナートランキライザー）

文献 2) p.244-247 より．　*1 添付書より

表 SE-5-2 味覚減退を引き起こす医薬品

医薬品名	用途
シスプラチン	抗癌薬
ジダノシン	抗HIV薬
シメチジン	胃・十二指腸潰瘍治療薬（H_2受容体拮抗性）
スクラルファート	胃・十二指腸潰瘍治療薬
スコポラミン	抗コリン作動薬（鎮痙薬）
ストレプトマイシン	抗生物質
スピロノラクトン	降圧薬（K保持性利尿系）
テルビナフィン	抗真菌薬
トリアムテレン	降圧薬（利尿性）
トリクロルメチアジド	〃
トリヘキシフェニジル	パーキンソン病治療薬
ニトログリセリン	狭心症薬
ニフェジピン	降圧薬（Ca拮抗性）
バカンピシリン	抗生物質
バクロフェン	筋弛緩薬
ビグアナイド類	経口糖尿病薬
ヒドロコルチゾン	副腎皮質ホルモン剤
ピロキシカム	消炎・鎮痛薬
ビンクリスチン	抗癌薬
フェニトイン	抗てんかん薬
フルニソリド	合成副腎皮質ホルモン剤（点鼻薬）
ブレオマイシン	抗生物質
フロセミド	利尿薬
プロプラノロール	狭心症薬，不整脈薬，降圧薬（非選択性β遮断剤系）
プロメタジン	アレルギー性疾患治療薬
ベクロメタゾン	合成副腎皮質ホルモン剤
ペニシラミン	慢性関節リウマチ治療薬，ウィルソン病薬，金属中毒解毒薬
ボノプラザン[*1]	プロトン（カリウム）ポンプインヒビター
メチルドーパ	降圧薬（中枢作用系）
メトクロプラミド	消化管の活性化薬
メトトレキサート	葉酸拮抗性抗腫瘍薬
メトロニダゾール	トリコモナス感染症薬
メフェナム酸	消炎・解熱・鎮痛薬
ラウリル硫酸ナトリウム	軟膏剤
リシノプリル	降圧薬（持続性ACE阻害系）
リドカイン	局所麻酔薬，不整脈治療薬
リンコマイシン	抗生物質
レボドパ	パーキンソン病治療薬

文献2) p.244-247より．　*1 添付文書より

4) 苦味，酸味および塩から味の異常を引き起こす医薬品

表 SE-6　苦味，酸味および塩から味の感覚異常を引き起こす医薬品

異常区分	医薬品名	用　　　途
苦　味	アスピリン	消炎・解熱・鎮痛薬
	カプトプリル	降圧薬（ACE 阻害剤系）
	スマトリプタン	セロトニン受容体作用性片頭痛治療薬
	ノルフロキサシン	合成抗菌薬
	フルラゼパム	不眠症治療薬
	プロパフェノン	抗不整脈薬
	ペリンドプリル	降圧薬（ACE 阻害剤系）
	レボドパ	パーキンソン病治療薬
	ゾピクロン*1	チエノジアゼピン系催眠薬
酸　味	アセタゾラミド	肺気腫治療薬，抗てんかん薬，緑内障治療薬
	アゼラスチン	アレルギー性疾患治療薬
	ロサルタン	降圧薬（ACE II 受容体拮抗性）
塩から味	エナラプリル	降圧薬（ACE 阻害剤系）
	カプトプリル	〃
	カルシトニン	甲状腺ホルモン剤（骨形成剤）
	クロルヘキシジン	口内消毒薬，殺菌剤
	ペニシラミン	慢性関節リウマチ治療薬，ウィルソン病薬，金属中毒解毒薬
	ロサルタン	降圧薬（ACE II 受容体拮抗性）

文献2) p.244-247 より．＊1　添付書より

5) 金属味を感じる味覚異常を引き起こす医薬品

表 SE-7-1　金属味の味覚異常を引き起こす医薬品

医薬品名	用　　　途
アゼラスチン	アレルギー性疾患治療薬
アムホテリシン B	抗真菌薬
アロプリノール	高尿酸血症治療薬，痛風治療薬
インターフェロンγ	腎臓癌治療薬
エタンブトール	抗結核薬
エチオナミド	抗結核薬
エナラプリル	降圧薬（ACE 阻害剤系）
オーラノフィン	金製剤…慢性関節リウマチ治療薬
カプトプリル	降圧薬（ACE 阻害剤系）
カルシウム塩	カルシウム補給剤
カルシトニン	甲状腺ホルモン剤…骨形成剤
カルシトリオール	ビタミン D_3 剤
ジスルフィラム	アルコール依存症治療薬

文献2) p.244-247 より

2. 味覚に影響を及ぼす医薬品

表 SE-7-2　金属味の味覚異常を引き起こす医薬品

医薬品名	用途
シピリダモール	血栓・塞栓治療薬，冠不全治療薬，尿タンパク抑制薬
スリンダク	消炎・鎮痛薬
テガフール	抗癌薬
テトラサイクリン	抗生物質
ニフェジピン	降圧薬（Ca 拮抗性）
ビグアニド類	経口糖尿病薬
フルラゼパム	不眠症治療薬
プロパフェノン	抗不整脈薬
ペニシラミン	慢性関節リウマチ治療薬，ウィルソン病薬，金属中毒解毒薬
メチルドーパ	降圧薬（中枢作用系）
メトカルバモール	筋弛緩薬
メトトレキサート	葉酸拮抗性抗腫瘍薬
メトロニダゾール	トリコモナス感染症薬

文献 2) p.244-247 より

3. 消化器症状を引き起こす医薬品

1) 口渇を引き起こす医薬品

表 SE-8　口渇を引き起こす医薬品

医薬品名	用途
アミトリプチリン	抗うつ薬（三環系）
イソニアジド	抗結核薬
イミプラミン	抗うつ薬
オキシブチニン	排尿障害治療薬
オランザピン	抗精神病薬
オンダンセトロン	抗癌剤治療における制吐薬（5-HT$_3$ 受容体拮抗薬）
グラニセトロン	〃
シクロペントレート	抗コリン作動薬（点眼散瞳薬）
ジダノシン	抗 HIV 薬
ジフェンヒドラミン	抗アレルギー薬
シプロヘプタジン	〃
セチリジン	抗アレルギー薬（選択的ヒスタミン H$_1$ 受容体拮抗性）
セレギリン	パーキンソン病治療薬
テルフェナジン	抗ヒスタミン薬
トラゾドン	抗うつ薬
ニザチジン	胃・十二指腸潰瘍治療薬，胃炎治療薬（H$_2$ 受容体拮抗性）
ノルトリプチリン	抗うつ薬
ブメタニド	浮腫治療薬
フルニトラゼパム	不眠症治療薬
フレカイニド	不整脈治療薬
プロカインアミド	〃
プロパンテリン	鎮痙薬
メサラジン	潰瘍性大腸炎治療薬，クローン病治療薬
ロラタジン	アレルギー疾患治療薬

文献 2) p.243 より

2) 嘔吐を引き起こす医薬品

表 SE-9 嘔吐を引き起こす医薬品

医薬品名	用　途
アクチノマイシン D	抗癌薬（DNA 転写抑制性）
アルデスロイキン	インターロイキン誘導抗癌薬（腎癌）
アルトレタミン	抗癌薬（アルキル化性，消化器癌）
イダルビジン	〃　（急性骨髄性白血病）
イホスファミド	〃　（骨肉腫など）
イリノテカン	〃　（肺癌，大腸癌）
エピルビジン	〃　（乳癌）
カルボプラチン	〃　（白金製剤：多用途）
カルムスチン	〃　（ニトロソウレア系アルキル化性）
シクロホスファミド	〃　（アルキル化性）
シスプラチン	〃　（白金製剤：多用途）
ストレプトゾシン	〃　（膵臓ランゲルハンス島 β 細胞癌）
ダウノルビシン	〃　（急性白血病）
ダカルバジン	〃　（アルキル化性）
ドキソルビシン	〃　（DNA 合成阻害性，多用途）
ペントスタチン	〃　（各種白血病）
ミトキサントロン	〃　　〃
メクロレタミン	〃　（骨髄腫：国内未承認）
ロムスチン	〃　（ニトロソウレア系アルキル化性）
アタナザビル[*1]	抗 HIV 薬
エフェビレンツ[*1]	〃
エルカトニン[*1]	骨粗鬆症薬
ジョサマイシン[*1]	抗生物質（マクロライド系）
スルファメトキシン[*1]	抗真菌薬
フェノキシフェナジン[*1]	抗アレルギー薬
タペタドール[*1]	合成麻薬性鎮痛薬
メサドン[*1]	〃
ラミプシン[*1]	抗 HIV 薬

文献 2) p.247 より　　＊1　添付書より

3) 下痢を引き起こす医薬品

表 SE-10 下痢を引き起こす医薬品

医薬品名	用途
●非ステロイド性抗炎症薬 アスピリン　　　イブプロフェン インドメタシン　　エトドラク ジクロフェナク　　スリンダク メフェナム酸	消炎・解熱・鎮痛薬
●強心薬 ジゴキシン	強心薬，浮腫改善薬（ジギタリス製剤）
●糖尿病薬 アカルボース ボグリボース	経口糖尿病薬（αグルコシダーゼ阻害薬）
●抗生物質 アジスロマイシン エリスロマイシン	抗生物質（マクロライド系）
●消化管運動調節剤 シサプリド メトクロプラミド	消化管運動賦活剤
●抗癌薬 イリノテカン シタラビン フルオロウラシル メトトレキサート	トポイソメラーゼⅡ阻害性（肺癌，子宮頸癌など） 急性白血病，消化器，胆道，肝，膵，肺，乳癌など 胃，肝，直腸，子宮，卵巣，食道，肺癌など 急性・リンパ性・慢性骨髄性白血病，乳癌など
●降圧薬 塩酸アロチノロール	降圧薬（α_1, β遮断性）
●利尿降圧薬 メトラゾン	本態性高血圧（腎性・心性・肝性浮腫改善薬）
●脂質異常症薬 イコサペント酸エチル エラスターゼ プロブコール	血栓予防，脂質異常症改善薬 抗動脈コレステロール沈着薬 高コレステロール治療薬
●筋弛緩薬 ダントロレン	末梢性筋弛緩薬

文献4）より引用

4) **便秘を引き起こす医薬品**

表 SE-11-1　便秘を引き起こす医薬品

医薬品名	用　　途
●オピオイド	
オキシコドン	癌疼痛治療薬
コデイン	鎮咳薬
ノスカピン	非麻薬性鎮咳薬
パパベリン	血管拡張・鎮痙薬
フェンタニル	経皮吸収型持続性癌疼痛治療薬
ペチジン	鎮痛・鎮痙合成麻薬
タペンタドール[*1]	合成麻薬性鎮痛薬
モルヒネ	麻薬性鎮痛薬，麻酔前投与，下痢止め
●抗コリン作動薬	
アトロピン	副交感神経遮断薬
オキシブチニン	排尿障害治療薬
トリヘキシルフェニジル	抗パーキンソン病薬
●抗うつ薬	
アミトリプチリン	抗うつ薬（三環系）
イミプラミン	抗うつ・遺尿治療薬
セチプチリン	抗うつ薬（四環系）
ゾテピン	統合失調症治療薬（チエピン系）
トラゾドン	抗うつ薬（トリアゾピリジン系）
ノルトリプチリン	情動調節薬（三環系）
パロキセチン	選択的セロトニン再取り込み阻害薬
フルボキサミン	〃
ミアンセリン	抗うつ薬（四環系）
ミルナシプラン	セロトニン，ノルアドレナリン再取り込み阻害薬
●抗精神病薬	
カルピプラミン	精神神経安定薬
クエチアピン	抗精神病薬
クロカプラミン	精神神経安定薬
クロルプロマジン	精神神経安定薬（フェノチアジン系）
スピペロン	統合失調症治療薬
スルピリド	抗潰瘍・精神安定薬（ベンザミド系）
チミペロン	精神安定薬（ブチロフェノン系）
ネモナプリド	D_2 ドパミン受容体遮断薬
ハロペリドール	精神安定薬（ブチロフェノン系）
ピモジド	抗精神病薬
プロペリシアジン	精神神経安定薬（フェノチアジン系）
ブロムペリドール	精神安定薬（ブチロフェノン系）
リスペリドン	抗精神病薬

文献4)より．　*1 添付書より

表 SE-11-2　便秘を起こす医薬品

医薬品名	用　　途
●抗てんかん薬	
カルバマゼピン	抗てんかん薬，躁状態治療薬
バルプロ酸ナトリウム	〃
フェニトイン	抗てんかん薬（ヒダントイン系）
●抗パーキンソン病薬	
アマンタジン	抗パーキンソン病薬，抗A型インフルエンザウイルス薬
セレギリン	抗パーキンソン病薬
ドロキシドパ	神経機能改善薬（ノルアドレナリン作動性）
ブロモクリプチン	抗パーキンソン病薬，持続性ドパミン作動薬（麦角アルカロイド誘導体）
レボドパ・カルビドパ	抗パーキンソン病薬
●利尿薬	
クロルタリドン	チアジド系類似利尿薬
スピロノラクトン	利尿降圧薬（K保持性抗アルドステロン性）
トリクロルメチアジド	利尿降圧薬（チアジド系）
ヒドロクロロチアジド	〃

文献 4）より

4. 無機成分の異常およびビタミン欠乏を引き起こす医薬品

1）低カルシウム血症を引き起こす医薬品

表 SE-12-1　医薬品による低カルシウム血症の誘発

医薬品名	用　　途
アムホテリシンB	抗真菌薬
アレンドロン酸	骨粗鬆症治療薬
イソニアジド	抗結核薬
インターフェロン	抗ウイルス薬
エストロゲン類	女性ホルモン
エデト酸二ナトリウム	金属中毒解毒剤
クエン酸塩	血液pH調整剤
ゲンタマイシン	抗生物質
コデイン	鎮咳薬
コルチコステロン	抗炎症薬，免疫抑制薬
コルチコトロピン	下垂体前葉ホルモン，副腎皮質刺激ホルモン
コレスチラミン	高コレステロール治療薬
サルファ剤	抗菌薬（スルホンアミド誘導体）
ジエチルスチルベストロール	避妊薬
ジゴキシン	強心薬
シスプラチン	抗癌薬
ジダノシン	抗HIV薬
シタラビン	抗癌薬
シメチジン	胃・十二指腸潰瘍治療薬（H_2受容体拮抗性）
制酸剤	胃酸過多改良剤
ダウノルビシン	抗癌薬
テトラサイクリン	抗生物質
テルブタリン	気管支拡張薬

文献 2) p.250 より

表 SE-12-2　医薬品による低カルシウム血症の誘発

医薬品名	用途
ドキソルビシン	抗癌薬
トブラマイシン	抗生物質
トラセミド	浮腫治療薬
トリアムテレン	利尿性降圧薬
ニザチジン	胃・十二指腸潰瘍治療薬，胃炎治療薬（H_2受容体拮抗性）
ヒドロクロロチアジド	ループ利尿薬
ファモチジン	胃・十二指腸潰瘍治療薬（H_2受容体拮抗性）
フェニトイン	抗てんかん薬
フェノバルビタール	長時間作用睡眠薬
ブメタニド	浮腫治療薬
ブレオマイシン	抗生物質
フロセミド	ループ利尿薬
プロピルチオウラシル	甲状腺機能亢進抑制薬
ペントバルビタール	短時間作用睡眠薬
ホスカルネット	抗ウイルス薬
ポリスチレンスルホン酸 Na	腎不全に伴う高カリウム血症改善薬
ポリミキシン B	抗生物質
ラニチジン	胃・十二指腸潰瘍治療薬，胃炎治療薬（H_2受容体拮抗性）
ランソプラゾール	胃・十二指腸潰瘍治療薬，逆流性食道炎治療薬
リツキシマブ	抗癌薬（モノクローナル抗体）

文献 2) p.250 より

2) 低マグネシウム血症を引き起こす医薬品

表 SE-13-1　医薬品による低マグネシウム血症の誘発

医薬品名	用途
アムホテリシン B	抗真菌薬
エストロゲン・プロゲステロン	経口避妊薬
エストロゲン類	女性ホルモン
エタノール	消毒薬
クロロチアジド系利尿剤	ループ利尿薬
ゲンタマイシン	抗生物質
コルチコステロン	抗炎症薬，免疫抑制薬
コレスチラミン	高コレステロール治療薬
サルファ剤	抗菌薬（スルホンアミド誘導体）
シクロスポリン	臓器移植後拒否反応抑制薬
ジゴキシン	強心薬
シスプラチン	抗癌薬
ジダノシン	抗 HIV 薬
タクロリムス	免疫抑制薬，アトピー性皮膚炎治療薬
テトラサイクリン	抗生物質

文献 2) p.250 より

表 SE-13-2　医薬品による低マグネシウム血症の誘発

医　薬　品　名	用　　途
トブラマイシン	抗生物質
ヒドロクロロチアジド	ループ利尿薬
ブドウ糖	栄養剤
ブメタニド	浮腫治療薬
フロセミド	ループ利尿薬
ペニシラミン	慢性関節リウマチ薬，ウィルソン病薬，金属中毒解毒薬
ホスカルネット	抗ウイルス薬
リン酸	薬物基剤

文献2) p.250 より

3) 低リン酸血症を引き起こす医薬品

表 SE-14　医薬品による低リン酸血症の誘発

医薬品名	用　　途
アルギニン	高アンモニア血症治療薬
アレンドロン酸	骨粗鬆症治療薬
エタノール	消毒薬
コレスチラミン	高コレステロール治療薬
ジゴキシン	強心薬
シスプラチン	抗癌薬
制酸剤	胃酸過多改良剤
タクロリムス	免疫抑制薬，アトピー性皮膚炎治療薬
ブドウ糖	栄養剤
ホスカルネット	抗ウイルス薬
マグネシウム	ミネラル栄養素

文献2) p.250 より

4) 低カリウム血症を引き起こす医薬品

表 SE-15-1　医薬品による低カリウム血症の誘発

医　薬　品　名	用　　途
アスピリン	消炎・解熱・鎮痛薬
アセタゾラミド	肺気腫治療薬，抗てんかん薬，緑内障治療薬
アムホテリシンB	抗真菌薬
イソフルラン	吸入麻酔薬
イトラコナゾール	抗真菌薬
オキサシリン	抗生物質
オンダンセトロン	抗癌治療における制吐薬（5-HT$_3$受容体拮抗薬）
活性炭	解毒性吸着剤
カルベニシリン	抗生物質
ガンシクロビル	抗ウイルス薬

文献2) p.250-251 より

表 SE-15-2　医薬品による低カリウム血症の誘発

医 薬 品 名	用 途
クロルタリドン	利尿性降圧薬，浮腫治療薬
クロルプロパミド	糖尿病治療薬
クロロチアジド系利尿剤	ループ利尿薬
ゲンタマイシン	抗生物質
コルチコステロン，コルチゾン	抗炎症薬，免疫抑制薬（副腎皮質ホルモン剤）
コルチコトロピン	下垂体前葉ホルモン，副腎皮質刺激ホルモン
コルヒチン	痛風治療薬
シアノコバラミン	ビタミン B_{12}
ジゴキシン	強心薬
シスプラチン	抗癌薬
ジダノシン	抗 HIV 薬
シタラビン	抗癌薬
タクロリムス	免疫抑制薬，アトピー性皮膚炎治療薬
炭酸水素 Na	便秘治療薬
デキサメタゾン	合成副腎皮質ホルモン剤
テストステロン	男性ホルモン
ドキソルビシン	抗癌薬
ドブタミン	強心薬（選択的β作動性）
トブラマイシン	抗生物質
トラセミド	浮腫治療薬
トリアムシノロン	合成副腎皮質ホルモン剤
ニフェジピン	降圧薬（Ca 拮抗性）
ピザコジル	排便機能促進剤
ヒドロクロロチアジド	ループ利尿薬
ヒドロコルチゾン	副腎皮質ホルモン剤
ピペラシリン	抗生物質
ビンクリスチン	抗癌薬
ブドウ糖	栄養剤
ブメタニド	浮腫治療薬
フルコナゾール	抗真菌薬
プレドニゾロン	合成副腎皮質ホルモン剤
フロセミド	ループ利尿薬
ベタメタゾン	合成ステロイドホルモン剤
ペニシリン G	抗生物質
ホスカルネット	抗ウイルス薬
ポリスチレンスルホン酸 Na	腎不全に伴う高カリウム血症改善薬
ポリミキシン B	抗生物質
メチルプレドニゾロン	合成副腎皮質ホルモン剤
リスペリドン	抗精神病薬
リチウム	躁病治療薬
リン酸	薬物基剤
レボドパ・カルビドパ	パーキンソン病治療薬

文献 2) p.250-251 より

5) 低亜鉛，低鉄，低銅および低セレン血症を引き起こす医薬品

表 SE-16　医薬品による低亜鉛，鉄，銅およびセレン血症の誘発

ミネラル区分	医 薬 品 名	用　　途
亜　鉛	エストロゲン・プロゲステロン	経口避妊薬
	エストロゲン類	女性ホルモン
	エタンブトール	抗結核薬
	エデト酸二ナトリウム	金属中毒解毒剤
	カプトプリル	降圧薬（ACE阻害剤系）
	クロロチアジド系利尿剤	ループ利尿薬
	コルチコステロン	抗炎症薬，免疫抑制薬
	シタラビン	抗ウイルス薬
	スピロノラクトン	降圧薬（K保持性利尿系）
	バルプロ酸製剤	抗てんかん薬
	ヒドロクロロチアジド	ループ利尿薬
	葉酸	ビタミン（葉酸）補給剤
鉄	アスピリン	消炎・解熱・鎮痛薬
	インドメタシン	〃
	エタノール	消毒薬
	エリスロポイエチン	造血因子（赤血球）
	カルシウム	骨など維持栄養素
	コレスチラミン	高コレステロール治療薬
	サルファ剤	抗菌薬（スルホンアミド誘導体）
	テトラサイクリン	抗生物質
銅	亜鉛	微量必須元素（味覚など）
	エタンブトール	抗結核薬
	シタラビン	抗ウイルス薬
	制酸剤	胃酸過多改良剤
セレン	バルプロ酸製剤	抗てんかん薬

文献 2) p.251 より

5. ビタミン欠乏症を誘引する医薬品

表 SE-17-1　ビタミン欠乏症を誘引する医薬品

ビタミンの区分	医薬品名	用途
葉酸	NSAIDs	抗炎症薬（非ステロイド性）
	アスピリン	消炎・解熱・鎮痛薬
	エストロゲン・プロゲステロン	経口避妊薬
	カルバマゼピン	抗てんかん薬
	コルチコステロン	抗炎症薬，免疫抑制薬
	コレスチラミン	高コレステロール治療薬
	シメチジン，ファモチジン	胃・十二指腸潰瘍治療薬（H_2受容体拮抗性）
	スピロノラクトン	降圧薬（K保持性利尿系）
	バルプロ酸製剤	抗てんかん薬
	フェニトイン	〃
	プリミドン	〃
ビタミンA （レチノール）	エタノール	飲用
	コレスチラミン	高コレステロール治療薬
	サルファ剤	抗菌薬（スルホンアミド誘導体）
	ジゴキシン	強心薬
	ミネラルオイル	石油系合成油性基剤
ビタミンB_1 （チアミン）	ストレプトマイシン	抗生物質（アミノグリコシド系）
	セファロスポリン系抗生剤	抗生物質（セフェム系）
	テトラサイクリン	抗生物質
	フェニトイン	抗てんかん薬
	フルオロキノロン系抗菌剤	合成殺菌剤
	フロセミド	ループ利尿薬
ビタミンB_2 （リボフラビン）	エストロゲン・プロゲステロン	経口避妊薬
	クロルプロマジン	抗精神病薬（フェノチアジン誘導体系）
	サルファ剤	抗菌薬（スルホンアミド誘導体）
	ストレプトマイシン	抗生物質（アミノグリコシド系）
	セファロスポリン系抗生剤	抗生物質（セフェム系）
	テトラサイクリン	抗生物質
	フルオロキノロン系抗菌剤	合成殺菌剤
ビタミンB_3 （ナイアシン）	イソニアジド	抗結核薬
	サルファ剤	抗菌薬（スルホンアミド誘導体）
	ストレプトマイシン	抗生物質（アミノグリコシド系）
	セファロスポリン系抗生剤	抗生物質（セフェム系）
	テトラサイクリン	抗生物質
	バルプロ酸製剤	抗てんかん薬
	フルオロキノロン系抗菌剤	合成殺菌剤
ビタミンB群 として	セファクロル[*1] セファロチン[*1]	抗生物質（セフェム系）

文献2) p.251-252 より

5. ビタミン欠乏症を誘引する医薬品

表 SE-17-2 ビタミン欠乏症を誘引する医薬品

ビタミンの区分	医薬品名	用途
ビタミン B_6（ピリドキシン）	イソニアジド	抗結核薬
	エストロゲン	女性ホルモン剤（卵胞ホルモン）
	エストロゲン・プロゲステロン	経口避妊薬
	エタノール	飲用
	サルファ剤	抗菌薬（スルホンアミド誘導体）
	ストレプトマイシン	抗生物質（アミノグリコシド系）
	セファロスポリン系抗生剤	抗生物質（セフェム系）
	テオフィリン	気管支拡張剤（抗喘息薬）
	テトラサイクリン	抗生物質
	ヒドララジン	降圧薬
	ヒドロクロロチアジド	ループ利尿薬
	フルオロキノロン系抗菌剤	合成殺菌剤
ビタミン B_{12}（シアノコバラミン）	エストロゲン・プロゲステロン	経口避妊薬
	オメプラゾール，ランソプラゾール	プロトンポンプ阻害薬（胃酸分泌抑制）
	コルヒチン	痛風治療薬
	コレスチラミン	高コレステロール治療薬
	サルファ剤	抗菌薬（スルホンアミド誘導体）
	シタラビン	抗ウイルス薬
	シメチジン，ファモチジン	胃・十二指腸潰瘍治療薬（H_2受容体拮抗性）
	ストレプトマイシン	抗生物質（アミノグリコシド系）
	セファロスポリン系抗生剤	抗生物質（セフェム系）
	テトラサイクリン	抗生物質
	フェニトイン	抗てんかん薬
	フルオロキノロン系抗菌剤	合成殺菌剤
	メトホルミン	糖尿病治療薬
ビタミン E（トコフェロール）	アスピリン	消炎・解熱・鎮痛薬
	エストロゲン・プロゲステロン	経口避妊薬
	コルチコステロイド	抗炎症薬，免疫抑制薬
	ヒドロクロロチアジド	ループ利尿薬
ビタミン K（メナジオン）（フィロキノン）	コレスチラミン	高コレステロール治療薬
	サルファ剤	抗菌薬（スルホンアミド誘導体）
	ストレプトマイシン	抗生物質（アミノグリコシド系）
	テトラサイクリン	抗生物質
	フェニトイン	抗てんかん薬
	セファチアムヘキセチル[*1]	抗生物質（セフェム系）
	セフロキシムアキセチル[*1]	〃
	セフィキシム[*1]	〃
	フェノバルビタール	催眠薬（バルビツール酸系）
	フルオロキノロン系抗菌剤	合成殺菌剤
	ミネラルオイル	石油系合成油性基剤

文献 2) p.251-252 より． ＊1 添付書より

文 献

1) 鈴木　博，中村丁次　編著：管理栄養士講座，臨床栄養学　I，p.204, 建帛社 (2003)
2) 城西大学薬学部　医療栄養学科訳, Joseph I. Boullata, Vincent T. Armenti 編：食品－医薬品相互作用ハンドブック，Handbook of Drug-Nutrient Interactions, 丸善書店 (2005)
〔本文献からから引用して作製した表：食生活に関わる体調を変化させる医薬品一覧表　表 SE-1〜表 SE-17 まで〕
3) 齋藤　康：肥満が主体のメタボリックシンドロームの薬物療法抗肥満薬, 日本臨床, 64 巻　増刊号 9, p655-659 (2006)
4) 日本医薬品集, 9, じほう (2007)

付表　食品と医薬品の相互作用

食品および嗜好品中の成分	医薬品	医薬品用途	相互作用の内容	作用機序	引用文献
Fe, Al 多量併用(薬剤)	リオチロニン(T3) レボチロキシン(T4)	甲状腺ホルモン剤	吸収遅延、減少することがある	金属とキレートを形成し吸収抑制	2) p 2776 2) p 2877
酒精飲料のアルコール	アスピリン	抗炎症解熱鎮痛薬	消化管出血の増強の可能性	胃腸粘膜の障害性の相互増強	1) p 136
	アセトアミノフェン	解熱鎮痛薬	肝毒性物質の産生	慢性的乱用：CYP2E1酵素誘導	1) p 135, 2) p 64
	アミトリプチリン	抗うつ薬	作用の増強の可能性	急性酩酊：薬物代謝酵素阻害	2) p 137
	イソニアジド	抗結核薬	作用の減弱の可能性	慢性的乱用：薬物代謝酵素誘導	1) p 135
	インドメタシン	抗炎症解熱鎮痛薬	胃腸障害の助長	潰瘍誘発作用の増強	1) p 135, 2) p 64
	カルバマゼピン	抗てんかん薬	作用の増強の可能性	中枢抑制の相互増強	2) p 744
	クロルジアゼポキシド	抗不安薬	作用の増強の可能性(中枢神経抑制)	急性酩酊：薬物代謝酵素阻害	1) p 135, 2) p 909
	ジアゼパム	〃	〃	〃	1) p 135, 2) p 1050
	テオフィリン	気管支喘息治療薬	作用の減弱の可能性	慢性的乱用：薬物代謝酵素誘導	1) p 135
	トリアゾラム	催眠薬	作用の増強の可能性	急性酩酊：薬物代謝酵素阻害	1) p 135, 2) p 1721
	バルビツレート	〃	作用の減弱の可能性	慢性的乱用：薬物代謝酵素誘導	1) p 135, 2) p 1931
	フェニトイン	抗てんかん薬	〃	〃	1) p 135
	プロプラノロール	本態性高血圧、狭心症薬	作用の増強の可能性	急性酩酊：薬物代謝酵素阻害	1) p 135, 2) p 2440
	抱水クロラール	催眠薬	作用の減弱の可能性	慢性的乱用：薬物代謝酵素誘導	1) p 135
	メサドン	合成鎮痛薬	作用の増強の可能性	急性酩酊：薬物代謝酵素阻害	1) p 135, 2) p 2688
	モルヒネ	鎮痛薬	〃	〃	1) p 135, 2) p 2937
	ロラゼパム	抗不安薬	〃	〃	1) p 135, 2) p 2948
	ワルファリン	抗血液凝固薬	抗凝固作用が増強することがある	薬物代謝酵素阻害	
カフェイン	ジアゼパム	抗不安薬	両者の作用減少	拮抗する作用により相殺される	1) p 126
	ジスルフィラム	禁煙補助薬	カフェインの作用増強	カフェインの薬物代謝酵素阻害	〃
	シメチジン	胃・十二指腸潰瘍治療薬	カフェインの作用増強	薬物代謝酵素 CYP2D6, 2C9, 2C19, 1A2	1) p 125
	テオフィリン	気管支喘息治療薬	中枢神経刺激作用が増大する可能性	中枢興奮相乗作用	1) p 126

付表 食品と医薬品の相互作用

食品および嗜好品中の成分	医薬品	医薬品用途	相互作用の内容	作用機序	引用文献
牛乳、乳製品、Ca、Fe、Mg、Al	エストラムスチン	前立腺癌治療薬	薬効低下の可能性	難溶性の複合体形成による吸収低下	1) p 131
	テトラサイクリン系抗生物質	抗感染症薬	抗菌力低下の可能性	〃	〃
	ニューキノロン系合成抗菌薬	〃	〃	〃	〃
	ビスホスホネート系薬剤(ドロネート類も同じ)	骨粗鬆症治療薬	薬効低下の可能性	〃	〃
	ミノサイクリン	抗感染症薬	抗菌力低下の可能性	〃	〃
禁煙補助剤(ニコチン含有物)	テオフィリン	禁煙補助剤	テオフィリン中毒症状が現われることがある	喫煙によるテオフィリン代謝酵素CYP1A2の減少による作用増大	2) p 1510
グレープフルーツジュース	アトルバスタチン、ロスバスタチン	脂質異常症改善薬	血中濃度の上昇のおそれ	薬物代謝酵素阻害	1) p 128
	イマチニブ	抗癌剤	〃	薬物代謝酵素CYP3A4の阻害	2) p 344
	エレトリプタン	5-HT1B/1D受容体作動性片頭痛治療薬	血中濃度が上昇し作用が増強するおそれ	薬物代謝酵素CYP3A4の阻害によりクリアランスが減少	2) p 605
	カルバマゼピン	抗てんかん薬	血中濃度の上昇のおそれ	薬物代謝酵素CYP3A4の阻害	1) p 128
	ゲフィチニブ	抗癌剤	効果の増強のおそれ	〃	2) p 957
	サキナビル	抗HIV薬	血中濃度の上昇のおそれ	〃	1) p 128
	シクロスポリン	免疫抑制剤	〃	〃	〃
	ニソルジピン、ニトレンジピン	Ca遮断性降圧薬	血圧降下作用の増強されることがある	薬物代謝酵素CYP3A4の阻害(主に腸管)	〃
	ニフェジピン	〃	〃	〃	〃
	フェロジピン、ニカルジピン	〃	〃	〃	〃
	ブスロピン、ジアゼパム、トリアゾラム	抗不安薬	血中濃度の上昇のおそれ	薬物代謝酵素阻害	〃

付表　食品と医薬品の相互作用

食品および嗜好品中の成分	医薬品	医薬品用途	相互作用の内容	作用機序	引用文献
セイヨウオトギリソウ（セント・ジョーンズ・ワート）	アミトリプチリン	抗うつ薬	作用の減弱の可能性	薬物代謝酵素CYP3A4の誘導	2) p 137
	アミオダロン，ジソピラミド	抗不整脈薬	薬効低下のおそれ	〃	1) p 150
	アミノフィリン	気管支喘息治療薬	薬効の低下することがある	薬物代謝酵素CYP1A2, CYP3A4, MRP*の誘導	〃
	アンプレナビル，エファビレンツ，インジナビル，サキナビル	抗HIV薬	薬効低下のおそれ	薬物代謝酵素CYP3A4, MRP*の誘導	〃
	イマチニブ，テラルビジン	〃	効果の減弱化のおそれ	〃	1) p 150, 2) p 344
	エストラジオール	卵胞ホルモン剤	〃	〃	2) p 469
	エレトリプタン	5-HT1B/1D受容体作動性片頭痛治療薬	血中濃度低下のおそれ	薬物代謝酵素CYP3A4による代謝促進	2) p 605
	オムビタスビル，パリタプレビル	抗ウイルス薬（肝炎）	薬効低下のおそれ	薬物代謝酵素CYP3A4の誘導	添付書より
	カルバマゼピン，フェニトイン	抗てんかん薬	薬効低下のおそれ	薬物代謝酵素CYP3A4の誘導	1) p 150
	キニジン	抗不整脈薬	作用減弱の可能性	〃	〃
	グレカプレビル，ピブレンタスビル	抗ウイルス薬（肝炎）	薬効低下のおそれ	薬物代謝酵素CYP3A4, MRPの誘導	添付書より
	経口避妊薬	避妊	薬効低下のおそれ	薬物代謝酵素CYP3A4の誘導	〃
	ゲフィチニブ	抗癌剤（肺癌）	効果の減弱化のおそれ	〃	1) p 150, 2) p 957
	ジゴキシン，ジギトキシン	強心薬	薬効低下のおそれ	薬物代謝酵素の誘導	1) p 150
	シクロスポリン，タクロリムス	免疫抑制剤	〃	薬物代謝酵素CYP3A4, MRPの誘導	〃
	ソホスブビル，ベルパタスビル	抗ウイルス薬（肝炎）	〃	薬物代謝酵素CYP3A4の誘導	添付書より
	テオフィリン	気管支喘息治療薬	薬効の低下することがある	薬物代謝酵素CYP1A2, CYP3A4, MRPの誘導	1) p 150
	フェノバルビタール	抗てんかん薬	作用減弱の可能性	薬物代謝酵素CYP3A4の誘導	〃
	プロパフェノン	抗不整脈薬	効果の減弱化のおそれ	〃	〃
	ボリコナゾール	抗真菌薬	薬効低下のおそれ	薬物代謝酵素CYP1A2, CYP3A4, MRPの誘導	2) p 2475
	メチルジゴキシン	強心薬	作用減弱の可能性	薬物代謝酵素CYP3A4の誘導	1) p 150
	リドカイン（商品名：キシロカイン）	抗不整脈薬	効果の減弱化のおそれ	〃	〃
	リトナビル	抗HIV薬	薬効低下のおそれ	〃	〃
	レディパスビル	抗ウイルス薬（肝炎）	〃	〃	添付書より
	ロピナビル	抗HIV薬	〃	〃	2) p 2919
	ワルファリン	抗血液凝固薬	抗凝固作用が低下することがある	薬物代謝酵素CYP1A2, CYP3A4, MRPの誘導	1) p 150

MRP (multidrug resistance-associated protein): 多剤耐性タンパク質（細胞外へ薬物の排除に関与）

付表 食品と医薬品の相互作用

食品および嗜好品中の成分	医薬品	医薬品用途	相互作用の内容	作用機序	引用文献
タバコ	アスコルビン酸(ビタミンC)	ビタミン剤	ビタミンCの消費増大	酸化ストレスの増加	4) p 67
	アセトアミノフェン	解熱鎮痛薬	作用減弱の可能性	薬物代謝酵素CYP2A6の誘導	3) p 365
	アミトリプチリン	抗うつ薬	〃	薬物代謝酵素CYP3A4の誘導	4) p 66
	アミノフィリン	気管支喘息治療薬	薬効の低下することがある	薬物代謝酵素CYP1A2の誘導	4) p 83, 2) p 159
	アンチピリン	解熱鎮痛薬	作用減弱の可能性	〃	4) p 66
	イミプラミン	抗うつ薬	〃	〃	3) p 365
	インスリン	糖尿病治療薬	〃	末梢血管からの吸収低下（血管収縮）	4) p 75
	H₂ブロッカー	胃十二指腸潰瘍治療薬	〃	薬物代謝酵素CYP3A4の誘導	3) p 365
	経口避妊薬	避妊	心筋梗塞の発生率上昇(11.7倍)	心血管の障害性の上昇	4) p 303
	カフェイン	中枢興奮薬	作用減弱の可能性	薬物代謝酵素CYP1A2の誘導	4) p 299
	クロルプロマジン	ループ利尿薬	〃	薬物代謝酵素CYP1A2の誘導	4) p 70
	ジアゼパム	抗不安薬	〃	〃	3) p 365
	テオフィリン	気管支喘息治療薬	ビタミンCの消費増大	〃	3) p 365
	プロプラノロール	本態性高血圧、狭心症薬	作用減弱の可能性	〃	3) p 365
	プロポキシフェン	鎮痛薬	〃	薬物代謝酵素の誘導	4) p 301
	ヘパリン	抗凝血薬	〃	〃	4) p 303
	ペンタジン(商品名：ペンタジン)	非麻薬性合成鎮痛薬	〃	〃	4) p 78
	リドカイン(商品名：キシロカイン)	抗不整脈薬	〃	薬物代謝酵素CYP3A4の誘導	3) p 365
ニンニク	サキナビル	抗HIV薬	作用の減弱の可能性	薬物代謝酵素の誘導	1) p 150
クロレラ食品	ワルファリン	抗血液凝固薬	抗凝固作用が低下することがある	ビタミンK含有による拮抗作用	1) p 150, 2) p 2948
納豆	ワルファリン	抗血液凝固薬	抗凝固作用が低下することがある	納豆菌の腸内ビタミンK産生による ワルファリンに対する拮抗作用	1) p 143, 2) p 2948
熟成チーズ	イソニアジド	抗結核薬	血圧上昇による頭痛、発汗、嘔吐などをおこすことがある	チーズ中のチラミンを分解する人体中の分解酵素MAOをイソニアジドが阻害するため	1) p 139

付表 食品と医薬品の相互作用

食品および嗜好品中の成分	医薬品	医薬品用途	相互作用の内容	作用機序	引用文献
ミューズリ (食物繊維)	アセトアミノフェン	解熱鎮痛薬	作用の減弱の可能性	腸管での吸収低下	1) p 141
	アモキシシリン	抗生物質	〃	〃	〃
	ドキセピン、デシプラミン	抗うつ薬	〃	〃	〃
	L-レボチロキシン	甲状腺製剤	〃	〃	〃
	ロスバスタチン	高コレステロール血漿改善薬	〃	〃	〃
ビタミンA (多量摂取)	エトレチナート	角質層改善薬	胎児の催奇形性	使用後2年間は妊娠禁止	1) p 145
	テトラサイクリン	抗生物質	薬物誘導性頭蓋内高血圧・激しい頭痛		1) p 145
	ワルファリン	抗血液凝固薬	ワルファリンの作用増強の可能性		〃
ビタミンB6 (多量摂取)	レボドパ	パーキンソン病治療薬	レボドパの薬効低下のおそれ	過剰のビタミンB6増加による脱炭酸酵素増加によるレボドパの分解増加	〃
ビタミンB12 (併用)	シメチジン	胃十二指腸潰瘍治療薬	長期のシメチジン投与でビタミンB12の吸収低下	胃からのビタミンB12吸収促進因子の分泌低下	〃
ビタミンD (併用)	フェニトイン	抗てんかん薬	ビタミンDの活性減少		〃
ビタミンE (併用)	ワルファリン	抗血液凝固薬	ワルファリンの作用増強の可能性		〃
葉酸	フェニトイン	抗てんかん薬	フェニトインの薬効低下のおそれ	フェニトインの酸化亢進	〃

本付表の引用文献

1) 薬理学教科書「医療・福祉介護者も知っておきたい食と薬の相互作用」(山本勝彦, 山中克己著, 幸書房), 改訂版 (2014)
2) 日本医薬品集 (日本医薬品フォーラム監修) (2010)
3) 新しい薬剤学 (橋本雍彦ら著, 南山堂) (2003)
4) 飲食物嗜好品と医薬品の相互作用 (飲食物嗜好品と医薬品の相互作用研究班編, じほう) (2000)

事項索引

【ア 行】

アウスバーガーの式　24
アグーチ関連タンパク質　173
悪性胸膜中皮腫　57
悪玉 Cho　83
アクチンフィラメント　21
アゴニスト（作用薬・作動薬）　18-20
アジソン病　96
アシドーシス　143
アスコルビナーゼ　5
アスピリンジレンマ　53
アスピリン喘息　90, 92
アセチル-CoA　84, 143
アセチルコリン　19-21, 25, 72, 75, 80
アセチルコリンエステラーゼ　21
アセチルコリン N 受容体（ニコチン（N）受容体）
　　18-21
アセチルコリン M 受容体（ムスカリン（M）受容体）
　　18-20, 78
アセチルコリン受容体　18, 19
アセチルコリン分解酵素　21
アセトアルデヒド　135, 136, 143, 146
アセトアルデヒド脱水素酵素（アセトアルデヒドデヒド
　　ロゲナーゼ）　136, 143, 146
アドレナリン α 受容体　18, 19, 175, 181
アドレナリン受容体　18, 19, 175
アドレナリン $β_1$ 受容体　19, 175, 181
アドレナリン β 受容体　18
アドレナリン $β_3$ 受容体刺激薬　181
アナフィラキシー　27, 58, 59, 62, 67, 87, 171
アヘンアルカロイド　82
アマメシバ　159
アミノグリコシド系　44, 64, 65
アメリカ合衆国 FDA 胎児危険度分類　40
アラキドン酸　22, 53, 89, 90, 94
アリシン　170
アルキル化薬　56
アルコール　26, 39, 70, 77, 98, 109, 135, 142-145
アルコール依存症　135
アルコール性肝炎　143, 144
アルコール脱水素酵素　135 142
アルドステロン受容体　50
アルドース（還元酵素阻害薬）　102
α-グルコシダーゼ　101, 180
$α_2$ 刺激薬　50
α・β 遮断薬　50
$α_1$ 遮断薬　48, 50
アルブミン　6, 35, 105, 110, 130

アレルギー性疾患　95
アレルギー性鼻炎　88
アロマターゼ　59
アンギオテンシン　48
アンギオテンシンⅡ受容体拮抗薬　49
アンギオテンシノーゲン　48
アンギオテンシン変換酵素　49
アンタゴニスト（拮抗薬・遮断薬）　18, 49
アンチトロンビン　54

イオンチャンネル　19-21, 107
イオン対　108
胃酸　27, 71-73, 105, 109, 114, 123, 141
胃酸中和薬　73
胃酸分泌　72, 73, 91, 108, 121, 123
イシナギ　156
医食同源　4
Ⅰ型：「即時型」「アナフィラキシー型」　87
1 型糖尿病　100
イチョウ葉　171
一過性作用　18
一般名　11
一般用医薬品　7, 12-15
遺伝子組み換え　97
イノシトール三リン酸　19
胃排出時間　109
医薬品　9-27, 30, 38, 44, 105, 113, 121, 155, 159-162
医薬品医療機器等法　10-14, 160, 167, 168
医薬品の有害作用　38
医薬品副作用被害救済制度　45, 180
医薬部外品　10, 11, 13, 14
医薬分業　7, 14
医療用医薬品　7, 12-14, 38
いわゆる健康食品　7, 167, 168, 178, 182
陰イオン交換樹脂　85
インクレチン分解酵素阻害薬　101
インスリン依存型　100
インスリン受容体　21, 118, 174, 176
インスリン抵抗性改善薬　101
インスリン分泌障害　99
インスリン分泌促進薬　100
インスリン分泌調節薬　101
インターネット販売　14, 15, 168
インターフェロン　7, 10, 18, 70
インターロイキン　22, 91, 102
インテグラーゼ阻害系薬　68
インドール系物質　150
インフルエンザ　69
院内感染　62, 66

ウイルス　67
うつ病　78
ウロキナーゼ　54
ウロコルチン　174
運動神経　19

エアゾール剤　31
HIV プロテアーゼ（タンパク質分解酵素）阻害薬　68
HMG-CoA 還元酵素阻害薬　84
HMG-CoA 還元酵素　84, 181
H_2 遮断薬　88, 108
H_1 遮断薬　88, 118
栄養機能食品（サプリメント）　7, 160-163, 165-167
栄養強化食品　160
栄養表示基準　160, 161
ACE 阻害薬　48, 49
AUC　32, 33, 116, 117, 119-121, 123, 125-128, 138-141, 145, 146, 170
液状製剤　31
エキス剤　31
エストロゲン　58
NS3-4A プロテアーゼ　71
NSAIDs　71, 73, 82, 91, 93, 97, 99, 145
エピペン　88
エフェドラ　159
エフェドリン　159, 181
MIC　64, 65
エムトールタンパク体（mTOR）　60
エリキシル剤　31
LD_{50}　12
塩基性薬物　107
炎症　89
延髄孤束核　173, 175
塩素イオンチャンネル　144

横紋筋融解症　84
OTC 医薬品　12, 13
オピオイド受容体　82
オプソニン効果　87
オリゴ糖　101, 165
オレキシン　173
オレンジジュース　136, 141

【カ　行】

潰瘍発生の攻撃因子　72
解離（イオン化）　107, 141
解離型　107
解離定数　106
化学受容体引き金帯（CTZ）　75
化学名　11
核酸合成阻害薬　64
拡散速度　30, 106
覚せい剤　11, 16, 26
覚せい剤取締法　16
獲得免疫　86
下垂体　58

かぜ薬　17
脚気　3
活性型ビタミン D_3　103
カテコラミン　51
カドミウム　35
カプセル剤　27, 30, 32, 109, 113, 117
カフェイン　135
ガラニン　174
カリウムチャンネル遮断薬　52
カリウム保持性利尿薬　49
カリクレイン-ブラジキニン系　48, 49
顆粒剤　30, 109, 113
カルシウム含有飲料　139, 141
カルシウム拮抗薬　48, 51, 52, 138
肝炎　70
肝硬変　70, 125, 143
感作　27, 58, 86
丸剤　30
間質性肺炎　56-60, 70, 97
冠状動脈　51
間接（二次）作用　17
関節リウマチ　87, 92, 93, 96-98, 108, 116, 121
関節リウマチ治療薬　44, 96
カンナビノイド受容体　180
眼軟膏剤　31
漢方薬　4
感冒薬　69
γ-アミノ酪酸受容体（GABA 受容体）　76, 144
癌免疫　59

器官形成期　38
気管支喘息　83, 89, 90, 95
キサンチン酸化酵素　99, 125
希少病治療薬　13
拮抗作用　25
拮抗薬　18, 19, 49, 180
機能性表示食品　163, 166, 167
機能的拮抗　25
キャベツ　150
キャリヤータンパク質（トランスポーター）　108
吸収ウインドー　127
吸収遅延　115, 149, 150
弓状核　173-176
急性アルコール中毒　144
急性白血病　56-59, 96
吸入　18, 29-31, 69, 88
狭域スペクトル　61
狭心症　50
強心薬　18, 24-26, 50, 170
強直間代発作　81
協力作用　25
局所作用　17, 29, 94
キラー T 細胞　86
起立性低血圧　79
キレート形成　25
ギンコール酸　159, 171

事項索引

金製剤　97
筋肉内注射　28-30, 94

果物ジュース　141, 142
クリーム　30
グルカゴン　101, 176
グルカゴン様ペプチド-1　176
グルタチオン　143, 144
クレアチニンクリアランス　125
グレープフルーツジュース　38, 136-138, 141
グレリン　175, 176
クローン病　74, 98
クロレラ食品　54, 171
クロロキン薬害事件　45

経口糖尿病薬　100, 101, 114
経口投与　27, 33, 34, 52, 62, 69, 94, 106, 108, 118, 139
経口避妊薬　170
痙攣性全般発作　81
劇薬　10, 12
血漿アルブミン　5, 6
化粧品　10, 14
血液　110
血液関門　35
血液凝固機構　52
血液胎盤関門　35
血液脳関門　35, 56, 75, 80, 121, 156
血管拡張薬　48
結合型薬物　35
血小板　52, 53, 92, 110
血小板因子　52
血小板凝集阻害薬　53, 92
抗血小板凝集能　53
欠伸発作　81
血栓症　52
血清病　87, 96
血栓溶解薬　54
血栓予防　38, 115, 154, 170
血中濃度　29, 32
血中量 (AUC)　32, 33, 116, 117, 119-121, 123, 125-128, 138-141, 145, 146
血糖　99, 100, 101, 117, 149
血流量　127, 128
解熱　91
原因療法　17
健康食品　159, 161, 162, 164, 167, 168, 170, 171
健康食品管理士制度　162
健康被害　14, 15, 159
懸濁剤　31

コアタンパク質　67
降圧薬　48
抗アルドステロン薬　48, 50
抗アレルギー薬　86, 88, 94
広域スペクトル　61
抗インフルエンザウイルス感染症薬　69

抗ウイルス薬　67, 69, 128
抗うつ薬　78, 79, 128, 136, 169, 170, 175
抗HIV感染症薬　68, 137
交感神経抑制薬　48, 50-52
交感神経　18, 19, 146
抗感染症薬　60-62, 118-120, 123, 128-130
抗癌薬　22, 23, 45, 55, 56, 75, 97, 108, 138
抗狭心症薬　28, 29, 51
抗菌スペクトル　61, 63
口腔内投与　28
高血圧症　2, 47
抗血液凝固薬　52, 54, 130, 145, 170, 171
抗血小板薬　52, 53
抗血清　87, 96
抗血栓薬　52
抗原　27, 86, 87
抗原-抗体反応　27
抗原提示　86, 98
抗高血圧薬　48, 51, 128, 130, 136-138
硬膏剤　30
抗コリン作用薬　81
交差耐性　26, 66
抗C型肝炎薬　70
高脂肪食　123
抗真菌薬　66, 107
合成抗菌剤　60, 61
抗精神病薬　18, 78, 155
向精神薬　16, 77, 82
抗生物質　10, 27, 41, 57, 60, 61, 66, 117
抗セロトニン薬　75
抗体　59, 70, 86, 87, 96
抗単純ヘルペスウイルス　68
高タンパク質食　114, 123, 125-127
抗てんかん薬　38, 42, 77, 80, 81, 127, 130, 137, 157
後天性免疫不全症候群 (AIDS)　45, 67, 68
抗毒素　10, 87
抗ドパミン薬　75
抗パーキンソン病薬　79, 80
抗B型肝炎薬　70
抗ヒスタミン薬　75, 88, 118
抗ヒトIL-6受容体モノクローナル抗体製剤　98
抗ヒトTNFαモノクローナル抗体製剤　98
抗ヒト免疫不全ウイルス感染症薬　68
抗肥満薬　173, 175, 178, 179, 181-183
抗不安薬　16, 35, 76, 77, 137, 138, 144
抗不整脈薬　35, 51, 128, 136
興奮作用　17
コーヒー　134-136, 141, 147
コカコーラ（クラシックタイプ）　141
黒質線状体　80
固形剤　30
個人的使用の輸入薬品　12
骨芽細胞　102, 103
骨吸収　58, 102, 139
骨粗鬆症薬　102, 139
コプリン　146

コリン遮断薬　108
コルチコトロピン放出ホルモン（CRH）　174
コレシストキニン　176
コレステロール（Cho）　83-85, 93, 106, 114, 137, 138, 149, 150, 165
コンフィツム　159

【サ 行】

催奇形性　38, 40, 54, 71, 73, 76, 84, 92, 156
最高血中濃度　32, 65, 115, 126, 145
最高血中濃度到達時間　32, 115
最小作用濃度　33
最小発育阻止濃度　64, 65
最小有効濃度　33
最小有効量　23
最大有効量　23
サイトカイン　21, 22, 97, 98, 121
催吐薬　75
細胞周期　55-57
細胞壁　62
細胞膜機能障害薬　66
催眠薬　16, 24-26, 38, 76, 77, 114, 138, 144
作用薬（作動薬）　18, 19
サプリメント　7, 39, 159, 160, 162, 168, 177, 178, 180, 182, 183
坐薬　29, 31, 116
サリドマイド胎芽病（アザラシ肢症）　43
サリドマイド薬害事件　40, 45
サルファ剤　61, 63, 64, 118
III 型：「免疫複合体型」「アルサス型」　87
三環系抗うつ薬　78
散剤　27, 30, 32, 113
酸性抗炎症薬　92
酸性薬物　107
酸素ラジカル　143

G タンパク質　19
C_{max}　32, 33, 65, 115-117, 121, 126
CYP3A4　37, 136, 169
IV 型：「遅延型」「細胞免疫型」「ツベルクリン型」　87
ジギタリス製剤　51
シクロオキシゲナーゼ（COX）　22, 53, 89, 91
止血薬　54
視交叉上核　173
自己免疫疾患　96, 97
自殺リスク　79
脂質異常症　2
脂質異常症治療薬　47, 83, 84
視床下部　19, 22, 58, 76, 91, 173-176, 179, 180
ジスルフィラム症候群　146
自然免疫　86
持続性作用　18
疾病予防　17
室傍核　173-175
指定医薬部外品　13

指定第 2 類医薬品　15
シナプス　19, 22
脂肪肝　143, 177
脂肪吸収阻害薬　180
遮断薬　18, 19
シュードハイパーシン　169
重症筋無力症　21, 77
主作用　17
酒精剤　31
受動的イオン対形成　108
受動免疫　87
受容体　18, 19, 25, 50, 72, 75, 105
消炎鎮痛薬　47, 89
消化管運動促進薬（コリン作動薬）　74
消化管運動抑制薬（コリン遮断薬）　74, 108
消化管機能改善薬　74
消化酵素　71, 74, 101, 117, 148
消化性潰瘍（治療薬）　71-73
錠剤　27, 32, 109, 113
昇圧薬　50
小腸コレステロールトランスポーター阻害剤　85
小児　24
上皮成長因子受容体チロシンキナーゼ阻害薬　60
静脈血栓塞　54
商品名　11
静脈内注射　28-30
生薬　4, 10, 11, 31, 74, 182, 183
初回通過効果　33, 34, 51, 109, 111, 126, 128, 136
食物繊維　148, 165, 168
食欲調節機構　173
女性ホルモン　50
処方箋　7, 11-14, 16, 45
処方箋医薬品　12
自律神経　19
シロップ剤　31
心筋梗塞　48, 50, 52-54
神経節　19, 22
神経伝達物質　18, 19
心疾患治療薬　50
新指定医薬部外品　13
新範囲医薬部外品　13
身体的依存　16, 26
人種差　37
神農本草経　4
新薬　11, 24, 36, 37, 69
真菌　6
ジンセノシド　171
心不全　50

膵臓のランゲルハンス島 B 細胞　100
スイッチ OTC 医薬品　13, 14
水痘・帯状疱疹ウイルス感染症薬　68
スーパーファミリー　36, 37
スカベンジャー　143
スタチン類　84, 121, 138
ステロイド性抗炎症薬　93

ステロイドホルモン受容体　21
スモン薬害事件　45
スルホニル尿素（SU 薬）　100

生活習慣病　2
制酸剤　73, 127
精神神経用薬　77
精神的依存　16, 26
制吐薬　75
生物学的製剤　7, 10, 11, 96, 97, 183
生物学的半減期　34, 47
生物学的利用率　32, 34, 107, 109, 114, 117-121, 123, 128, 129, 138
生理学的拮抗　25
性ホルモン　58, 94
セカンドメッセンジャー　19
舌下錠　28, 34, 51, 108, 109
摂食亢進系活性物質　173
絶対的生物学的利用率　34, 139
絶対敏感期　38
セフェム系　27, 62, 63, 128, 130, 139
セロトニン　19, 22, 75, 78, 79, 89, 148, 169, 174, 175, 179
セロトニン再取り込み阻害薬　22, 79
セロトニン受容体　74, 75
セロトニントランスポーター　22
セロトニン・ノルアドレナリン再取り込み阻害薬　79
煎剤　31
全身作用　17, 29, 94
全身性エリテマトーデス　52, 87, 96
喘息　90
選択作用　17
善玉 Cho　83
セント・ジョーンズ・ワート（セイヨウオトギリソウ）　38, 168, 169, 170
全般発作　81
前立腺癌　58
線溶系　53

相加作用　25
臓器特異性障害　44
相乗作用　25
相対的生物学的利用率　34, 139
ソリブジン薬害事件　45

【タ 行】

第 1 類医薬品　14
第 1 相反応　36, 136
第 3 類医薬品　15
胎児　38
胎児危険度分類カテゴリー A～D　40, 41
胎児性薬害　43
代謝拮抗薬　56, 57
帯状疱疹　68
対症療法　17, 69, 73, 80, 89, 97
代謝遅延　143

代謝促進　144
耐性　25
耐性菌　64
第 2 相反応　36
第 2 類医薬品　15
大脳辺縁系　76, 78, 180
第 8 脳神経　44, 64
大麻　16
大麻取締法　16
退薬症状（禁断症状）　26, 77, 79, 83
ダイレクト OTC 医薬品　13, 14
多価不飽和脂肪酸　85
タキフィラキシー　26
多剤耐性結核菌　66
多剤耐性緑膿菌　66
脱炭酸酵素　80, 121, 146
単球　86, 102
胆汁酸　74, 85, 108, 123, 149
単純ヘルペスウイルス　68
単純疱疹　68
タンニン　5, 133, 134
タンニン酸鉄　134
タンパク質合成阻害薬　64

チアジド系利尿薬　49
チアゾリン誘導体　101
チーズ　38, 146-148
チエノジアゼピン系催眠薬　76
チオオキサゾリジン　150
チオスルフィナート　170
蓄積　25
治験　12, 24, 180
治験薬　11
遅効性作用　18
致死量　23
チトクロム P450　36, 136, 169
茶（お茶）　113, 133-135
注射　28, 31, 117
抽出製剤　31
中枢神経　18, 38, 50, 173
中性抗炎症薬　93
中毒学　9
中毒量　23
中和作用　25, 86, 87
腸肝循環　85, 105, 149, 150
調剤　14
貼付剤　29, 30
腸溶性の被膜　109
直接（一次）作用　17
直腸内適用　29
チラミン　64, 146-148
治療係数　24
チロシン　146, 147
鎮咳薬　16
チンキ剤　31
鎮静作用　76, 79, 88, 114

鎮痛薬　15-17, 24, 28, 82, 115, 116, 128, 145
2-オキソグルタル酸脱水素酵素　143
痛風治療薬　98
ツベルクリン反応　87

T_{max}　32, 33, 115-117
T細胞（Tリンパ球）　86, 97, 98
TCAサイクル　143
低血糖発作　100, 101
テストステロン　58
DPP-4 阻害薬　101
鉄剤　17, 34, 133, 134
テトラサイクリン系　64
テルペノイド　171
点眼剤　31

糖吸収阻害薬　101, 180
統合失調症　78
糖質コルチコイド　93, 94
糖尿病　2, 99
糖尿病合併症血栓治療薬　53
糖尿病治療薬　99, 117
動脈硬化　54
動揺病　75
登録販売者　7, 14, 15
特殊栄養食品制度　160
毒性学　9
特定保健用食品　7, 148, 149, 160-168
毒物及び劇物取締法　12
特別用途食品　160, 162-165
毒薬　10, 12, 60
ドパミン　19, 78
ドパミン拮抗薬　78
ドパミン供給補助薬　80
ドパミン作用薬　80
ドパミン受容体作動薬　80
ドライシロップ　31
トランスポーター　22, 108, 169
トローチ剤　30
トロンビン　53, 54, 153
トロンボキサン A2　53, 90, 92

【ナ　行】

納豆　54, 153, 154
軟膏　29, 30

II 型「細胞障害型」「細胞融解型」　87
2 型糖尿病　100
ニコチン酸誘導体　85
二重盲検法　24
日本薬局方　10-12, 135, 168, 179, 182, 183
乳飲料　139
乳癌　58
ニューキノロン系　64, 65
乳剤　31
乳酸アシドーシス　143

乳製品　139
ニューロペプチド W　174
ニューロペプチド Y　173
ニューロメジン U　175
尿酸コントロール薬　99
ニンニク　118, 168, 170
妊娠末期　38
妊婦　38

ヌクレオシド系逆転写酵素阻害系薬　68

能動免疫　87
濃度時間曲線下面積　32, 33
ノセボ効果　25
ノルアドレナリン　19, 50, 78, 80, 81, 146, 147, 175, 179
ノンレム睡眠　76

【ハ　行】

肺炎球菌　62
パーキンソン症候群　79, 88
パーキンソン病治療薬　75, 121, 126, 128, 146, 156, 180
梅毒　40, 62
バイオテクノロジー製剤　10
ハイパーシン　169
ハイパーフォリン　169
パウル・エールリッヒ　61
白血球　86
破骨細胞　102, 139
播種性血管内凝固症候群　54
発癌機構　55
バッカル錠　28, 108, 109
発痛因子　90
発熱　91
発熱物質　22, 89
パップ剤　30
発毛剤　13, 15
ハプテン　27
パラトルモン　102
ハルナックの表　24
バルビツール酸系催眠薬　26, 76
半合成オピオイド　82
半固形剤　30
バンコマイシン耐性腸球菌　66
汎発性血管内血液凝固症（DIC）　54

pH 緩衝能　108
PK/PD 理論　9, 65
B 細胞　59, 86, 97, 100
非解離型　35, 107, 108, 123
皮下注射　28, 29
皮内注射　28
ビグアナイド系薬物　101
非痙攣性全般発作　81
ヒスタミン　19, 25, 72, 73, 75, 87-90, 147, 174
ヒスタミン H_2 受容体　73
ヒスタミン H_1 受容体　18, 78, 87, 174

非ステロイド性抗炎症薬　22, 38, 72, 82, 91, 97, 115, 145
ビタミン　17
ビタミンE（トコフェロール）　157, 166
ビタミンA　42, 153, 155, 156, 165
ビタミンK　38, 54, 153-155, 166
ビタミンC（アスコルビン酸）　157, 166
ビタミンD（カルシフェロール）　157, 166
ビタミンB_{12}（シアノコバラミン）　156, 166
ビタミンB_6（ピリドキシン）　156, 166
ヒトヨタケ属　146
ヒドロキシトリプトファン　147
非ヌクレオシド系逆転写酵素阻害系薬　68
非ベンゾジアゼピン系催眠薬　76
非崩壊性胃液抵抗性錠剤　113
標的器官　105, 109
日和見感染　55, 61, 68

F_{abs}　34, 139
フィブリノゲン　53, 54
フィブラート　84
フィブリン　53, 54, 153
フェニルアラニン　147
副交感神経　19, 74
副作用　4, 7, 11, 14, 17, 25, 44, 45, 96, 114, 130, 138, 171
副腎皮質ホルモン　93
不整脈　50
普通薬　12
物理的拮抗　25
ぶどう膜炎　96, 98, 139
部分発作　81
ブラジキニン　49, 89, 90
プラスミノゲン　53, 54
プラスミン　53, 54
プラセボ効果　24
フラボノイド　171
プロスタグランジン　22, 53, 89, 91, 97
プロスタグランジンE_2　91
プロスタグランジン$F_{2\alpha}$　91
ブロッコリー　154
プロドラッグ　33, 34, 47, 57, 80, 93, 111, 121
プロトロンビン　53, 54, 153, 170
プロトンポンプ阻害薬　71-74, 121
プロピオメラノコルチン　174
プロラクチン放出ペプチド　176
分配係数　106, 107

β遮断薬　48, 50-52, 126, 128
β-ラクタム系抗生物質　62
ベーチェット病　96, 98, 139
ペニシリナーゼ　66
ペニシリナーゼに抵抗性　63
ペニシリンアレルギー　62
ペニシリン系　27, 62, 65, 74, 118
ペニシリン耐性肺炎球菌　66
ペプシノーゲン　71

ペプチドグリカン　62
ペプチドYY　176
ヘリコバクター・ピロリ菌駆除薬　74
ベルガモチン　136
ヘルパーT細胞　86
ヘルペスウイルス　45
ヘロイン　16
ベンゾジアゼピン系抗不安薬　77
ベンゾジアゼピン系催眠薬　76
便秘　148

防御因子の強化　72
芳香・苦味薬　74
芳香剤　30, 74
芳香水剤　31
保健機能食品　7, 159, 160, 162
補充療法　17
ホスホリパーゼA_2　89, 94
補体　86, 87
発作寛解薬物　51
発作予防薬　51
ホルモン　18, 19, 58
本草綱目　4
本態性高血圧薬　129

【マ　行】

マクロファージ　22, 86, 87, 97, 98
マクロライド系　64, 74
末梢神経　18
麻薬　11, 16, 82
麻薬性鎮痛薬　29, 82, 128
慢性骨髄性白血病　56, 57, 59, 60
慢性痛風　99

ミオシンフィラメント　21
ミオパチー　84, 138
味覚障害　6
ミクロソームエタノール酸化系　143
ミトコンドリア　142, 143, 181
ミネラルウォーター　103, 113, 139
ミルク　139-141

無顆粒球症　97
無菌製剤　31
無効量　23

メチシリン耐性黄色ブドウ球菌（MRSA）　63, 66
メチル水銀　35
メタボリックシンドローム　2, 161, 176, 179
メバロン酸　84
メラトニン受容体　77
メラニン凝集ホルモン（MCH）　173
メラノコルチン受容体　173
免疫応答　22, 27, 86
免疫活性型T細胞増殖抑制　97
免疫グロブリン　86, 96

免疫増強剤　　11
免疫チェックポイント阻害薬　　59
免疫調節薬　　97

モノアミンオキシダーゼ（MAO）阻害薬　　146, 147, 180
モノクローナル抗体　　59, 98
門脈　　27, 29, 33, 109, 110

【ヤ 行】

薬害　　44
薬剤師　　7, 14-16, 25, 38
薬剤耐性　　25, 55, 62, 66
薬事法　　10, 14
薬物　　5, 9, 11, 27-31, 62, 92, 125, 127, 130, 143-146, 156, 160, 178, 180, 182, 183
薬物アレルギー　　27
薬物依存　　24, 26, 76, 81
薬物代謝（酵素）　　5, 6, 36-38, 111, 136, 138, 150, 169
薬物動態学　　9, 65
薬物乱用　　26
薬物療法　　17
薬用量　　23
薬理学　　9
薬理学的拮抗　　25
薬力学　　9, 65
薬局方　　11
ヤングの式　　24

遊離型薬物　　35
遊離脂肪酸（FFA）　　83
輸入医薬品　　12

葉酸　　56, 63, 157, 166
葉酸代謝拮抗薬　　56, 57, 63
要指導医薬品　　14
要指示薬品　　12
抑制作用　　17
用量　　23, 24, 28
用量-反応曲線　　23
四環系抗うつ薬　　79
4級アンモニウム塩　　108

【ラ 行】

ライ症候群　　53, 92

リウマチ　　95, 98
律速段階　　84, 127
リニメント　　30
利尿薬　　48, 49, 118
リパーゼ阻害薬　　180
リポキシゲナーゼ　　89
リポタンパク　　83
リモナーデ剤　　31
流エキス剤　　31
緑膿菌　　62

リン脂質　　83, 94, 106
リン脂質二重膜　　21, 89, 106, 107, 109
臨床薬理学　　9
リンパ液　　110

ループ利尿薬　　49

レニン-アンギオテンシン系抑制薬　　48
レプチン　　173-175, 180
レプチン受容体　　173, 174, 176, 180
レム睡眠　　76
連続投与　　25

ロイコトリエン　　88-90
ローション　　30

【ワ 行】

ワクチン　　10, 11, 17, 69, 87

欧文事項索引

AIDS（acquired immuno-deficiency syndrome）	後天性免疫不全症候群	45, 67, 68
AUC（area under the blood concentration time curve）	濃度時間曲線下面積（略；血中量）	32, 33, 116, 117, 125-128, 119-121, 123, 138-141, 145, 146, 170
BMI（body mass index）	体格指数	179
Clinical Pharmacology	臨床薬理学	9
C_{max}	最高血中濃度	32, 33, 65, 115-117, 121
COMT	カテコール-O-メチル基転移酵素	80
COX-1	シクロオキシゲナーゼ1	22, 53, 91, 92
COX-2	シクロオキシゲナーゼ2	22, 91-93
CRH（corticotropin-reasing hormone）	コルチコトロピン放出ホルモン（摂食抑制系）	174
CTZ（chemoreceptor trigger zone）	化学物質受容器引き金体	75
CYP（cytocrome P450）	チトクローム P450	36, 37, 150, 169
CYP3A4	CYP スーパーファミリーの1つで薬物代謝に関与	37, 136, 169
DAMARDs（disease modifying anti-rheumatic dtugs）	疾患修飾性抗リウマチ薬	96, 97
DPP-4（dipeptidyl-peptidase-4）	ジペプチジルペプチターゼ-4 の略称で、インスリン分泌を刺激するインクレチンを分解する酵素	101, 176
ED_{50}（median effective dose of 50%）	50％有効量	23
EPA	エイコサペンタエン酸	85
F_{abs}	絶対的生物学的利用率	34, 139
$FADH_2$（flavin adenine dinucleotide）	フラビンアデニンジヌクレオチド	143
F_{rel}	相対的生物学的利用率（生物学的利用率：汎用名）	34, 139
GABA	γ-アミノ酪酸	156
GalR1, GalR2	ガラニン1, 2（摂食亢進系）	174
GIP（glucose-dependent insrinotropic polypeptide）	グルコース依存性インスリン分泌刺激ポリペプチド	101
GLP-1（gulcagon-like peptide-1）	グルカゴン様ペプチド（末梢摂食抑制系）	101, 176
HBV, HCV	B 型肝炎ウイルス, C 型肝炎ウイルス	70
HDL（hi-density lipoprotein）	高比重（密度）リポタンパク質	83, 177
HIV（human immunodeficiency virus）	ヒト免疫不全ウイルス	68
IGF（insulin-like growth factor）	インスリン様成長因子	103
IL-6（interleukin 6）	インターロイキン-6	97, 98, 102
INR（International Normalized Ratio）	国際標準比	170, 171
IP3（Inositol trisphosphate）	イノシトール三リン酸	19
LD_{50}（median lethal dose）	50% 致死量	12, 23
LDL（lowdensity lipoprotein）	低比重（密度）リポタンパク質	83-85, 181
LH（luteinizing hormone）	黄体形成ホルモン	58
LH-RH（luteinizing hormone-releasing hormone）	下垂体刺激ホルモン放出ホルモン	58
MAO（-A, -B）（monoamine oxidase-A, or -B）	モノアミンオキシダーゼ (-A, -B)	146, 147, 180
MARTA	多元受容体標準的抗精神病薬	78

MCH（melanin-concentrating hormone）	メラニン凝集ホルモン（摂食亢進系）	173, 174
MDRP（multidrug-resistant *Pseudomonas aeruginosa*）	多剤耐性緑膿菌	66
MDR-TB（multidrug-resistant tuberculosis）	多剤耐性結核菌	66
MEC（minimum effective concentration）		33
MIC（minimum inhibitiory concentration）	最小発育阻止濃度	64, 65
MPC（mutant prevention concentration）	変異株出現阻止濃度	64, 65
MRSA（methicillin-resistant *Staphylococcus aureus*）	メシチリン耐性黄色ブドウ球菌	63, 64, 66
MSW	耐性菌選択濃度域	65
NADH（nicotinamide adenine dinucleotide phosphate）	ニコチンアミドジヌクレオチド	143
NADPH（nicotinamide adenine dinucleotide phosphate）	ニコチンアミドジヌクレオリン酸	143
NPB, NPW（neuropeptide B,W）	ニューロペプチド B，W（摂食抑制系）	174
NPY（neuropeptide Y）	ニューロペプチド Y（摂食亢進系）	173–175
NSAIDs（non steroidal anti-inflammatory drugs）	非ステロイド性抗炎症薬	71, 73, 82, 91, 93, 97, 99, 145
OHA（oral hypoglycemic agent）	経口糖尿病薬	100
Orphan drug	希少病治療薬	13
PAE（post-antibiotic effect）	持続効果	64, 65
Pharmacodynamics	薬力学	9
Pharmacokinetics	薬物動態学	9
Pharmacology	薬理学	9
POMC（propiomelanocoltine）	プロピオメラノコルチン（摂食抑制系）	174, 175
PrRP（prolactin-releasing peptide）	プロラクチン放出ペプチド	176
PRSP（Penicillin-resistant *Streptococcus pneumoniae*）	ペニシリン耐性肺炎球菌	66
PTT（partial thromboplastin time）	部分トロンボプラスチン時間	154
SDA	セロトニン・ドパミンアンタゴニスト	78
SNRI（serotonin noradrenarin reuptake inhibitor）	セロトニン・ノルアドレナリン再取り込み阻害薬	79
SSRI（selective serotonin reuptake inhibitor）	セロトニン再取り込み阻害薬	79
$T_{1/2}$（biological half time）	生物学的半減期	34
T_{max}	最高血中濃度到達時間	32, 33, 115–117
TNFα（tumor necrosis factor）	腫瘍壊死因子	97, 98
Toxicology	毒性学（中毒学）	9
TT（thrombin test）	トロンビン試験	154
TXA_2	トロンボキサン A_2	53, 90
Ucn（urocortin）	ウロコルチン（摂食抑制系）	174
UCP-3（uncoupling protein）	脱共役タンパク質（ATPを生成しないで熱を産生する系）	181
VLDL（very lpow density lipoprotein）	超低比重（密度）リポタンパク質	83–85, 181
VRE（vancomycin-resistan enterococci）	バンコマイシン耐性腸球菌	66
W/O/W	水／油／水	106, 107

医薬品名索引

【ア 行】

<一般名>	<商品名>	
亜鉛		6, 165
アカルボース	グルコバイ	101, 117, 118, 180
アクチノマイシンD	コメスゲン	57
アクリノール		15
アザシチジン	ビダーザ	57
アザチオプリン	イムラン	97
アシクロビル	ゾビラックス	69, 111
アジスロマイシン	ジスロマク	64, 65
アジドチミジン（AZT）		68
アスコルビン酸		157
アズトレオナム	アザクタム	63
L-アスパラギナーゼ	ロイナーゼ	59
アスピリン	アスピリン，バイアスピリン	4, 10, 15, 22, 36, 38, 53, 81, 90, 92, 93, 107, 109, 115, 116, 128, 145
アスナプレビル	スンベプラ	71
アズレンスルホン酸	マーズレン	73
アセチルサリチル酸	アスピリン	93, 107, 115, 116, 144, 145
アセトアミノフェン	カロナール，アンヒバ	15, 38, 41, 91-93, 115, 116, 144, 145, 150
アゼラスチン	アゼプチン	88
アゼルニジピン	カルブロック	48
アタザナビル	レイアタッツ	68
アダリブマブ	ヒュミラ	98
アテノロール	テノーミン	50
アトバコン		124
アトルバスタチン	リピトール	84, 121, 137, 138, 139
アドレアマイシン	アドリアシン	57
アドレナリン	ボスミン，エピペン	17, 19, 51, 87, 146
アナストロゾール	アリミデックス	59
アバタセプト	オレンシア	98
アヘン，阿片		4, 10, 11, 16
アヘンチンキ		31
アポモルヒネ	アポカイン，エメチン，トコンシロップ	75
アマンタジン	シンメトレル	80
アミオダロン	アンカロン	44, 52, 169
アミカシン		36
アミトリプチリン	トリプタノール	78, 128, 144, 150, 170, 175
アムホテリシンB	ファンギゾン	44, 66
アムロジピン	ノルバスク	48, 137, 138
アモキシシリン	アモリン，サワシリン，パセトシン	41, 74, 150
アモキシシリン・クラブラン酸	オーグメンチン	41
アモバルビタール	イソミタール	77
Ara-C	キロサイド	57
アルファカルシドール	アルファロール	103
アルプレノロール	スカジロール	128
アルベカシン	ハベカシン	64, 66

アルベンダゾール	エスカゾール	5, 123-125, 139
アレンドロネート	フォサマック	139-141
アレンドロン酸	ボナロン	103
アログリプチン	ネシーナ	101
アロプリノール	ザイロリック	99, 125, 126
アンギオテンシン		19
安中散		15
アンテベート		95
アンピシリン	ビクシリン	62, 111, 119
アンフェタミン		26, 179
アンベノニウム		21
アンモニアウイキョウ精		31
イコサペント酸エチル	エパデール	85
硝酸イソソルビド	ニトロール，アイトロール	51, 128
イソトレチノイン		42, 129
イソニアジド	イスコチン	38, 44, 61, 114, 119, 123-125, 144-147, 180
イソプレナリン	アスプール	128
イソプロテレノール		26
イトラコナゾール	イトリゾール	67, 119, 129, 130, 141, 142
イピリムマブ	ヤーボイ	60
イブプロフェン	ブルフェン	15, 93, 115, 116, 145
イマチニブ	グリベック	60, 138, 169
イミダプリル	タナトリル	49, 121
イミプラミン	トフラニール	78, 79, 128, 175
イリノテカン	カンプト	58, 138, 169
イルベサルタン	アバプロ	49
インジナビル		121, 169
硫酸インジナビル	クリキシバン	123-125
インスリン		10, 19, 21, 100, 101, 117, 173, 176
インターフェロン		7, 10, 18, 22, 70
インターフェロンアルファ	スミフェロン	59, 70
インドメタシン	インテバン	31, 38, 81, 92, 99, 111, 144
インフリキマブ	レミケード	98
ウルソデオキシコール酸	ウルソ	74
ウロキナーゼ	ウロキナーゼ	54
ウワウルシ煎		31
ウワウルシ流エキス		31
エーテル		28
エカベト	ガストローム	73
エキセナチド	バイエッタ	101
エキセメスタン	アロマシン	59, 124
エスシタロプラム	レクサプロ	79
エスゾピクロン	ルネスタ	76
エスタゾラム	ユーロジン	76, 118
エストラジオール	ジュリナ	128
エストラムスチン	エストラサイト	139-141
エストリオール	ホーリン	103
エゼチミブ	ゼチーア	85
エソメプラゾール	ネキシウム	73, 169
エタネルセプト	エンブレル	98
エタノール		31, 108, 142, 143, 145
エタンブトール	エサンブトール	146
エチゾラム	デパス	77

エチドロネート	ダイドロネル	139, 141
エチドロン酸	ダイドロネル	103
エテンザミド		93
エドキサバン	リクシアナ	54
エトスクシミド	ザロンチン	81
エトドラク	ハイペン	93
エトポシド	ラステット	58
エトレチナート	チガソン	155
エナラプリル	レニベース	49
エノキサパリン	クレキサン	54
エパレルスタット	キネダック	102
エピナスチン	アレジオン	89
エピネフリン		19, 87
エファビレンツ	ストックリン	68, 169
Fe^{2+}（Ⅱ）アスコルビン酸溶液		34
エプレレノン	セララ	50, 169
エベロリムス	アフィニトール	60, 138, 169
エムトリシタビン	エムトリバ	68
エリスロマイシン	エリスロマイシン	36, 64, 119, 128, 130
エチルコハク酸エリスロマイシン	エリスロシン	129, 130
ステアリン酸エリスロマイシン	エリスロシン錠	119
エルカトニン	エルシトニン	103
エルロチニブ	タルセバ	60
エンタカポン	コムタン	80
エンテカビル	バラクルード	70
オーラノフィン	リドーラ	97
オキサプロジン	アルボ	99
オキサリプラチン	エルプラット	59
オキシコドン	オキシコンチン	82
オキシテトラサイクリン	テラマイシン	141
オザグレル	ドメナン	89
オセルタミビル	タミフル	47, 69
オフロキサシン	タリビッド	64
オムビタスビル	ヴィキラックス配合錠の成分	71, 169
オメガ-3脂肪酸エチル	ロトリガ	85
オメプラゾール	オメプラール	73, 121
オランザピン	ジプレキサ	78
オルメサルタン	オルメテック	49
オロパタジン	アレロック	88
オンダンセトロン	ゾフラン	59, 75

【カ 行】

葛根湯		15
カテコールアミン		146
カナマイシン	カナマイシン	36, 64
カフェイン		93, 135, 136
カプトプリル	カプトリル	49, 111, 121
カペシタビン	ゼローダ	57
カベルゴリン	カバサール	80
カミツレ		4
カルシトニン		103
カルシフェロール		157
カルバゾクロムスルホン酸	アドナ	54
カルバマゼピン	テグレトール, テレスミン	81, 137, 138, 169
カルビドパ		80, 121

カルベジロール	アーチスト	50
カルボプラチン	パラプラチン	59
ガレノキサシン	ジェニナック	64-66
ガンシクロビル	デノシン	128, 129
カンデサルタン	ブロプレス	49
キニジン	キニジン	52, 169
キノホルム		45
キモトリプシン		109
金チオリンゴ酸ナトリウム	シオゾール	97
クアゼパム	ドラール	76
クエン酸ナトリウム	チトラミン	54
グラニセトロン	カイトリル	75
クラリスロマイシン	クラリス, クラリシッド	10, 41, 64, 65, 74, 129, 130
グリクラシド	グリミクロン	100
グリセオフルビン	グシェルビン	67, 123, 124
グリセリン水		31
グリチルリチン	強力ネオミノファーゲンシー	89
クリノフィブラート	リポクリン	85
グリベンクラミド	オイグルコン	100
グリメピリド	アマリール	100
クリンダマイシン		65
グレカプレビル	マビレット配合錠の成分	71, 169
クロドロネート	イトリゾール	141
クロナゼパム	リボトリール	81
クロニジン	カタプレス	50
クロピドグレル	プラビックス	53
クロフィブラート	ヒポセロール	35, 36, 85
クロベタゾール	デルモベート	95
クロミプラミン	アナフラニール	78
クロモグリク酸	インタール	88
クロラムフェニコール	クロロマイセチン	36, 61, 64, 111
クロルジアゼポキシド	コントール	144
クロルフェニラミン	ポララミン	88
クロルプロパミド	アベマイド	100
クロルプロマジン	ウィンタミン	44, 75, 78
クロロキン		45, 129
ケイ酸アルミニウム		142
ケイヒ, 桂皮		4, 74
血液凝固因子製剤		45
ケトコナゾール		107, 108, 145
ケトチフェン	ザジテン	89
ケトプロフェン		120
ゲフィチニブ	イレッサ	60, 169
ゲムシタビン	ジェムザール	57
ゲンタマイシン	ゲンタシン	64, 95
ゲンチアナ		74
コカイン		10, 26
ゴセレリン	ゾラデックス	58
コデイン	コデイン	82, 144
コルヒチン		99
コレスチラミン	クエストラン	5, 85

【サ 行】

サキナビル	インビラーゼ	123-125, 138, 139, 169, 170
ザナミビル	リレンザ	29, 69
サラゾスルファピリジン	アザルフィジンEN	97
サリシン		4
サリチルアミド		128
サリドマイド		39, 40, 42, 43, 45
サルバル酸		61
サルポグレラート	アンプラーグ	53
ジアスターゼ		74
ジアセチルモルヒネ	ヘロイン	16
ジアゼパム	セルシン，ホリゾン	42, 77, 136-138, 144
シアノコバラミン		156
ジエチルスチルベストロール		43
ジギタリス		17, 24, 51, 52
ジギトキシン		17, 169
シクロスポリン	サンディミュン，ネオラール	137, 139, 169, 170
ジクロフェナク	ボルタレン	92, 93, 115, 116
シクロホスファミド	エンドキサン	56
ジゴキシン	ジゴシン	18, 25, 36, 51, 150, 157, 169, 170
シスプラチン	プリプラチン	56, 59
ジスルフィラム	ノックビン	135, 136, 146
ジソピラミド	リスモダン	52, 169
シタグリプチリン	ジャヌビア	101
ジダノシン		119, 121
シタラビン	キロサイド	57, 128
ジドブジン	レトロビル	68
ジフェンヒドラミン	レスタミン	15, 25, 88, 118
ジフェンヒドラミン・ジプロフィリン合剤	トラベルミン	75
シブトラミン		160, 179, 182
シプロフロキサシン	シプロキサン	64, 140, 141
シメチジン	タガメット	44, 73, 108, 118, 135, 145, 155, 156
ジメルカプロール		25
ジメンヒドリナート	ドラマミン	15, 75
臭化ブチルスコポラミン		20
ジョサマイシン	ジョサマイシン	64
ジルチアゼム	ヘルベッサー	48, 51
シルニジピン	アテレック	48
シロスタゾール	プレタール	53
白柳		4
シンバスタチン	リポバス	84, 138
水酸化アルミニウム		10, 73, 142
水酸化アルミニウムゲル	デノシン	126, 127
水酸化マグネシウム		73
スクラルファート	アルサルミン	73
ストレプトマイシン	ストレプトマイシン	27, 44, 47, 64
スニチニブ	スーテント	60, 138, 169
スピロノラクトン	アルダクトンA	44, 50, 129, 130
スリンダク	クリノリル	92
スルピリン	メチロン	93
スルファジメトキシン	アプシード	64, 118
スルファメトキサゾール・トリメトピリム合剤	バクトラミン	64

セコバルビタール	アイオナール	77
セツキシマブ	アービタックス	59
セネガシロップ		31
セファクロル	ケフラール	63, 117
セファゾリン	セファメジンα	63
セファレキシン	ケフレックス	63, 119
セファロチン	コアキシン	63
セフィキシム	セフスパン	63
セフェピム	マキシピーム	63
セフェム		27, 62, 63, 128, 139
セフォゾプラン	ファーストシン	63
セフォチアムヘキセチル	パンスポリンT	63
セフカペンピボキシル	フロモックス	63
セフジトレンピボキシル	メイクアウトMS	63
セフジニル	セフゾン	63
セフタジジム	モダシン	63
セフテラム		111
セフトリアキソン	ロセフィン	63
セフポドキシムプロキセチル	バナン	129, 130
セフロキシムアキセチル	オラセフ	63, 129, 130, 139, 140
セルトラリン	ジェイゾロフト	79
セレギリン	エフピー	80, 180
塩酸セレギリン	エフピーOD	146
セレコキシブ	セレコックス	93
センナ浸		31
センナ葉		4
センブリ		10, 74
ゾニザミド	トレリーフ	80
ソホスブビル	ソバルディ	71, 169
ソラフェニブ	ネクサバール	60
ソリブジン		45
ゾルピデム	マイスリー	76
ゾレドロン酸	ゾメタ	58

【タ 行】

大黄		10
ダウノルビシン	ダウノマイシン	22, 44, 58
ダクラタスビル	ダクルインザ	71, 169
タクロリムス	プログラフ	121, 139, 169, 170
ダサチニブ	スプリセル	60, 169
ダナゾール	ボンゾール	123-125
ダビガトラン	プラザキサ	54, 169
ダプトマイシン	キュビシン	63, 66
タペンタドール	タペンタ	82
タモキシフェン	ノルバデックス	59
炭酸水素ナトリウム		73
炭酸リチウム		10
チアミン		111
チオクト酸		121
チクロピジン	パナルジン	53, 129, 130
チルドロネート		139, 141
沈降炭酸カルシウム		73

テイコプラニン	タゴシッド	63, 66
テオフィリン	テオドール, テオロング	42, 126, 130, 136, 144, 169
テガフール・ウラシル	ユーエフティ	57, 111
デキサメタゾン	デカドロン, オイラゾン	10, 95
テストステロン		58, 111, 128
テトラサイクリン	アクロマイシン	5, 61, 64, 65, 119, 140, 141, 155
デノパミン	カルグート	51
テノホビル	テノゼット	70
デビペネム	オラペネム	63
テプレノン	セルベックス	73
テムシロリムス	トーリセル	60, 138, 169
テモカプリル	エースコール	49
デュロキセチン	サインバルタ	79, 169
テリパラチド	テリボン	103
テルミサルタン	ミカルディス	49
トウヒ, 橙皮		74
ドキシサイクリン	ビブラマイシン	41, 64, 141
ドキシフルリジン	フルツロン	57
ドキソルビシン	アドリアシン	44, 57
トコフェロール		157
トスフロキサシン	オゼックス	64
ドセタキセル	タキソテール	58
ドパミン	イノバン	19, 34, 51, 75, 80, 111, 121, 146, 156, 179
ドブタミン	ドブトレックス	51
トラスツズマブ	ハーセプチン	59
トラネキサム酸	トランサミン	54
トラマドール	トラマール	82
トリアゾラム	ハルシオン	76, 118, 137, 138, 144
トリアムテレン	トリテレン	50
トリシズマブ	アクテムラ	98
トリヘキシフェニジル	アーテン	81
トリペネム	フィニバックス	63
トリメブチンマレイン酸	セレキノン	74
ドルテグラビル	テビケイ	68
ドロキシドパ	ドプス	81
トロンボキサン		89, 90
トロンボモデュリンアルファ	リコモジュリン	54
ドンペリドン	ナウゼリン	75

【ナ 行】

ナテグリニド	スターシス	101, 117, 118
ナプロキセン	ナイキサン	99
ナリジクス酸	ウイントマイロン	64
ナロキソン	ナロキソン	82, 83
ニカルジピン	ペルジピン	21, 48, 120, 128, 137, 138
ニコチン		141
ニコモール	コレキサミン	85
ニコラジル	シグマート	51
ニザチジン	アシノン	73, 145
ニセリトロール	ペリシット	85
ニソルジピン	バイミカード	137-139
ニトラゼパム	ネルボン	76, 118
ニトレンジピン	バイロテンシン	137-139
ニトログリセリン	ニトロダーム	18, 28, 33, 34, 51, 109, 128

ニフェジピン	アダラート	21, 38, 48, 51, 128, 137-139
ニボルマブ	オプジーボ	59
ニムスチン	ニドラン	56
ニロチニブ	タシグナ	60
ネルフィナビル	ビラセプト	123-125, 169
ノルアドレナリン		19, 146, 175, 179
ノルエピネフリン		19
ノルフロキサシン	バクシダール	64, 140, 141

【ハ　行】

パクリタキセル	タキソール	58
バゼドキシフェン	ビビアント	103
バッカク流エキス		31
ハッカ水		31
ハッカ油		74
パニツムマブ	ベクティビックス	59
パリタプレビル	ヴィキラックス配合錠の成分	71, 169
バルサルタン	ディオバン	49
バルビツール酸		10, 16, 26, 76, 77, 118, 144
バルプロ酸	デパケン	81
バロキサビル マルボキシル	ゾフルーザ	69
パロキセチン	パキシル	79
ハロペリドール	セレネース	78, 111
パンクレアチン		74
バンコマイシン	塩酸バンコマイシン	63, 65, 66
ピオグリタゾン	アクトス	101, 117, 118
ビカルタミド	カソデックス	59
ヒスタミン		19, 25, 72, 75, 88-90, 147, 174
ビソプロロール	メインテート	50
ピタバスタチン	リバロ	84
ビタミン E		155, 157, 166
ビタミン A		38, 42, 153, 155, 156, 165
ビタミン K		38, 54, 153-155, 166, 171
ビタミン C		155, 157, 166
ビタミン D		155, 157, 166
ビタミン B_{12}		155, 156
ビタミン B_6		155, 156, 166
ビダラビン	アラセナ-A	69
ヒドララジン		120
ヒドロクロロチアジド	ダイクロトライド	36, 49
ヒドロコルチゾン		94, 111
ピブレンタスビル	マヴィレット配合錠の成分	71, 169
ピペラシリン	ペントシリン	62
蓖麻子油		4
ピリドキシン		156
ピリン		27, 93
ビルダグリプチン	エクア	101
ピロキシカム	バキソ	93
ビンクリスチン	オンコビン	58
ピンドロール	カルビスケン	51
ファモチジン	ガスター	15, 73, 145
フェキソフェナジン	アレグラ	88

一般名	商品名	頁
フェニトイン	アレビアチン	42, 81, 126, 127, 130, 144, 155, 157, 169
塩酸フェニルプロパノールアミン		148
フェニレフリン	ネオシネジン	51
フェノバルビタール	フェノバール	31, 77, 81, 144, 169
フェノフィブラート	リピディル	85
フェロジピン	スプレンジール	136–138
フェンタニル	フェントス	82
フォンダパリヌクス	アリクストラ	54
ブシラミン	リマチル	97
ブスルファン	マブリン	56
ブチルスコポラミン	ブスコパン	75
N-ブチルスコポラミン		108
ブナゾシン	デンタトール	50
ブホルミン	ジベトンS	101, 117, 118
フラジオマイシン	ソフラチュール	155, 157
ブラジキニン		49, 89, 90
プラゾシン	ミニペレス	19, 50
プラノプラフェン	ニフラン	99
プラバスタチン	メバロチン	84, 121, 138
プラミペキソール酸	ビ・シフロール	80
フルオロウラシル	5-Fu	45, 56, 57, 108, 111
フルコナゾール	ジフルカン	67
フルシトシン	アンコチル	66
フルタミド	オダイン	59
フルニトラゼパム	サイレース, ロヒプノール	76
フルバスタチン	ローコール	84, 121, 138
フルボキサミン	デプロメール	22, 79
フルラゼパム	ダルメート	76, 118
ブレオマイシン	ブレオ	44, 56, 57
プレドニゾロン	プレドニン, プレドニゾロン	95
プロカインアミド	アミサリン	36, 52
プロスタグランジン		22, 53, 72, 73, 89–91, 97
プロスタサイクリン		90
フロセミド	ラシックス	44, 49, 118, 120, 183
ブロチゾラム	レンドルミン	76
プロパフェノン	プロノン	129, 130, 169
プロピシリン		119
プロブコール	シンレスタール	85
プロプラノロール	インデラル	17, 34, 37, 50–52, 126, 128–130, 136, 144
プロベネシド	ベネシッド	99
ブロマゼパム		120, 121
プロメタジン	ヒベルナ	88
ブロメライン		109
ブロモクリプチン	パーロデル	80
ペグインターフェロン		18
ペグインターフェロンアルファ-2a	ペガシス	70
ペグインターフェロンアルファ-2b	ペグイントロン	70, 71
ベグラブビル	ジメンシー配合錠の成分	71
ベザフィブラート	ベザトール	85
ベタネコール	ベサコリン	74
ベタメタゾン		95, 111
ペチジン	オスピタン	82, 130
ベニジピン	コニール	48
ペニシラミン	メタルカプターゼ	44, 97, 108, 121
ペニシリン		10, 17, 27, 35, 44, 60–62, 65, 66, 74, 96, 118, 119

ペニシリン G		27, 66
ベバシズマブ	アバスチン	59
ヘパリン		10, 54
ペプシン剤		74
ベポタスチン	タリオン	88
ペメトレキセド	アリムタ	57
ベラパミル	ワソラン	51, 52, 128
ベラプロスト	プロサイリン	53
ペラミビル	ラピアクタ	69
ペリンドプリル	コバシル	49
ベルパタスビル	エプクルーサ配合錠の成分	71, 169
ベンジルペニシリン	ペニシリン G カリウム	62
ベンズブロマロン	ユリノーム	99
ベンゾジアゼピン		16, 76, 77, 118, 144
ペンタゾシン	ペンタジン	16, 82, 128, 130
ベンダムスチン	トレアキシン	56
ペントバルビタール	ラボナ	77
抱水クロラール	エスクレ	144, 145
ボグリボース	ベイスン	101
ホスカルネット	ホスカビル	69
ホスホマイシン	ホスミシン	63
ボノプラザン	タケキャップ	73
ホマトロピン		10
ホミカ		74
ホミカエキス		31
ポリオキシン B	ポリオキシン B	63
ホリナート	ユーゼル	57
ボルテゾミブ	ベルケイド	60

【マ　行】

マイトマイシン C	マイトマイシン S	58
マジンドール	サノレックス	160, 175, 179
曼荼羅華		4
ミアンセリン	テトラミド	79
ミグリトール	セイブル	101, 117, 118
ミコナゾール	フロリード	67
ミソプロストール	サイトテック	73
ミダゾラム	ミダフレッサ	137, 138
ミチグリニド	グルファスト	101
ミノキシジル	リアップ	13, 15
ミノサイクリン	ミノマイシン	41, 64, 140, 141
ミノドロン酸	ボノテオ	103
ミリプラチン	ミリプラ	59
ミルタザピン	リフレックス	79, 169
ミルナシプラン	トレドミン	79
ムスカリン		19
メサドン	メサペイン	82, 144
メサラジン	ペンタサ	74
メタンフェタミン	ヒロポン	16, 179
メチシリン		63, 66
メチルドパ	アルドメット	50, 108, 126
メトキサレン	オクソラレン	129, 130

メトクロプラミド	メトクロプラミド	74
メトトレキサート	メソトレキセート	17, 56, 57, 96, 97
メトプロロール	セロケン	52, 128-130
メトホルミン	グリコラン	101, 117, 118
メトロニダゾール		145
メナテトレノン	グラケー	103
メフェナム酸	ポンタール	81, 92
メフロキン	メファキン	130
メルカプトプリン	ロイケリン	57
メルファラン	アルケラン	120, 121
メロキシカム	モービック	93
メロペネム	メロペン	63
モキシフロキサシン	アベロックス	64-66
モサプリドクエン酸	ガスモチン	74
モルヒネ	アンペック	10, 16, 17, 24, 25, 36, 82, 83, 128, 144
塩酸モルヒネ		16, 107
モンテカルスト	シングレア	89

【ヤ 行】

熊胆		10, 74
葉酸	フォリアミン	56, 63, 155, 157, 166

【ラ 行】

ラニチジン	ザンタック	73, 145
ラニナビル	イナビル	69
ラパチニブ	タイケルブ	60, 169
ラベタロール	トランデート	50
ラベプラゾール	パリエット	73
ラミブジン	エピビル，ゼフィックス	68, 70
ラメルテオン	ロゼレム	77, 138
ラルテグラビル	アイセントレス	68
ラロキシフェン	エビスタ	103
ランソプラゾール	タケプロン	73, 74, 120, 121
リスペリドン	リスパダール	78
リセドロネート	アクトネル	139-141
リセドロン酸	ベネット	103
リツキシマブ	リツキサン	59
リドカイン	キシロカイン	52, 128, 130, 169
リトナビル	ノービア	68, 71, 169
リナグリプチン	トラゼンタ	101
リネゾリド	ザイボックス	64, 66
リバビリン	レベトール	70, 71, 123-125
リファンピシン	リファジン	41, 64, 123-125, 146
α-リポ酸		121
リマプロスト アルファデックス	オパルモン	53
塩酸リモナーデ		31
硫酸バリウム懸濁剤		31
硫酸マグネシウム水		31
リュープロレリン	リュープリン	59
リラグルチド	ビクトーザ	101
リンコマイシン	リンコシン	119
リン酸コデイン		16, 107
リンデロン-DP		95

リンデロン-VG		95
レセルピン		18
レディパスビル	ハーボニー配合錠の成分	71, 169
レトロゾール	フェマーラ	59
レナリドミド	レブラミド	60
レパグリニド	シュアポスト	101
レパミピド	ムコスタ	73
レバロルファン	ロルファン	82
レフルノミド	アラバ	97
レボセチリジン	ザイザル	88
レボドパ	ドパストン（ドパゾール）	33, 80, 108, 111, 121, 126, 128, 155, 156
レボドパ・カルビドパ複合剤	ネオドパストン	121
レボフロキサシン	クラビット	64, 65
レボホリナート	アソボリン	57
ロイコトリエン		88-90
ロートエキス	ロートエキス	31, 75
ロキシスロマイシン	ルリッド	119, 139, 140
ロキソプロフェン	ロキソニン，ロキソニンS	15, 93
ロサルタン	ニューロタン	49
ロスバスタチン	クレストール	84, 121, 137-139, 150
ロピニロール	レキップ	80
ロミプロスチム	ロミプレート	54
ロラゼパム	ワイパックス	77, 144
ロラタジン	クラリチン	88

【ワ　行】

ワルファリン	ワーファリン	35, 36, 38, 54, 130, 144, 145, 153-157, 169-171

著者紹介

山本勝彦（やまもと　かつひこ）
学　　歴	名古屋市立大学薬学部・薬学科卒業　薬剤師　医学博士
主な職歴	名古屋市衛生研究所 同研究所・食品部長
	同研究所・環境化学部長（薬事兼務）/ 同研究所・副所長（薬事兼務）
	名古屋市中央看護専門学校　非常勤講師
	名古屋学芸大学 旧・短期大学部　特任教授
	名古屋学芸大学・管理栄養学部　非常勤講師（薬理学），2016年3月退職
専　　門	生物薬品化学，食品衛生学，環境化学
学　　会	日本薬学会

白井直洋（しらい　なおひろ）
学　　歴	名古屋市立大学薬学部・薬学科卒業　薬剤師　薬学博士
主な職歴	名古屋市立大学薬学部　助手（薬化学）
	アメリカ国立衛生研究所（NIH）Visiting Fellow
	名古屋市立大学薬学部　講師（物理分析化学）
	名古屋市立大学大学院薬学研究科　講師（機能分子構造学分野）
	名古屋学芸大学 旧・短期大学部　非常勤講師
	現在：名古屋学芸大学・管理栄養学部 / 看護学部　非常勤講師（薬理学）
	愛知淑徳大学　非常勤講師（健康とくすり）
専　　門	機能分子構造学
学　　会	日本薬学会，アメリカ化学会

山中克己（やまなか　かつみ）
学　　歴	三重県立大学・医学部卒業　医師　医学博士
主な職歴	厚生省厚生技官
	中村保健所長
	名古屋市衛生研究所長
	名古屋市中央看護専門学校長
	名古屋学芸大学管理栄養学部長／教授
	名古屋学芸大学　名誉教授
専　　門	健康管理学，公衆衛生学
社会的役職	日本口腔ケア学会副理事長
	名古屋市感染症診査協議会会長
	名古屋市介護認定審査会委員
学　　会	日本公衆衛生学会

〈改訂第 2 版〉
医療・福祉介護者も知っておきたい　食と薬の相互作用

2009 年 5 月 25 日	初版第 1 刷　発行
2014 年 10 月 1 日	改訂第 1 刷　発行
2015 年 10 月 30 日	改訂第 2 刷　発行
2018 年 10 月 1 日	改訂第 2 版第 1 刷　発行
2020 年 1 月 25 日	改訂第 2 版第 2 刷　発行
2021 年 11 月 20 日	改訂第 2 版第 3 刷　発行（一部改訂）

著　者　山本勝彦
　　　　白井直洋
　　　　山中克己
発行者　田中直樹
発行所　株式会社　幸書房
　〒101-0051　東京都千代田区神田神保町 2-7
　　　　　TEL 03-3512-0165　FAX 03-3512-0166
　　　　　URL：http://www.saiwaishobo.co.jp

組　版：デジプロ
印　刷：シナノ

Printed in Japan.　Copyright Katsuhiko YAMAMOTO, Naohiro SHIRAI, Katsumi YAMANAKA.　2018

・無断転載を禁じます。
・JCOPY〈(社)出版者著作権管理機構　委託出版物〉
本書の無断複写は著作権法上での例外を除き禁じられています。複写される場合は、そのつど事前に、(社)出版者著作権管理機構（電話 03-5244-5088、FAX 03-5244-5089、e-mail：info@jcopy.or.jp）の許諾を得てください。

ISBN 978-4-7821-0431-6　C 3047